Tudor O. Bompa, PhD   Michael Carrera

CONDITIONING

兒童與青少年
運動訓練全指南 ///////////////

奧運金牌教練教你如何幫助孩子發揮最佳運動潛力，
同時健康成長，邁向成功運動員之路

YOUNG ATHLETES

圖德‧O‧邦帕博士、麥克‧卡雷拉———— 著

王啟安、王子瑄、姜佳沁、苗嘉琦———— 譯

這本書獻給所有傾盡全力追求極致運動表現的教練、運動員與家長。願您們在朝目標前進的過程中也收穫了珍貴的友誼與美好的經驗。

——

圖德・O・邦帕（Tudor O. Bompa）博士
與麥克・卡雷拉（Michael Carrera）

獻給我的妻子，感謝妳在本書寫作期間給予的愛、引導與付出。妳總是在我身後支持著我，無一例外；獻給我的四個孩子，謝謝你們讓我成為一名父親，這是最棒的禮物；獻給圖德・邦帕博士，感謝您對這段友誼的付出，也感謝過去數年來您毫無保留的支持。

——

麥克・卡雷拉

目 次

中文版導讀

早點起跑可以，
但別只贏在起跑點

徐國峰／KFCS 書系主編

　　如果你身邊的孩子對運動很有興趣，或者已經很認真在從事訓練，身為孩子的爸媽、教練或是學校的老師，你該如何幫助他／她們呢？如果你怕孩子太早對運動失去熱情，或是想避免過度訓練或太早碰到瓶頸，不論孩子從事何種運動，你都該好好閱讀這本書。

　　本書的作者圖德·邦帕博士（Tudor O. Bompa, PhD）是馳名國際的週期化訓練專家，訓練過的選手中有 11 位獲得奧運獎牌（其中有 4 位奧運金牌得主）。他也是世界各地眾多教練和選手的指導顧問，並曾寫過十多本訓練專著，包括影響深遠的《週期化肌力訓練》（*Periodization Training for Sports*）與《訓練的理論與方法：提升運動表現的關鍵》（*Theory and Methodology of Training: The Key to Athletic Performance*）。世界上研究週期化訓練的學者與教練，大都會認真研讀這兩本著作，但這兩本書主要針對成人選手；當邦帕博士接觸到許多未成年的運動員後，他了解到「孩子並不是縮小版的大人，他們的生理特性複雜且與成人不同。」因此，《兒童與青少年運動訓練全指南》這本書應運而生，我認為這是邦帕博士最重要的第三本著作。

　　如果孩子在成長過程中早點接觸運動，他們的技術知覺會更

容易達到更高的水準。例如，揮棒的精準度、跳水和體操的動作控制、滑板與直排輪的平衡、騎自行車的踩踏技巧，以及游泳的水感，都能通過早期訓練更快發展。

隨著越來越多家長意識到早期運動訓練的益處，他們開始讓孩子從小學就進行系統性訓練。無論孩子將來是否選擇體育這條路，早期的訓練和比賽經驗不僅有助於身心健康，還能通過在運動中的成功與失敗，提升孩子應對挑戰的能力。

然而，這只是看到「從小練」的好處。太早開始從事嚴格的訓練，不論是練太多或強度與壓力太大，都將形成反效果，甚至因過度訓練而限制了發育，或因軟組織過度使用而提高受傷風險，引發運動傷害。這還不是最糟的，如果長期處在倦怠和排斥的心理狀態，會使他們在剛成年（甚至還沒成年）就離開從小訓練的項目，甚至到了成年後還無法忘卻兒時操練的痛苦。

進步太快時，記得幫孩子踩剎車

當你在場邊看著孩子認真訓練或投入比賽，你的心中是否曾想過一個問題：孩子會不會太早從事專項訓練？應該要讓孩子多接觸其他運動，還是要集中精神專練一項比較好？

關於這個問題，作者在第一章就明確建議孩子最好能先進行多邊發展，多從事不同種類的運動以鞏固基礎，15歲之後再開始從事專項訓練。

我們都知道，訓練一定要專心才能出類拔萃。然而，如果太早進行專項訓練，會讓孩子的身心無法完整發展。當孩子在某方面的能力進步很快，甚至一直拿獎牌時，因為名次和獎金的吸引力，孩子和教練很容易會過早進入專項化訓練中，所以此時一位明智的家長或教練要做的是：幫孩子踩剎車。

邦帕博士認為孩子不應太早進行專項訓練，他的意思並不是完全不練。他在書中不斷反覆強調的是，要同時均衡地發展孩子多方位的能力；為了避免揠苗助長，造成孩子之後無法發揮真正的潛能，我們需要了解孩子在身心上的限制，並順著成長軌跡來訓練。身為孩子的守護者，我們千萬不能為了滿足大人想要的成績，而太早進行過多的專項訓練，侷限了孩子運動的樂趣與未來成長的潛能。

教練和家長若是急於求成，對孩子施加過多訓練壓力，通常會導致孩子在運動能力成熟前就退出體壇。因此，作者在第二章進一步用運動能力來區分三種年齡段，讓我們能了解孩子在不同年紀的運動能力分別可以發展到什麼階段。這三個階段貫穿全書的論述：

- 6～10歲：入門階段，又稱為快速成長階段
- 11～14歲：形塑運動能力階段
- 15～18歲：專項化階段

10歲以前應讓孩子接觸各種運動

作者在第一章就提到：「孩子並不是天生就是雄心萬丈的專業運動員，他們一開始肯定只是一心想玩樂的孩子。」在訓練孩子時，我們應盡量順應孩子「想玩」的天性，讓他們在玩樂中發展各種運動能力。

面對10歲以前的孩子，訓練應以發展孩童的能力為目標，動作設計上要有較多的變化，要好玩，若要參加比賽，也應減少強調輸贏，多強調參與感和運動的快樂。教練應盡量以「遊戲」與「玩耍」取代「訓練」，在遊戲時可以不用特地限制強度。

由於柔軟度是預防運動傷害的關鍵之一，而成年後柔軟度會

比較難提升，因此最好從小時候就開始將柔軟度納入訓練計畫中。我個人也認為這點相當重要，但卻很少人提及，作者看到了這一點，並在第四章中專門討論未成年的柔軟度訓練要點，也分享了適合的方法與動作。

　　入門階段又被稱為「快速成長階段」，正是發展協調能力的重要時期，應讓孩子接觸多元的訓練與活動，包括：游泳、跑步、跳躍、投接球、揮棒或揮拍、平衡與翻滾。因為「協調性」很難量化，所以容易被忽略，作者強調：「在此一發展階段，接觸越多元的活動，孩童的協調能力將發展得越完善；反之，若讓孩童僅接受單一運動的專項訓練，協調能力將不及多元發展的同儕。」

　　這段時期，對孩子來說最重要的是柔軟度、協調能力與平衡感，而非肌力或專項化的技術訓練。這很符合KFCS一再強調的訓練框架：心→體能→力量→技術→運動表現。孩子在這四項元素中都應均衡發展，但要特別強調它們的基礎，而不應太早向上打造高樓。心的基礎是在運動中感受到輕鬆愉快，才能幫助孩子從小開始蘊藏充沛的正向能量（正面的感覺與感受），這正是技術發展的養分；運動技術的進步需要敏銳的知覺，操太凶或練太苦會使知覺變鈍，等於是扼殺未來技術發展的空間，因此對小朋友來說「苦練」是要盡量避免的。體能的基礎來自優異的心肺能力，力量的基礎則是活動度與柔軟度，若能在心肺與柔軟度的發展階段，順其自然地施加適當的刺激，它們就能成長得更好。

　　能同時訓練到心肺能力與柔軟度的最佳運動是游泳，作者在第二章中提到：「透過游泳發展心肺系統非常理想，因為在水中，關節韌帶與結締組織需承受的壓力將降到最小。」以現實案例來說，世界知名棒球名將——大谷翔平以二刀流表現震驚美國職棒。他的父親認為游泳運動可以培養出良好的上半身柔軟度，所以讓他從幼稚園開始一直到小學五年級都持續進行游泳訓練，並從小

讓他進行右投與左打的訓練，使他的身體發展得相當平衡，這可能也是他具有世界卓越的協調性與全方位表現的原因之一。

很多教練會有一種迷思，認為運動項目很難兼顧，想要練到頂尖水準就需要選擇特定項目專心訓練。這個想法對成人來說是沒錯的，但對身心尚未完整發育的孩子來說，太過專注投入單一訓練，甚至只重體育不重學業和其他藝術的學習，勢必導致身心發展的不平衡。身心靈的健全發展才是孩子投入訓練的主要目標，運動表現和成績絕對是次要的。

到了11～14歲，運動能力已發展到一定的程度，此時已可適度增加孩子的訓練量，項目上也開始可以逐步收斂，針對孩子擅長的領域給予加強，但此時仍應鼓勵孩子多嘗試其他運動項目，還不適合只針對單一專項進行訓練。因為孩子進入青春期，處在快速發育階段，作者特別提醒：「有些運動員成長的速度太快，導致失去了執行特定動作的協調性，為了改善這一點，在這一階段我們應強調技巧與運動能力的發展，而非將焦點放在整體的運動表現或是獲勝上。」可見作者十分強調「協調性」的重要性，需好好呵護與培養，它是未來頂尖表現的基礎。

若你的孩子正處於11到14歲之間，建議詳閱第二章中的說明，裡頭也提到了一些重要的限制，例如此時不要參加200公尺、400公尺的短跑比賽或三級跳，這些項目的訓練和比賽強度對未成年的孩子來說負擔都太大了。

作者認為真正可以開始進入專項訓練是在15歲之後（仍應依據孩子的發展來評估）。若孩子從6歲開始就經過多邊的訓練，而且在柔軟度與協調性上都經過良好的養成，到了此一階段，家長就能夠協助孩子選擇單一運動以追求菁英運動表現為訓練目標。此時，因為強度與分量都增加了，而且項目變成單一化，更需要特別注意書中提到的一些原則，以避免受傷或太早達到巔峰。

檢測後，我們才知道
孩子未來的潛力或專項在哪裡

在為小孩設計長期訓練計畫時，檢測及評估是非常重要的，它能幫助教練了解孩子目前在心理狀況、體能、力量與技術水準，避免在訓練時超出能力範圍。

通過定期的檢測，可以了解孩子在各方面的進步幅度。檢測還有助於選才。第三章最後有八個檢測項目，有助教練蒐集小選手的數據，藉此判斷各個選手的優勢何在，並藉此判斷未來的專攻項目。

有些孩子在初期檢測中可能是因為不熟悉動作模式，所以測驗結果不是太好，但經過幾個月的訓練後，檢測成績會大幅進步。也就是說，有些孩子的天分是需要被開發的，在規律訓練後還要透過定期的檢測，才會知道孩子的天分與適合哪些運動。

定期的心理評估，亦有助了解小孩的心理狀況和壓力大小。在第三章中的「心理特質和食慾圖表」，就很適合家長和教練長期追蹤孩子的胃口、疲憊程度、睡眠時間與品質，以及參與訓練與比賽的意願，並及時發現孩子的狀況。因為當孩子開始對訓練和比賽有排斥心理，胃口不好，或是一直覺得疲憊或睡不夠時，很可能已經過度訓練了。

不同運動項目，要強調的能力也不一樣

無論年紀大小，柔軟度、速度、敏捷、靈活、力量、爆發力與耐力的訓練都是重要的，但如果是孩子的話，該分別注意哪些地方，在第四到第八章有詳細的論述。作者詳細地說明在不同年齡段該如何分配這些能力中的訓練比重，各章最後也列出多種適

合孩子的遊戲與練習動作。如果你是教練，可以把四到八章最後的練習項目當作你的訓練工具庫，透過書中的指南，再依據你所帶領孩子的年齡與能力從中揀選與組合成適合的課表。

不論你的孩子從事哪一項運動，身為教練或家長的你，都可以從這本書中取得關於小朋友或青少年的訓練知識，以避免犯錯，畢竟孩子的成長只有一次機會。這幾章關於速度、敏捷與力量的討論相當全面，對國內的教練和家長幫助會很大，也能解決許多不安。例如有些人認為太年輕不要重訓，其實有點偏頗，像作者提到：「與進行重量訓練的運動員相比，沒有重訓的運動員受傷的數量有三倍之多。」因此，年輕選手也需要重訓，只是要控制好動作與負荷。在第七章，有分別針對四個不同年齡段推薦的重訓動作，是很好的參考依據。

為了避免孩子在投入訓練後，太早仿照成年菁英運動員的訓練計畫，所以作者在第十一章更細緻地針對不同運動項目在不同年齡段分別需要強化哪些能力，哪些能力又該避免練太多，以及比賽的層級與強度該怎麼挑選提供建議。作者總共介紹了十一種運動項目的長期訓練計畫框架，包括田徑中的短跑、投擲與跳躍，以及棒球、籃球、美式足球、體操（女性）、冰上曲棍球、足球、游泳、網球、排球。若你的孩子剛好從事這幾項運動，很值得父母和教練們參考。

回到訓練的本質

市面上開始出現一些過於花俏的訓練方法和器材，宣稱特別適合孩子開發潛能，但作者特別提出質疑，他提到：「提倡使用這些新訓練方式的人，往往不知道自己根本不瞭解運動科學，或是對運動科學有很大的誤解。每次這些人出現的時候，我們都不知

道他們如此大力推廣這些器材，到底是因為不誠實還是無知。這些人到底是在追求自己的利益？還是純粹不瞭解運動生理學的相關知識？」

在第十二章，作者提出幾個時常被過度誇大效果以及家長或基層教練常見的問題，包括：在不穩定的平衡板上做訓練真的比較有效嗎？「穩定肌群」（Stabilizer Muscles）需要特別加強訓練嗎？造價高昂的高速跑步機真的有助於提升速度嗎？推拉雪橇與綁阻力傘，或用綁帶背心訓練跑步真的對提升速度有幫助嗎？讓運動員雙手拿著啞鈴做出擺臂的動作，真的能提升擺臂頻率並讓運動員跑得更快嗎？在斜坡上跑步有助於提升肌力與爆發力嗎？如果有幫助，坡度多少比較適合？如果你也思考過這些問題，可以翻到本書的最後一章中，參考作者的觀點。

訓練的本質在「心」，當孩子無心訓練了，此時不論教練再專業、設備再新穎、課表再科學也都沒用了。目前台灣的現況是，很多很有天分的運動員，因為太早從事過度的訓練，被扼殺在小學或國中階段，有些是練到受傷，有些則是操到失去熱情。因此，訓練的第一目標是啟發與保持孩子對這項運動的興趣與熱情，要像照顧身體一樣去呵護他們「想練的心」。關於這點，作者在第九章中有深入討論兒童為何會放棄體育運動，以及過於強調獲勝或參加太多競爭激烈的比賽，將如何對孩子的心理產生負面影響。

對孩子來說，指責與告誡通常無用

在孩子的訓練階段，營養也是很重要的。除了需要發育成長，訓練過程中會消耗大量能量，所以需要正確補充能量，才能達到最好的訓練效果。

「飲食習慣」是比較多人忽略的重點，我們對於營養的食物都

有基本的認識，但處在零食與垃圾食品氾濫的時代，我們無法隨時都跟在孩子身邊，盯著他吃下肚的每一樣食物，因此「如何幫助孩子養成良好飲食習慣」才是關鍵問題。作者在第十章中特別強調如何養成孩子優良的飲食習慣，包括如何幫助孩子戒除垃圾食物，以及養成吃早餐的習慣等。

對孩子來說，不斷地告誡孩子「少吃垃圾食物」、「多吃天然食物」、「多喝水少喝含糖飲料」，這類說教與指責通常無用。作者提到，幫助孩子調整飲食習慣，是一種習慣的戰爭，要贏得這場戰爭的關鍵是「給他們機會去體驗健康的食物，並親自感受健康飲食帶來的身心差異。」在改善飲食習慣的過程中，不能太過強硬，要了解挑食是孩子的天性之一。家長要挑對時機，順勢導正。書中列出許多很好的建議和方法，都有助孩子建立良好的飲食習慣，很值得家中有小選手的父母參考。

加速度論述的偏誤

由於作者是週期化與力量訓練的專家，在跑步技術與跑步速度訓練的專業上並不完善，使得他在加速度的論述上有所偏誤，主要是忽略了加速度跟重力之間的關係。例如第五章〈速度訓練〉中寫道「推進階段：腳以力量推動地面，帶動身體快速向前」，以及「運動員對地面或地板施加的推力越大，所獲得的反方向地面反作用力就越強。」事實上，當跑者的速度愈快，地面反用力的確會愈大；但跑者對地所施加的地面反作用力愈大，並無法保證速度越快，有時反而只是浪費力氣而已。地面反作用力，是速度變快的結果，並非提升速度的起因。

第二章提到「提升速度的關鍵，就是減少腳掌與地面的接觸時間。只有透過提升腿部的爆發力（踝、膝、髖的三關節伸展），才

有可能做到這點。」這個論述也有待補充。大部分跑者在加速階段的確會因為觸地時間太長而造成速度無法進步，但這邊要了解：觸地時間變短也是速度變快的結果，如果太刻意縮短觸地時間，但身體重心向前轉移不夠快，只會造成步伐空轉，並無法有效提升速度。提升三關節伸展的爆發力的確有助於速度的提升，但很多下肢爆發力超強的運動員卻跑不出速度，原因是缺乏速度技巧，故而書中提到「只有透過提升腿部的爆發力才有能提高速度」的論點，有點過於偏頗。

關於跑步加速度的論述，若讀者有興趣進一步了解，建議可以參閱本書系中由羅曼諾夫博士所著的《Pose Method 鐵人三項技術全書》第十五章〈地面反作用力〉、第十七章〈重力〉與第五十三章〈重力在跑步中的作用〉，裡頭有詳細論述重力、地面反作用力與跑步加速度之間的關係。

重要是耐心與運動精神

運動員想要進步，一定要運用週期化的原則來訓練。這對孩子來說，尤其重要。孩子因為還在成長發育階段，最忌求好心切、操之過急，在規畫訓練時一定要依不同年齡的發育階段與生理能力來進行週期化的安排。

孩子一定是喜歡運動才會認真投入，認真一定會有進步，如果孩子有這方面的天分就會進步很快，在這個時候，家長和教練都要有耐心，最需要做的是把孩子拉住，避免他們衝太快，進步太多，不然可能太早就達到生涯的巔峰。

讓孩子早點起跑可以，但為了「不要贏在起跑點而輸了未來」，剛開始反而要慢一點，這樣訓練這條路才跑得遠。在身體發育完全前，關鍵是讓孩子保持熱情，學會享受訓練和比賽。

作者在書中提到「太早讓競爭意識取代享受樂趣的心，會導致更多孩子放棄運動」。不論你的孩子現在有多厲害，畢竟他們還是個孩子，保護他們是大人的責任，我們應該學習為他們踩剎車，避免孩子練過頭或太投入比賽，要讓孩子在比賽時感覺像是「玩遊戲」（Play Game），訓練的目的是了提升遊戲的樂趣。教練和家長應該盡量依此來引導孩子體驗到訓練時進步的成就感以及在比賽中與對手一起變強的樂趣。

競爭的英文是「compete」，它是由字首「com」與字根「pete」組成。

字首「com」的意義是「一起、共同」的意思。

字根「pete」的意義是「奮鬥、追求更好」的意思。

競賽的目的是為了創造一種同好共聚一堂互相激勵與奮鬥的氛圍。獎金、名次與冠軍頭銜只是激勵的一種手段，並非最終目的。

競爭的原意是透過「他者」的刺激來讓自己變得更強。「他者」並非對手，而是夥伴。孩子們尤其需要團體訓練，透過實力相當隊友的刺激來提升自己的實力。我們必須透過引導來讓孩子能學習到「競賽」的本意。第九章〈在比賽中脫穎而出〉，作者特別從各個層面說明如何引導孩子認識競賽的本質。也多次提到「在訓練與比賽期間不忘強調公平競爭與道德意識」。這些精神上的教導與學習，才是孩子在成年前的比賽中所要學習的重點。

「共好」是競賽的本質。有些運動員不懂這個道理，很自然會懷疑：「在一場比賽中，當我與競爭對手在終點前的最後衝刺階段，想贏過他都來不及了，怎麼與他共好與合作呢？」但贏過對方這種想法並非競賽的本質，我們要教導孩子的是：比自己強的對手是要來幫助與激勵自己的夥伴，你們難得有緣選擇了同一個項目、同一場比賽來追求最佳表現，他是來幫助你超越自我的。

孩子將在超越自我時體驗到一種更高級的快樂，那種快樂是

無價的，它跟名次和獎牌無關。孩子將在他所熱愛的運動項目中，以快樂的心情從事外人看來很辛苦的運動。這種快樂，除了需要科學訓練知識的灌溉，也需要耐心的培養，才能開花結果。

　　《兒童與青少年運動訓練全指南》這本書將帶給所有關心孩子的教練、體育老師以及父母們足夠的知識，它不僅提供了科學依據和實用技巧，還深入探討了如何在運動訓練中支持孩子的全方位發展。我強烈建議所有關心孩子運動發展的人，都應立即開始運用這本書中的智慧和建議，幫助他們在兒童時能享受運動、在青少年時能熱愛訓練，並在成年後取得優異成績，同時還能保持身心健康。

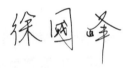

2024 年 6 月 8 日　花蓮筆

前言

　　在人類的各個發展階段中，兒童時期是每個人體力最活躍的一個階段。兒童喜歡玩耍、參與各種需要活用肢體的活動、運動，並且非常熱衷於比賽。在現今的社會中，運動已成為生活中不可或缺的一部分。家長會將假日花在觀賞曲棍球和足球比賽上，而小孩們更是夢想成為職業運動員，並購買球衣、球帽、貼紙和由他們最喜歡的球員代言的電玩遊戲。教練則要面對各式各樣的訓練哲學、訓練裝備和來自家長、隊職員、其他教練與運動員的檢視！在艱難的賽季後，運動員很少能有充足的時間，調整自己的身心狀態與情緒。現今許多運動員的訓練與比賽時段緊密銜接，因此各運動項目中都有運動員出現疲乏、倦怠的狀況。現今的運動環境非常競爭，也需要運動員、教練投入大量的時間。比賽固然重要，但長度與強度適中的訓練、預留足夠時間給休息、娛樂和其他跟運動沒有關係的活動也同樣重要。比起「訓練出最好的運動員」，本書將聚焦在設計出最好的訓練計畫，以期能夠讓運動員成長、進步，在運動與競賽的各個面向都達成個人最佳，並維持健康。

　　家長、教練、隊職員總是聚焦在尋找能夠帶出孩子最佳運動潛力的運動計畫。教練往往成為孩子的學習對象，而孩子們會夢想自己有一天能夠超越培頓・曼寧（Peyton Manning）、格雷西・戈爾德（Gracie Gold）、尤塞恩・博爾特（Usain Bolt）、希尼・克羅斯比（Sidney Grosby）或小威廉絲（Serena Williams）。然而，我們不應該將成人的訓練計畫直接套用到孩子身上，因為孩子不是縮小版的成人。每個孩子在各個發展階段都是不同的，且在各發展階段中，生理與心理的改變都會帶來行為上的改變（且有時改

變來得很突然）。因此任何與兒童訓練相關的人員都必須在孩子的生理、情緒與認知方面發生改變時即時注意到，並依此建構出適合不同發展階段的訓練計畫。

　　身為教練和家長，我們可以讓孩子從幼兒時期就開始非正式的運動訓練與準備。在這段時間中，我們應鼓勵孩子跑跳、玩球，並多多參與戶外活動。孩子往後還有許多年的時間可以專注在單項的運動或體育活動中。

　　市面上已經有許多關於訓練運動員的書，當中大部分都是關於如何訓練菁英運動員，而僅有小部分的書在討論該怎麼為兒童與青少年設計訓練計畫。本書作者在寫作過程中，與許多訓練青少年運動員領域的專家學者一同探討經驗、深度研究，整理出大量與兒童與青少年訓練相關的資訊與經驗談。本書的目的即是在研究與實踐間搭起一座橋梁，減少青少年訓練的不確定性，鼓勵以長遠的角度規畫訓練計畫。

　　我們應為不同的發展階段設定相對應的訓練計畫：在青春期前的訓練應以入門、啟蒙為主；青春期間應進行形塑、奠定運動能力的訓練；青春期後應進行專項運動的訓練；待各方面發展成熟則進行菁英運動表現訓練。雖然大多數時候，我們可以透過年齡推測兒童正處於哪一個發展階段，但每個人的成長歷程與需求都各自不同，我們應依照運動員的發展階段，而非年紀，來設計訓練計畫。年紀相同的孩子有可能生理成熟的速度大不相同，更重要的是，雖然早熟的孩子一開始會快速進步，但長期觀察下來，通常較晚熟的孩子比較有可能成為更好的運動員。目前有關於運動訓練的研究已經證實了上述發現。因此，我們不應專注在短期的進步上，而應讓孩子隨著自己的步調發展。

　　本書會依照三個主要的發展階段提供訓練範例：青春期前、青春期，和青春期後。第一章與第二章將敘述兒童在各個階段中，

生物學上、生理與心理上會有什麼改變。在第三章，我們將討論
評估的重要性。所謂的「評估」，並不是要將我們的運動員拿去與
他人比較，而是評估自身的進步，以及是否達成體能上的目標。
我們選用了方便、簡單的評估方式，無論是團隊還是個人運動都
可以使用。第四章到第八章則將分項討論關於柔軟度、速度、靈
活度、敏捷度、肌力、爆發力與耐力的訓練。每一章都包含了建
構訓練計畫的建議、不同階段訓練計畫的範例，以及不同訓練活
動的範例圖片。在關於發展協調力、柔軟度、速度、靈活度、耐
力、肌力與爆發力的海量訓練中，我們選擇出最方便進行的訓練，
讓您不需依賴複雜的器械就可以完成。我們的挑選標準很簡單：
求好不求新，您僅需要去做那些能夠幫助您達成運動目標的訓練。
成功發展運動能力的關鍵並非花俏、昂貴的設備，而是依據不同
發展階段設計訓練目標、按表操課，並讓運動員能夠在肌力、速
度、柔軟度和耐力等各方面的目標都達到成熟。專項化訓練應該
等到運動發展的末期再實施，因此教練和家長應更有耐心，讓青
少年運動員接受適當的評估，並有足夠的時間達成訓練目標。我
們也鼓勵您靈活調整訓練計畫。待熟悉了各訓練階段，您就可以
視個體需求和特定訓練情境增減、改變訓練項目或計畫。

　　第九章將討論何時是參與競賽的最佳時間，而教練和家長又
可以如何透過在參賽過程中引導運動員，確保他們收穫正向的經
驗。在第十章中，我們將討論年輕運動員該如何達到營養均衡，
並會提到五個補充能量的習慣（fueling habits）。我們也會討論如
何透過天然食品達到營養均衡，以及訓練時段或比賽的前、中、
後，應該吃些什麼。第十一章將會綜合前面所述的知識，展示如
何依照這些方法，為團隊或個人運動項目打造專門、長期的訓練
計畫。本書最後一章將討論家長、教練和訓練師常聽到的訓練迷
思。有許多訓練設備對訓練年輕運動員的肌力、速度或爆發力的

　　確有幫助，但也不乏無益於訓練，甚至會造成反效果的輔助道具。

　　從運動和比賽中獲得正向的經驗，有助於確保幼童在接下來的幾年中可以享受身體活躍的生活方式。讓孩子過量運動有可能導致過度訓練或受傷，並讓孩子失去對運動的興趣，在完全發展潛能之前就放棄運動。本書所展示的皆是精心設計的長期訓練計畫，能夠大幅增加運動員留在運動產業中的機率，長期維持卓越的表現而避免在短時間內就感到疲乏，這也正是訓練出好運動員的祕訣！

致謝

能夠再次與麥克・卡雷拉合作，並成為這本書的共同作者是莫大的榮幸。麥克是運動訓練領域中的傑出專家，對於青年運動員的訓練更是擅長。他的知識量極廣，對本書貢獻甚多，而我誠摯地感謝他。

——圖德・O・邦帕博士

我們想對賈斯汀（Justin Klug）、艾米（Amy Stahl）以及所有人體動力學出版社（Human Kinetics）的員工致上誠摯的謝意，謝謝您們在出版這本書的過程中付出的努力。因為有專業的團隊領導，編輯的過程才能如此順利，本書的內容也更加完整、聚焦。謝謝您們不遺餘力地分享知識、發揮所長。

——圖德・O・邦帕博士與麥克・卡雷拉

CHAPTER 1

制定青少年運動員訓練計畫的守則

　　運動場上的成功是一連串計畫、努力與付出的成果，這之中當然包括對運動能力的訓練。我們可以將成功的運動員視為特別擅長某項目的受訓個體，而這些運動員通常早已按照一套精心設計的長期訓練計畫訓練了好幾年。在運動圈中，訓練就是重複、漸進地執行單項的訓練活動，以期提升達到菁英運動表現的潛力。對運動員來說，長期的訓練計畫能使身體和精神適應比賽的具體情況，並帶出菁英級運動表現。

　　儘管許多教練或指導員都有足夠的能力做出以賽季為單位的訓練計畫，我們仍應將目光放得更長遠，為運動員的長期發展做準備。適當的運動訓練應從兒童時期就開始，運動員才能夠漸進性、系統性地發展身心，以長期維持卓越表現，而不為了立即性的成功過度燃燒自己。

　　很多時候，教練會以菁英選手的訓練計畫為基底設計兒童的運動計畫。這些菁英選手在全國賽或國際賽大放異彩，讓年輕運動員和他們的教練想以他們為目標努力。這些以菁英選手為目標的教練通常會說：「如果這項訓練計畫對柯比・布萊恩（Kobe Bryant）或希尼・克羅斯比（Sidney Crosby）來說有用，那對我的孩子來說肯定也有用！」教練通常不會考量兒童對這些訓練計畫的興趣，也不在乎訓練準則等指導理念，就全盤套用這些訓練計畫。僅需簡單搜索一下，教練和家長就可以從網站上下載複雜的訓練

計畫，並在了解兒童當下的生理需求前就盲目地套用。當然，這些教練和家長並非有意要傷害運動員的發展，他們甚至是因為希望兒童能夠在這個競爭激烈的運動產業中占有一席之地才這麼做的。許多家長甚至局限孩子於特定的運動或比賽之中：約翰以後想要打國家冰球聯盟（NHL）、茱莉想當職業足球選手並拿下奧運金牌。在這兩個例子中，父母可能會將孩子早期對某項運動的熱愛誤解為專項發展某項特定運動的機會。

我們就曾看過年僅6歲的小孩子，接受著僅以單項運動中某個特定動作為訓練目標的肢體發展訓練。但事實上，我們應鼓勵孩子們去玩耍、參與各種活動和嘗試不同種類的運動，以最佳化孩子的運動能力發展、肌力和神經傳導。孩子並不是縮小版的大人，他們的生理特性複雜且與成人不同，而我們在規畫訓練計畫時應將這一點謹記在心。

硬幣的另一面

不幸的是，這個世界上不僅是有一群幼童運動員正過度地接受訓練（且這些訓練僅專注在單項運動或單一技巧的發展，而忽視了多邊發展的重要），也有一群孩子處於截然相反的極端值中，面臨過重、被家長過度餵食、營養不良或是長期久坐的問題。

從1980年代到1990年代，不只是美國，全球都面臨了幼童肥胖日益嚴重的問題（Ogden等人，2010年；Ebbeling等人，2002年）。根據2003到2004年的資料顯示，全美介於6到19歲的兒童與青少年中，有17%的人超重，且超過33%的人即將超重（Wang和Beydoun，2007年）。肥胖和體重增加的趨勢確實因性別、種族和民族而異，但整體而言能觀察到的現象就是兒童群體越來越胖、越來越不健康，且越來越不喜歡運動。若是要為這一類兒童

設計訓練計畫,與其聚焦在應採用何種訓練方式和頻率,不如鼓勵他們持續進行任何一種運動,特別是跟心肺訓練有關的運動(如走路、跑步、騎腳踏車),以降低患病風險,讓他們能在成長過程中提升健康狀態。

鞏固基礎

　　在健身房中,我們常稱呼那段不用比賽和訓練的短期休假是在「鞏固基礎」。運動員在苦戰了一個賽季,或是全力投入一段時間的訓練後,身體肯定會感到疲勞,需要放鬆,更需要修復。而一旦身體從比賽的勞累與壓力中恢復,請記得一定要花點時間讓身體重新建立起肌力、爆發力、耐力、速度、敏捷度與運動能力的基礎。唯有將基礎重新鞏固,才能最佳化運動表現,並將受傷的風險降到最低。

　　兒童在年幼時就應為發展運動能力打下基礎。沒有人會透過參加天價的健身房課程來獲得如跑步、跳躍、伏地挺身和引體向上的能力,這些技巧都是孩子在社區公園、街頭空地或自家後院玩耍時發展出來的。孩子並非天生就是雄心萬丈的專業運動員,他們一開始肯定只是一心想玩樂的孩子。但是如今,隨著電玩文化與電子設備的普及,以及學校對動態活動的減少,那些不知道要去哪裡參加休閒活動、運動課程,或沒有被鼓勵多去戶外跑跳的孩子,往往只知道坐在電視或電腦前,且一坐就是好幾小時。但是,人生來就應該多動,久坐會導致肥胖與虛弱,甚至患上慢性疾病。南澳大學(University of South Australia)的學者就曾根據資料分析從1964到2010年之間,9到17歲的兒童在跑步速度與心肺耐力方面的改變。結果顯示,越近代的兒童,跑步速度和心肺耐力就越差(American Heart Association Scientific Sessions,

Tomkinson，2013 年）。總結來說，現代兒童的體能並不如他們的父母輩。這都歸因於電玩遊戲的盛行、久坐的習慣和高含糖飲料的攝取（Ludwig 等人，2001 年）。雖然沉迷於電玩並不會帶來受傷的風險，但是任何限縮規律運動可能的活動，都會為個體的心血管健康帶來負面影響。

　　兒童群體的健康趨勢看起來並不樂觀。兒童不僅變得更胖，也更少活動。科技進步與行為改變（如，小孩子不再走路或騎腳踏車上學）是造成這項健康危機的眾多因素之一。兒童需要多活動，不是說所有小孩都要在運動領域長期發展，或參加專業等級的體育營，而是應該讓他們有更多機會活動四肢、使用身體。在美國有許多政府部門，包括美國疾病管制與預防中心（Centers for Disease Control and Prevention），建議小孩應每天從事 60 到 90 分鐘、以跑跳、騎單車或肌力訓練形式進行的肢體活動。

　　「活著好難！」事實上，過去數十年以來想要平衡工作與家庭已經變得越來越難，也越來越讓人感到負擔。我們逐漸發展出習慣久坐的生活方式，但這也讓我們更不健康、更容易感到疲勞，多數時候也讓我們更虛弱。整個人類群體都需要變得更健康，最簡單的開始方式就是「動起來」。然而，家長可能會發現要讓孩子真的動起來很難——想減少他們看電視或玩電動的時間就已經夠難了，更何況是讓他們去街上報隊打球呢？在過去，兒童至少可以藉由走路去朋友家玩的路途獲得些許的運動量。但現在的小孩子大多透過社群網站或手機與朋友聯絡，根本不需要踏出房門。時代或許變了，但不變的是加入社區運動組織的機會。社區中仍有大量的運動組織，讓孩子能夠接觸如籃球、足球、橄欖球、曲棍球等等的運動。且孩子可以單純因為喜歡運動和享受團隊合作而加入，不用承擔晉升到更高層級的聯盟、靠運動獲得獎學金，或變成職業運動員的壓力。如果你是一名苦惱如何鼓勵孩子多運

動的家長，且希望可以找到一個能讓孩子增加肌力、耐力與團隊精神的組織，那麼朝本地的社區運動機構尋找準沒錯。這些組織提供的運動計畫都經過精心的設計，如果希望孩子動起來、與他人建立連結，並最終養成終生運動的價值觀，沒有比加入社區的運動組織更棒的方法了！

透過設計良好的運動計畫，您能夠獲得以下的好處：

- 建立健康的生活方式，發展運動技術、肌力與耐力。
- 提升心靈健康和專注力。
- 在安全的環境中發展如自重、尊重他人等重要的生活技能。俗話說的好：在團隊裡只有「我們」，沒有「你我他」。
- 學習如何面對輸贏，以及如何拚盡全力。
- 接觸到如教練、家長、組織管理者和其他運動員等值得學習的榜樣。
- 在強身健體的同時也能夠享受上場時間，因為在這樣的組織中，每個人都有表現的機會。
- 在不危險的環境中，學習到運動相關的知識，並可能因此對更高層級的運動活動或賽事產生興趣、進而參與。

在訓練兒童發展運動能力這一塊，有證據指出有些孩子就是天生好動，喜歡在運動領域不斷突破、成長；有些孩子雖然享受運動的過程，但傾向維持在業餘的程度、以不受傷為前提進行；有些孩子則對任何運動都提不起興趣，整體而言排斥肢體活動，且很少達到建議的基本運動量。

本書的重點在於為年輕運動員的訓練提供幫助，讓教練、家長和運動員都可以更了解該專項運動對生理條件的要求，以及如

何適當地訓練以優化長期與短期的運動表現。在美國，每年有超過3500萬的年輕運動員參與正式賽事（Nettle 和 Sprogis，2011年）。如果運動員未來希望計畫的方向可以從多邊發展、訓練整體體能，逐漸轉向專注於專項運動的訓練，那麼一個合適的訓練哲學就是不可或缺的。訓練哲學對於設計計畫與執行計畫而言至關重要，也能夠避免運動員過勞。接下來本章將討論四個訓練年輕運動員的守則：發展長期的訓練計畫、增加訓練的多樣性、了解運動員的個人特色，以及適度增加訓練量。

發展長期的訓練計畫

過去很長一段時間以來，有許多教練都認為最好的訓練方式是盡早讓孩子進行專項運動訓練。時至今日仍有不少教練具備這樣的價值觀，也有一些運動訓練師將之視為訓練原則。他們都認為，為了讓訓練盡快得到效果，訓練計畫應該：

- 著重發展單項運動中會用到的主要能量系統。例如：一名短跑選手就應只訓練衝刺，而一名長跑運動員只應訓練有氧系統。
- 遵循運動技巧的專一性，意思是，運動員應選擇能夠與專項運動中的動作模式相似的訓練運動，且該訓練運動也只會用到執行專項運動的技巧動作時會用到的肌群。

即使研究顯示專項化訓練的確能幫助運動員更快適應專項運動的動作、提高運動表現，但這並不代表教練或是運動員應該在運動員還小的時候就進行專項化訓練。這樣限縮的訓練方式雖然可以讓運動員快速地達到想要的表現，卻很可能對青少年運動員

的未來造成不可預知的後果。教練也可能因為想速成，而沒有讓運動員花足夠的時間打好基礎，導致後續運動表現無法持續提升。同樣地，若是在運動員的身心都尚未做好準備以前，就讓他們只專注在專項運動的發展，很有可能導致以下的問題：

- 發展僅限單一面向，而沒有讓肌肉、組織的功能全方面發展。
- 對身體和諧的發展與生物平衡帶來負面影響，導致身體機能、運動能力表現和作為一個人的健全發展受到影響。
- 長期看來可能導致身體的過度使用、過度訓練，甚至是受傷。事實上，我們不應以為孩子可以承受任何程度的壓力、還總是有能力谷底反彈。若是抱持這樣的錯誤認知，我們可能會不合理地鼓勵孩子忍受任何傷勢。
- 可能會對孩子的心理健康造成負面影響，因為這種高度專一的專項訓練和密集地參加比賽可能會對孩子造成高度的壓力。
- 可能不利於孩子發展社交關係。舉例來說，孩子可能會因為需要投入大量時間在密集的訓練中，而很難交到運動圈以外的朋友。
- 可能會因為訓練計畫太高壓、太無趣而影響孩子訓練的動力。許多青少年運動員在身心成熟前就放棄了運動，換言之，他們永遠都沒辦法知道他們實際上的潛力與天賦究竟有多少。

多邊發展

我們應先讓孩子發展各式各樣的基礎運動技能，整體而言成為一名好的運動員，才能夠讓他們接受專項運動的訓練。這項訓練原則稱為「多邊發展」（Multilateral Development），對訓練幼

童與青少年運動員來說是非常重要的。

　　多邊發展，或說多項技巧發展，在東歐國家非常常見。當地許多的運動學校都會開設基礎訓練課程，讓學童發展跑跳、傳接、翻滾與平衡等基礎技能。學童接受基礎訓練後將大幅提升肢體的協調，並具備無論在團體或個人運動項目中都非常重要的基礎技能。許多基礎課程也包括游泳訓練，因為游泳可以幫助孩子發展心肺功能，並將關節得承擔的壓力降到最小。而北美也有越來越多人理解到，應為兒童運動員設計富有多樣性的訓練計畫、提供多技巧的發展；也有越來越多運動學校接連設立，強調學業與運動發展並重。

　　如果我們鼓勵兒童發展各種運動技巧，他們就可能在許多運動活動中獲得成就感，甚至想要專項發展他們的運動長才。當孩子展現對進一步發展運動長才的興趣，我們應提供必要的指引，並給予機會。想成為世界級的運動員需投注多年的培養，我們必須為這些追求卓越的年輕運動員提供安全、有科學依據的長期系統化訓練。

　　圖1.1展現的是幫助運動員發揮天賦的訓練步驟。圖中的年齡進程可能會因每個運動員與專項運動的需求而調整，但不變的是這項計畫強調的漸進式發展。這個訓練計畫的基礎與任何訓練計畫的基礎相同，就是多邊發展。當多邊發展達到某個標準，運動員將進入訓練計畫的第二階段──專項訓練，並最終拿出菁英運動表現。

　　多邊發展的目的是提升整體的適應能力。當面臨在早期就進行專項化訓練的情況時，有發展多種運動技能與能力的幼童和青少年，較有可能在不感到壓力的狀態下適應增加的訓練量。舉例來說，很早就接受中距離專項跑步訓練的青少年運動員，雖然可以透過跑步進一步發展他們的有氧代謝能力，但他們也更有可能

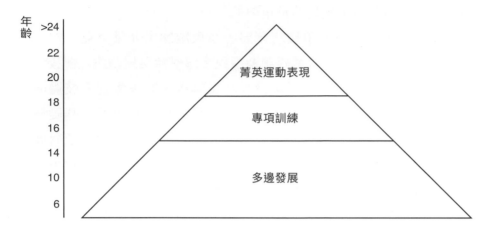

圖1.1　我們建議以多邊發展為基礎，建立長期的專項訓練計畫。

授權複印自T.O. Bompa, 1999, *Periodization training for sports* (Champaign, IL: Human Kinetics), 39。

受到過度使用、耗損傷勢的影響。那些有游泳、騎單車和跑步能力的運動員，可以透過各種方式活絡心肺系統，並大幅降低受傷的機率。就因為一名青少年運動員想要成為職業棒球選手，並不代表他只能透過跑步加強心肺功能。相反地，如跳躍、攀爬和騎單車的運動技能，能夠幫助加強不同角度的肌肉發展，增加神經肌肉的專注，並幫助運動員在身體做好接受特定運動模式的訓練之前，在進行各種運動技能時都能輕鬆達成。更重要的是，我們不應該在孩子如此年幼時就強調透過繩索或啞鈴幫助揮棒動作的發展（揮棒動作經常被吹捧為專項運動才會用到的動作），特別是當運動員還在要做伏地挺身或引體向上都很困難的年紀。

　　我們僅需專注在為孩子打下好的基礎上，專項訓練自會水到渠成。我們常常告訴小孩子不要急著長大，好好享受童年時光，因為相較起短暫的童年，成人時光是如此地漫長。同樣的道理也可以套用在運動上。當運動員慢慢長大，身體機能逐漸成熟，專項化訓練自然而然會成為訓練計畫的重點。為專項運動而設計的

訓練計畫以及因為重複進行專項運動內必要的動作所帶來的壓力將會成為訓練中不可避免的一環。多邊訓練能夠提升運動員的整體肌力發展、協調力與神經系統的完備程度，而這些都將決定他在轉換到高強度的運動專項訓練，以及從高強度專項訓練中恢復時，應進行怎樣程度的運動體能訓練。

我們應該鼓勵年輕運動員發展能夠讓他們在所選擇的專項中邁向成功的運動技能。舉例而言，一項周到的兒少訓練計畫應包含低強度的訓練，以發展有氧代謝能力、無氧代謝能力、肌耐力、肌力、速度、爆發力、敏捷度、協調性和柔軟度。一項著重於整體運動發展和專項運動技術與策略的多邊訓練計畫，能夠讓孩子在之後的發展階段擁有更好的運動表現。如表1.1所展示的，多邊訓練計畫能夠帶來許多好處。如果我們想要讓孩子成為成功、有競爭力的選手，我們就必須做好延遲專項化訓練與犧牲短期結果的準備。以下的兩項研究都展現了這樣的現象。

前東德曾進行了一場長達14年、具有里程碑意義的縱貫研究（Harre，1982年）。這項研究的實驗對象為9到12歲的小孩，並被分成兩組。研究者讓第一組的小孩在很小的年紀就進行專項化訓練，而他們在所進行的訓練活動都依照專項運動的需求設計。第二組的訓練計畫則包含了專項的技巧訓練、各種其他運動的技巧訓練與整體的體能訓練。如表1.1所呈現的，這項實驗的結果證明了穩固的基礎可以帶來運動上的成功。

蘇聯的一項重要調查（Nagorni，1978年）分析了專項運動訓練的進展如下：

- 大多數蘇聯內的優秀運動員，都擁有很堅實的多邊基礎。
- 大部分的運動員約在7、8歲時開始接觸運動。在剛開始的幾年，他們會接觸不同種類的運動，如足球、越野滑雪、

表1.1　盡早專項化的訓練與多邊發展的訓練之比較

盡早專項化	多邊發展訓練
運動表現能進步得很快	運動表現進步得較慢
因為很快速就適應了專項運動，因此約在15到16歲就能達到運動表現的高峰期	運動表現的高峰期在18歲以後（身心靈都達到成熟階段）才能達到
賽事中的表現時好時壞	賽事中能拿出穩定表現
許多運動員在18歲左右就會因過勞而退役	運動員擁有更長的運動生涯
因為強迫適應專項運動而更容易受傷	很少出現受傷的狀況

跑步、滑冰、游泳與單車。10到13歲的孩子也會參與團體運動、體操、划船和田徑。

• 無論先前幾年的運動表現和參與的運動項目為何，運動員會在15到17歲之間開始專項化訓練，並在開始專項化訓練後的5到8年達到最佳表現。

• 那些在較年幼時就開始專項化訓練的運動員，大約在青年層級就會達到運動表現巔峰期，但他們都沒辦法在成人層級（18歲以後）延續這樣的運動表現。有不少運動員甚至會在晉升到成人層級前就退役。只有極少數在年幼時期就接受專項化訓練的運動員能夠在成人層級繼續提升運動表現。

• 許多頂尖的蘇聯運動員一直到青年時期（14到18歲）才進入組織良好的環境訓練。雖然他們從沒有在青年時期拿到該項目的冠軍或是全國賽的冠軍，但他們往往進入成年層級的賽事後，卻能成為全國，或甚至世界級的指標運動員。

• 許多運動員都認為正是因為童年或青年時期打下的多邊基礎，他們才能擁有之後的成就。

• 研究總結到，對許多運動而言，都不應該在運動員15、16歲前進行專項化訓練。

　　過去30年以來有關於及早專項化訓練的結果之研究，也有相似的研究成果。隨著各個比賽受到的關注越來越多，運動員也變相地被鼓勵及早進行專項化訓練（Capranica and Millard-Stafford，2011年）。年輕的運動員接受著嚴格的訓練，每週的訓練行程不下10小時，與成年運動員幾乎相同。這樣的訓練行程可能引起負面結果，包括生理、心理和情緒問題。一篇由穆斯塔菲比法等人（Mostafavifar and colleagues）刊登於《英國運動醫學期刊》（*British Journal of Sports Medicine*）的文章（2013年）中提到，及早專項化訓練對生理帶來實際的影響，包含：

- 運動技巧發展的下降，因為訓練從身體的整體發展，轉變為只聚焦於運動專項的訓練。
- 心肺與肌肉骨骼系統受傷的風險增加，因為專項化訓練的強度與密度都更高。
- 因缺乏營養相關知識，不了解常量營養素與微量營養素的攝取比例，而導致身體的恢復程度不佳。
- 因投注在訓練的時間多而提早過勞。
- 因過度使用身體而導致提早損傷。

　　我們並非不鼓勵關於及早專項化訓練是否可行的討論。相反地，我們想透過本章指出的是「不顧運動員的身體是否能夠恢復，就敦促運動員進行訓練」的負面影響。大家仍可以討論專項化訓練是否應及早進行，但大家應永遠將年輕運動員的身心健康放在第一順位，並思考如何讓運動員在冒最小的受傷風險下能夠最好地發揮潛能。

　　多邊發展對於早期發展階段來說十分重要，隨著運動員成長，多邊發展在訓練中的比例應下降，而非歸零。圖1.2即展示了，長

遠看來多邊發展與專項化訓練在不同階段的占比改變甚鉅，但無論運動員到了生涯的哪一階段，都應該維持早期所建立起來的多邊運動技能基礎。舉例來說，一名名為珍的12歲網球選手，一週要進行10小時的網球專項訓練，以及4到5小時如柔軟度、基礎肌力（使用藥球和壺鈴）與敏捷度等其他體能與多邊訓練。也許家長或教練會認為，如果讓珍接受更長時間的網球專項訓練，能夠讓她成為技巧更好的選手。但是想增加網球專項訓練的時間，就得壓縮多邊訓練的時間。短期看來，珍的網球技術可能會提升，但長期看來，缺少如肌力、敏捷度與柔軟度等基礎體能訓練會導致珍的運動能力下降。當珍成年後，缺乏好的體能會讓她沒辦法有力地擊球，在場上的動作也會變慢、敏捷度下滑，導致她整體的潛力下降。圖1.2即針對專項化訓練與多邊發展在長期訓練計畫中的占比提供建議。隨著珍長大，多邊發展的訓練應稍微減少。如

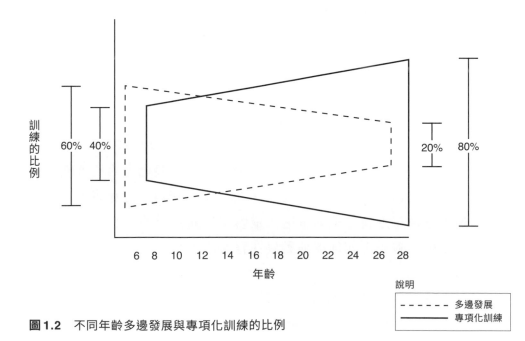

圖1.2　不同年齡多邊發展與專項化訓練的比例

果珍在12歲時每週會進行4到5小時的多邊發展訓練,那麼當她來
到16歲時,時數就應該降至每週3.5到4小時。同時,網球專項訓
練也應從12歲時的每週10小時,提升到16歲時每週14到16小時。

專項化發展

當運動員發展出堅實的多邊運動能力基礎,且有意願接受某
一項運動,或一項運動中的某個位置的訓練時,才能開始專項化
訓練。在任何運動項目中,若想要達到菁英層級的運動表現,就
不能不接受專項化訓練,因為專項化訓練可以讓運動員從體能、
技術、技巧與生理方面適應該項運動。這是一個很複雜的過程,
而運動員必須從開始專項化訓練的那刻,就做好訓練強度與頻率
都增加的準備。

專項化訓練應該包含幫助專項運動發展的訓練,以及發展一
般運動能力的訓練。不過,這兩種訓練的比例會隨著運動項目的
不同而改變。舉例來說,同為田徑選手,長跑選手與跳高選手的
訓練比例就截然不同。長跑選手的訓練會以提升跑步技巧或增強
有氧耐力的訓練為主,如:騎單車和游泳;跳高選手的訓練則會
有約40%的時間在進行跳高相關的技巧訓練,而另外的60%則用
於發展特定的運動能力(例如:為發展腿部肌力與彈跳爆發力而進
行增強式訓練和重量訓練)。

表1.2展示了每項運動中,運動員應大約在幾歲時開始發展運
動技巧、幾歲時應開始專項化訓練,以期最終能夠達到菁英層級
的表現。然而,我們仍應記得,運動員即使到了應接受專項化訓
練的發展階段,專項化的訓練也應只介於整體訓練時間的60%到
80%。多邊發展訓練與增進專項體能的訓練應達成平衡,不應偏
重一方。

表 1.2 步入專項化訓練的訓練原則

運動項目	開始接觸該運動的年齡（歲）	開始專項化訓練的年齡（歲）	達到菁英運動表現的年齡（歲）
射箭	12-14	16-18	23-30
田徑			
短跑	10-12	14-16	22-26
中距離跑步	13-14	16-17	22-26
長距離跑步	14-16	17-19	25-28
跳項	12-14	16-18	22-25
三級跳	12-14	17-19	23-26
跳遠	12-14	17-19	23-26
擲項	14-15	17-19	23-27
羽毛球	10-12	14-16	20-25
棒球	10-12	15-16	22-28
籃球	10-12	14-16	22-28
冬季兩項	10-13	16-17	23-26
雪車（有舵雪橇）	12-14	17-18	22-26
拳擊	13-15	16-17	22-26
輕艇	12-14	15-17	22-26
手球	10-12	14-16	22-26
單車	12-15	16-18	22-28
跳水			
女性	6-8	9-11	14-18
男性	8-10	11-13	18-22
馬術	10-12	14-16	22-28
擊劍	10-12	14-16	20-25
陸上曲棍球	11-13	14-16	20-25
花式滑冰	7-9	11-13	18-25
美式足球	12-14	16-18	23-27
體操			
女性	6-8	9-10	14-18
男性	8-9	14-15	22-25

（下頁續）

運動項目	開始接觸該運動的年齡（歲）	開始專項化訓練的年齡（歲）	達到菁英運動表現的年齡（歲）
冰上曲棍球	6-8	13-14	22-28
柔道	8-10	15-16	22-26
現代五項	11-13	14-16	21-25
划船	11-14	16-18	22-25
橄欖球	13-14	16-17	22-26
帆船	10-12	14-16	22-30
射擊	12-15	17-18	24-30
滑雪			
高山滑雪	7-8	12-14	18-25
北歐滑雪（30K 以下）	12-14	16-18	23-28
北歐滑雪（30K 以上）	10-12	17-19	24-28
跳臺滑雪	─	14-15	22-26
足球	10-12	14-16	22-26
競速滑冰	10-12	15-16	22-26
壁球	10-12	15-17	23-27
游泳			
女性	7-9	11-13	18-22
男性	7-8	13-15	20-24
水上芭蕾	6-8	12-14	19-23
桌球	8-9	13-14	22-25
網球			
女性	7-8	11-13	17-25
男性	7-8	12-14	22-27
排球	10-12	15-16	22-26
水球	10-12	16-17	23-26
舉重	14-15	17-18	23-27
角力	11-13	17-19	24-27

　　一旦運動員決定開始接受專項化訓練，他們必須準備好使用特定的訓練方法，好讓自己能適應專項運動對身心的要求。訓練的需求量會大幅增加，且隨之而來的是許多正式的測試，教練也會以年為單位規畫要參加的競賽。

　　每個不同的運動項目，最適合開始專項化訓練的年齡都不一樣。對於要求肢體美感、複雜的運動技巧和高柔軟度的運動，如體操、跳水和花式滑冰，運動員就應該在較為年幼時進行專項化訓練；對於重視速度與爆發力的運動，如美式足球、棒球和排球，則建議運動員在年幼時先建立基礎運動技巧，並等到運動員能夠有效地面對、吸收高強度的訓練時，再進行專項化訓練。在大多數這些重視速度與爆發力的運動中，運動員都會等到青春期後期的成長爆發期，才進行專項化訓練。至於耐力型的運動項目，如長跑、越野滑雪與單車，運動員可以等到他們發展出速度與爆發力之後再進行專項化訓練。有些耐力型運動員即使年過30歲，依然能夠拿出優異的運動表現。

增加訓練的多樣性

　　幼童和青少年在成長、發展成為年輕運動員的漫長過程中，需要經過數千小時的訓練，並一遍又一遍地重複技巧練習，以發展他們的能力。我們需要仔細監管訓練計畫，並多元化練習活動，才不會讓運動員面臨龐大的身心壓力。如果我們在年輕運動員的各個發展階段都加入不同的訓練並發展不同技能，不僅能幫助他們發展新的運動能力，更可以預防他們受傷、對運動感到無聊或過勞。

　　團體運動比較可能用更多元的方法訓練運動員。運動員如果想要在如曲棍球、棒球和籃球等運動中脫穎而出，必須要具備許

多不同的運動技能，而要具備不同的技能就有賴訓練的多元性。但在其他運動，特別是如游泳和單車的個人項目運動中，訓練的多元性就較低。舉例來說，游泳選手很少會同時參與其他運動的訓練，且很多時候只會做同一種練習、訓練同一種技巧元素，每天進行 2 到 3 小時、每週進行 4 到 7 天、每年進行 45 到 50 週的訓練，如此循環往復 20 年。這樣重複性很高的訓練可能會導致過度使用的身體耗損，以及心理問題，特別是因為單一性和無趣所引起的情緒障礙。

　　為了克服這些問題，教練應該在每個訓練的時段，都安排不同的訓練組合。教練可以利用其他訓練活動所需的技術動作，來提升訓練菜單的豐富性。教練也可以加入能夠發展該項運動所需的運動能力的訓練，例如專門針對速度、爆發力和耐力的訓練。舉例來說，可以為一名肌肉過度疲勞或受到損傷困擾的中距離跑者設計在水中跑步的間歇性訓練，相信可以得到的效益會比在堅硬的陸地上跑步要來得好。越野滑雪也能夠在不造成腿部關節疲勞的狀態下，幫助發展耐力。一名有創意又知識淵博的教練知道怎麼利用多元的訓練活動，設計出場場不同的訓練時段。如果可能，可以定期安排遠離平時訓練環境的訓練時段，這有助於刺激運動員，帶給他們新鮮感，甚或帶來新的動力。

　　教練可以藉由讓不同運動的運動員一起進行部分的訓練（如：暖身），增加訓練的多元性。比如，讓美式足球選手與田徑選手一起暖身，體驗更需要靈活度的田徑暖身運動。或是讓籃球選手和中距離跑者一起在草坪上暖身，進行幾組間歇性訓練（如：強度在 60% 到 70% 之間的 60 秒運動 6 組，中間穿插 4 到 5 分鐘的慢跑）。同樣地，棒球選手也可以和田徑的擲部選手一起使用藥球暖身。我們也可以透過讓運動員在休賽季參與其他運動的方式，鼓勵運動員訓練特定的運動能力。舉例來說，中長距離的跑者可以透過

越野滑雪、騎單車或游泳發展耐力。

　　讓運動員接觸多元化的訓練也有助於讓他們發展專項運動中不常用到的肌肉。過量的專項化訓練可能導致身體耗損，甚至導致主動肌（在運動中會用到的特定肌肉）與拮抗肌（與主動肌的動作相反的肌肉）之間的不平衡。當這兩組肌群過於不平衡，主動肌的拉力可能會強到導致拮抗肌群的筋和肌肉組織受傷。因此，結合會用到身體不同肌肉的多樣訓練，才能夠減少受傷的可能。同樣地，訓練中動作的變化性越大（包含從事其他項目的運動），可以增加靈活度與協調性。一名協調性與靈活度都很好的運動員，也有能力更快地學會新的運動技能。

　　那些有創意，且願意將多樣化的訓練融入到計畫中的教練，很快就能看出這麼做的好處。用這種方式訓練運動員，可以讓他們維持動力，也比較不會因為身體耗損出現傷勢。

了解運動員的個人特色

　　每位運動員都有各自的人格特質、身體特徵、社交模式和理解能力。因此，我們應透過主觀和客觀的衡量方式，設計出能夠幫助每個運動員截長補短的訓練計畫。每位運動員的能力都大不相同，為了要設計出最有效的訓練計畫，教練必須考量每位運動員的優缺點、個體特色（如：正處於哪一發展階段、訓練背景和經歷）、健康狀態、在訓練時段之間和比賽後的恢復速率，以及性別特殊性。

　　並且，我們也不應該繼續依照孩子的年紀來將他們分類，因為即使是同年齡的孩子，身體的成熟程度也可能相差一年以上。將孩子的身體特徵年齡、生物發展年齡和運動能力年齡都納入考量至關重要。

身體特徵年齡

身體特徵年齡（anatomical age）指的是我們可以透過幾項關鍵的身體特徵，將孩子劃分為不同的身體發展階段。我們可以透過表 1.3 了解兒童的發展階段。但我們仍需注意，身體特徵存在個體差異。

身體特徵年齡清楚地展現了成長與發展的複雜性，也解釋了為什麼每個孩子在發展技巧與運動能力的速度不同。相較起身體尚未充足發展的孩子，身體已經充足發展的孩子能夠更快速地學會多項技巧。即使成長模式相似的孩子，仍會因生長環境的氣候、緯度、地形（山區 vs. 平原）和成長環境（都市 vs. 鄉村）不同而在發

表 1.3　身體特徵年齡的各階段

發展階段	實際年齡（歲）	階段	身體特徵年齡	發展的特徵
童年早期	0-2	新生兒 嬰兒 爬行階段 學步階段	0-30天 1-8個月 9-12個月 1-2歲	器官快速地發展
學齡前	3-5	前 中 後	3-4歲 4-5歲 5-6歲	當發生重要且複雜的改變（身體機能、行為、個性），會出現發展節奏不平衡的現象
學齡期	6-18	青春期前	6-11歲（女）、7-12歲（男）	當身體機能與器官能運作得更有效率，發展較較緩慢且均衡
		青春期	11-13歲（女）、12-14歲（男）	身高、體重和部分器官的效能將快速成長、發展；興趣與行為將伴隨著性成熟而改變
		青春期後	13-18歲（女）、14-18歲（男）	緩慢、均衡且僅部分身體發展；身體機能成熟
青年時期	19-25	成熟	19-25歲	各項身體機能與生理特徵成熟、完備；運動與生理潛力達到最大

展速度上天差地別。比如，在熱帶國家長大的孩子，在性、情緒與身體方面都會成熟得很早。比起住在較寒冷地區的孩子，熱帶國家長大的孩子在14到18歲之間運動表現提升的速度會快速很多。同樣地，住在高海拔地區的孩子在耐力型運動中的表現較可能比住在低海拔地區的孩子好。舉例來說，住在肯亞的跑者長年制霸田徑項目中的長跑項目，這是因為他們住在高海拔的地區，氧氣的比例比低海拔地區低，他們得適應相較低氧的環境。結果就是，來自這個地區的運動員天生就擁有較好的耐力，因為他們能夠更有效地運用氧氣，比來自低海拔地區的選手更有優勢。

從運動發展的角度來看，第三階段（6到18歲）是最重要的。在這一階段中，運動員可能會處於不同的身體和技巧發展階段。在一些如曲棍球或美式足球的運動項目中，運動員仍在發展多種技巧和運動能力，為未來的發展建立基礎。而在如體操的其他運動項目中，他們必須在此一階段將運動表現推到巔峰。到學齡期後期，擁有堅實基礎並希望在特定運動項目中追求卓越的運動員，將能夠進行專項化訓練。

生理發展年齡

生理發展年齡（biological age）指的是我們可以透過判斷體內器官與系統的發展程度，判斷運動員在訓練和比賽中有多少身體潛力可以達到高水準的表現。當教練在將運動員分類，或挑選運動員時，必須要考量運動員的生理發展年齡。利用以實際年齡作為分類基準的僵化分類系統，通常會導致錯誤的判斷、評估，最終做出錯誤的決策。兩個身體特徵年齡相近的兒童運動員，即使身高、體重、肌肉發展的程度都相似，也很有可能擁有不同的生理發展年齡，並在訓練任務中展現截然不同的能力。長得高的孩

子看起來比較強壯，但不見得速度比較快；個子嬌小的兒童運動員，也可能在團隊運動中擔任需要敏捷度的位置。我們要注意的是，身體特徵年齡是肉眼可辨識的，但生理發展年齡是難以用外表衡量的。我們沒辦法透過目測，知道一名運動員的心臟效能為何，或是他的身體可以多有效率地代謝氧氣。外表看起來瘦弱的運動員可能擁有強而有力的心臟，而強壯的心臟對於耐力型的運動來說至關重要。想要發掘孩子的運動潛能，您必須透過幾項簡單的測試，客觀評估孩子的生理發展年齡。

　　如果不考慮生理發展年齡，就很難決定是否讓一名兒童練習特定的技術或承受特定的訓練量，也很難評估實際年齡較大的運動員還蘊藏多少潛力，因為往往我們會認為年齡較大的運動員很難再達到高水準的運動表現。不幸的是，在許多運動計畫中，教練會用實際年齡作為主要的分類標準。例如，有許多研究就發現，相較起在同一年的一月出生的孩子，十二月出生的孩子較少在運動訓練中取得成功經驗。這是因為在許多案例中，在同一年出生的孩子會被劃分為同一組，然而年初出生的孩子很有可能在身體特徵和生理發展上都比年末出生的孩子要有優勢。

　　我們必須從生理發展年齡考量個體的差異。以下的清單清楚展示了一些世界冠軍在生理發展年齡上的巨大差異。

- 康斯坦丁娜・托梅斯庫・迪塔（Constatina Tomescu-Dita），來自羅馬尼亞，在 2008 年的北京奧運以 38 歲的年紀獲得馬拉松項目的金牌。他也是歷史上最年長的奧運金牌得主。
- 在 1960 年的羅馬奧運會，來自日本的竹本正男（M. Takemoto）獲得體操項目的銀牌，屆時 41 歲。
- 在 1988 年的長野冬季奧運會中，代表美國的 15 歲選手塔拉・利平斯基（Tara Lipinski）奪下花式滑冰項目的金牌。

- 來自白俄羅斯的埃利娜‧茲韋拉娃（Ellina Zvereva），在2001年的世錦賽以40歲的年紀奪下鐵餅項目的金牌。
- 在1988年，來自加拿大的15歲游泳選手艾莉森‧希格森（Allison Higson），打破200公尺蛙式的世界紀錄。
- 在1991年，來自中國的12歲潛水選手伏明霞在世界游泳錦標賽獲得金牌。
- 加拿大的冰上曲棍球選手戈迪‧豪（Gordie Howe），在年屆52時，依然能夠代表國家出賽（他的職業生涯從1946年開始，1971曾退役，後於1979到1980又曾短暫復出）。

這項清單僅列出了小部分的優秀運動員，但卻足以展現運動員的生理潛力並不受限於實際年齡。

運動能力年齡

因為要準確的評估身體特徵年齡和生理發展年齡十分困難，教練通常只能主觀地判斷，這導致要決定一名兒童是否已做好參加高層級的競賽十分困難。許多國家級和國際的運動組織會讓運動員在特定的年齡進行與生理發展潛能相關的縝密檢查。儘管此類決議經常引起爭議，但許多組織都規定了參賽的最低年齡。表1.4即展示了一些國際比賽的參賽最低年齡，如世界錦標賽和奧林匹克運動會。

運動能力年齡，尤其是最低參賽年齡和分組年齡，對於規畫長期的訓練計畫來說是十分重要的指標。許多運動項目的訓練計畫都會留心讓兒童和青年可以先進行整體的發展，而不急著專項化訓練。如果教練願意花個幾年發展運動員，很有可能培養出在國際賽奪牌的潛力選手。

表1.4 參加國際賽事的年紀

運動項目	最低年紀（歲）	分組年紀（歲）	
		青年組	成年組
田徑	14	18	>19
拳擊	—	18	>19
輕艇	—	19	>20
跳水	14	—	—
馬術	—	18	>19
擊劍	—	20	>21
體操	14		
女性	12	14	>19
男性	14	18	22
冰上曲棍球	—	18	>21
現代五項	16	19	>20
划船	16	18	>19
北歐滑雪	—	19	>20
游泳	—	15	>16
網球	—	18	>19
排球	—	18	>19
舉重	16	19	>20

適度增加訓練量

　　了解增加訓練量的方法對於設計出好的訓練計畫來說非常重要。兒童與青少年所接受的訓練量與訓練品質會直接對他們體能的進步幅度造成影響。從早期發展階段到菁英運動表現階段，運動員應視個人需求，漸進式增加訓練量。當運動員在適應特定的訓練量時，他們應對壓力的能力也會增加，也更能夠提升自己的狀態以符合訓練和比賽對身心的要求。採取漸進式增加訓練量的運動員，將更有可能長期穩定地拿出好表現。

　　年輕運動員提升運動表現的速率取決於他們增加訓練量的速

率和方法。如果他們長時間下來運動量增加得不多（即，僅達到標準），那麼進步也會微乎其微。如果他們過度增加訓練量，雖然可能在短時間內就看到進步成果，但受傷的風險也會增加。因此，運動員必須緩慢地增加訓練量，雖然這麼做很難達到立即性的成果，但以長遠的角度看來，反而可以將運動表現提升得更高。

在發展階段早期，要管控青少年運動員的訓練量十分不易，因為此時運動員肌力、速度和耐力的進步幅度可能與一般青少年的速度一樣，看不出訓練帶來的成效。然而，漸進式地增加運動量是非常重要的。如果我們讓10到15歲的棒球員整季都按照標準訓練量（即，每週練習兩次、比賽一次）訓練，他們也許整季打完都沒有什麼顯著的進步，但如果不這麼做，在之後的發展階段將很難進一步地發展棒球專項技巧和特定的運動能力。您可以在以下幾個面向，以漸進式的方式，為正在發展中的青少年運動員增加訓練量。

訓練時段的時長

您可以逐步增加每一次訓練時段的時長，表1.5就建議每次增加一到兩個小時。當訓練時長增長到一小時半，很重要的是要讓孩子保持專注。這時候就可以透過多元的訓練活動來引起孩子對訓練的興趣。教練應該拉長組與組之間的休息時間，好讓孩子能

表1.5 一支足球隊的漸進式訓練計畫

月份	訓練的長度（分鐘）
4月	60
5月	75
6月	90
7月	90
8月	休息

更好地消除疲勞（請注意，若是在溼熱的環境中進行訓練，孩子的體力會消耗得較快，因此訓練時長應比一般的訓練時段要短）。

訓練組數

運動員也可以透過增加訓練組數，漸進式地增加訓練量。可以以一週或一年為週期來提升組數。增加技術動作或體能發展訓練的重複組數，對提升運動表現是肯定有幫助的。然而，一旦組數增加，我們需要注意組與組之間的休息時間就應該拉長，孩子才能有足夠的體力完成該訓練時段所安排的所有訓練項目。

訓練的頻率

為了讓年輕運動員能持續提升運動表現，您可以規律地提升訓練的頻率，或是每週應進行的訓練次數。運動技術是透過訓練才能提升，而不是透過比賽。為了讓年輕運動員能夠持續掌握運動技術，並為未來的比賽發展運動能力，他們接受的訓練應該要比比賽的次數多。因此，家長可以要求教練和指導員每進行一場比賽，就要對應進行二到四場訓練（特別是團體運動）。這樣的訓練模式可以讓運動員在理想的年紀就發展出堅實的技術基礎，在往後的運動生涯享受到這一階段辛勤訓練的成果。

教練通常會發現，拉長戰線、提前為賽事準備可以收穫不錯的效果。此一現象在單人項目（如田徑或游泳）較為明顯，而團體運動項目通常在賽事開始前只會進行幾週的訓練。

最理想的訓練方式是將一年之中大部分的時間花在訓練上，以更好地發展技巧和運動能力。教練和家長可以善用開季前的時間，讓運動員在沒有比賽壓力的狀態下發展專項運動所需要的技巧。現

今訓練計畫的通病是，運動員往往沒有預留緩衝時間。所謂的緩衝時間是一段可以讓運動員從事有趣活動、從賽季中的疲勞恢復的時間。家長和教練往往把孩子的行程排得滿滿滿，從例行賽、季後賽、專項運動訓練營到週末的室內／室外聯賽等等，生怕孩子一旦降低運動量或從事更多元的訓練，技巧的發展就會停止。但事實與家長們的擔憂恰恰相反，身體其實會利用這樣的緩衝時間增加心肺、神經機能和其他關鍵系統的能力，也能讓孩子暫時離開密集訓練的壓力。因此，與其增加比賽次數或運動員的訓練量，教練在賽季的末期更應規畫能提升整體運動能力的訓練。

如果教練或指導員沒辦法規畫這類訓練計畫，家長也可以。地下室、車庫、開放空間或自家後院都是訓練簡單的運動技巧——尤其是運動能力——的好地方。想發展基礎的肌力或耐力，其實並不需要複雜的器械或高級的場地。

小孩子通常在一年之中，只會在賽季的那幾個月專心地接受一項運動的訓練。隨著年紀越大、經驗越多，青少年運動員若想增加自己在專項運動的運動表現，則應增加他們投入在該項運動的時間。一旦決定了自己的專項運動，運動員一年之中至少要花費10個月在該項運動相關的訓練上。

我們也會建議逐漸增加訓練的頻率。一開始可以進行每週兩次、一次60分鐘的訓練；接著將訓練提升到每週兩次、一次75分鐘；接著再將訓練提升到每週兩次、一次90分鐘；這還不是孩子的極限，甚至能夠再將訓練提升到每週三次、一次90分鐘。在運動員潛力的發展末期，訓練頻率更可以增加到一週四到五次（在某些運動中甚至頻率更高）。

當訓練的頻率達到該發展階段的上限（如，每週三次、一次90分鐘），可以透過下列兩種方法，增加訓練中所進行的訓練動作或單一動作的組數：

1. 增加休息前的運動次數（如，原本一組 8 次，上升到 10 次、12 次或甚至 14 次）。
2. 減少組與組之間的休息時間（如，原本組與組之間休息一分半到兩分鐘，現縮短為休息一分鐘）。

逐步增加訓練量

年輕的運動員如果訓練量持平，很可能會停止進步，因此漸進地增加訓練量非常重要。增加訓練量最有效的方法是利用逐步法（step method）。在逐步法訓練中，會用兩到三週增加訓練量，再安排一週減少訓練量，以讓身體修復、復原，如圖 1.3 和 1.4 所示。我們建議您可以讓年輕的兒童運動員按照圖 1.3 的方式訓練；青春期末期或是已經在該專項運動中位居領先的青少年運動員則按照圖 1.4 的方式訓練。不過，這兩種訓練方式都不適用於賽季期間。

如圖 1.3 所示，訓練量應該是逐步地增加。在一開始的兩個步驟中（每一個步驟為期一週），兒童運動員必須適應逐步增加的運動量；當運動員逐漸疲憊，運動量也會在第三週稍稍減輕，讓運動員可以在下一波循環開始前好好恢復。

如圖 1.4 所示，青春期末期的運動員和領先的運動員照理來說會接受更高強度的訓練。在一開始的三週之中，訓練量會逐週增

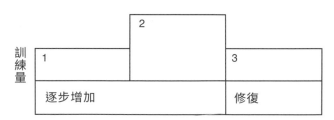

圖 1.3　適用於兒童運動員的逐步訓練法。

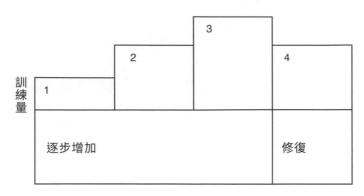

圖1.4　適用於青春期末期或是領先運動員的逐步訓練法。

加，運動員在適應高訓練量後，運動表現也會跟著進步。但是，
疲勞程度也會在第三週的尾聲達到最高峰，因此第四週可以降低
運動量，好讓運動員恢復。如果在第三週過後持續增加訓練量，
疲勞感可能會超出運動員能承受的程度，導致過度訓練。如果沒
有安排一週的時間給運動員修復，很可能會讓運動員勞損，以及
失去對訓練的興趣導致退出該運動。

　　表1.6所展示的是，您可以逐步增加、或在修復週減少的元素
（以四週一循環為標準設計）。雖然沒有列出所有的訓練元素，但
如距離、速度和訓練的組數、一組中的次數等項目雖然沒有列在
表中，也應該用同樣的方式增加。

　　表1.6中，訓練頻率在第三週達到最高（每週四次）。如果您是

表1.6　如何利用逐步法增加訓練量

訓練元素	第一步	第二步	第三步	第四步
訓練頻率／週	2-3	3	4	3
訓練時長（單位：分鐘）	75	90	90-120	75-90
組與組之間或不同訓練動作之間的休息時長	一般	一般	短一些	一般

要為孩子設計三週為一循環的訓練計畫（如圖1.3），則可安排第一週兩次練習、第二週三次練習。訓練的時長也用相同的方式增加。至於在「組與組之間或不同訓練動作之間的休息時長」欄位，所謂的「一般」是指指導員最常設定的時長。到達圖1.4的第三週或圖1.3的第二週時，指導員可以透過縮短休息時長，更進一步挑戰青少年運動員的身體極限。

修復週對逐步增量法來說非常重要。通常在訓練量最高那週的尾聲，運動員都已經非常疲累了，並不適合繼續進行強度相同的訓練。為了青少年運動員好，在修復週應減少訓練量，才能減輕身體的疲勞、放鬆心靈、恢復整體的能量。在修復週的尾聲，運動員會覺得已經獲得了充分的休息，並做好準備，以面對接下來一到二週的運動量增量週。

修復週結束後，我們可以再度運用逐步法，並稍稍調高增加的運動量。剛開始季前訓練時，您可以以5%到10%的幅度增加訓練量；待運動員適應了這樣的訓練量，且時間也來到季前時期的後半段，則可以以10%到20%的幅度增加訓練量。

逐步法在季前最為管用，在賽季中則發揮不了什麼效用。這樣的現象在團體運動中尤其明顯，因為團體運動的比賽往往安排在週末。因此，在賽季中每週的訓練量都是固定的，並且會在比賽日後安排修復時段，以利運動員消除疲勞。運動員一週當中訓練量最大的時期應是週間，比賽日的前一天（或最多前兩天）則安排輕量的訓練，才不會讓他們在比賽日當天因疲勞而影響表現（表1.7）。

當然，您也可以用其他方式規畫一週的訓練。有些教練一週

表1.7　賽季中一週的訓練架構

星期一	星期二	星期三	星期四	星期五	星期六	星期日
休息	輕量訓練	高量訓練	高量訓練	輕量訓練	比賽日訓練	休息

內僅會安排兩次訓練量相同的訓練（安排在星期二和星期四）。然而，如果受訓的孩子略顯疲憊，也可以稍稍減輕訓練量。請記得，有好好休息的孩子在場上的表現一定比較好！

　　我們必須以長遠的角度看待青少年運動員的訓練計畫。無論是身體素質、技巧、戰術還是心理的負荷量，都應依照成長和發展的階段逐量增加。我們應趁運動員年幼時，透過多邊發展訓練為其打造堅實的訓練基礎，比起用單調的專項訓練培育青少年運動員，多邊發展可以為後期的菁英運動表現打下更好的基礎。提供多元的訓練、將運動員的個體差異納入考量，並適當地為每個階段逐步增加訓練量，將能夠使您的訓練計畫帶來更大的效益。

　　第二章將討論如何將本章所討論的概念，套用在兒童運動員的三個發展階段中：入門（initiation）、形塑運動能力（athletic formation）和專項化（specialization）。我們可以透過各階段中運動員所展現出的身體條件和情緒特徵，看出該名運動員的潛力，並以此為依據打造出最適合他的訓練計畫。

CHAPTER 2

運動能力的各發展階段

　　教練與運動領域的學者主張，那些在兒童、青少年時期接受系統化訓練的運動員通常會達到最佳的運動表現。但教練若是急於求成，過度施壓給青少年運動員，則通常會導致運動員在運動能力成熟前就退出體壇。運用第一章提到的正確訓練原則，並將定義清晰的訓練目標分配到兒童、青少年的各發展階段，才能創造出健康又優秀的運動員。

　　然而，我們必須謹記，每個兒童都有不同的發育速度。骨骼、肌肉、器官、神經系統的發育速度在各個生長階段都不同，且會大大影響兒童的身體素質與運動表現。這就是為什麼在規畫訓練計畫時**必須**考量運動員的個體差異與運動潛力。舉團體運動來說，同樣都是14歲的運動員，有些較早發育的運動員可能已具備16歲選手的運動潛力，有些較晚發育的運動員可能還只有14歲選手的身體素質。如果在規畫訓練計畫時忽視了這樣的差距，可能會讓隊上發育較早的選手訓練不足，而讓發育較晚的選手過度訓練。

　　讓兒童參與社區運動組織的好處之一是讓運動員能夠以自己的生理發展速度舒適地成長。我們觀察到，家長和教練通常都會希望小朋友能快速地升往更高層級的比賽。這一點都不令人意外，因為家長總是希望小朋友能把握機會、挑戰自我。但是，過快地升上高層級的聯賽、參與高層級的比賽不僅會讓身體承受更大的壓力，也可能會帶給小朋友孤單、不安、沮喪等負面情緒。當小朋友覺得自己的存在很渺小，是很難繼續進步、成長的。社區組

織的運動團體會控制比賽和訓練給予運動員的壓力，並重視參與的學員是否從中獲得樂趣，打造出友善的環境，讓發展較晚的小朋友能夠在身體素質發展的同時，增進技術、心理狀態與體能。停下來檢視是否為孩子提供了安全的成長環境與足夠的支持，才能打造出健康又優秀的運動員。

　　與其突然增加訓練強度，讓運動員漸進式地訓練不僅能大大增進訓練效益，更能降低受傷或感到挫敗的可能。這種漸進式的過程叫做「週期訓練法」(periodization of long-term training)。無論是剛入門的運動員，還是菁英選手，都可以透過週期訓練法將訓練切分，使訓練更有效。週期法也可以用來指稱用以發展專項運動中必要運動能力的長期漸進式發展。簡單來說，週期訓練法是考量到訓練、心理與社會因素的整體計畫。讀者可以在第十一章的最後找到為不同運動設計的完整週期訓練計畫範本。

　　對兒童、青少年運動領域內的人來說，週期化兒童的訓練至關重要。從圖2.1我們可以發現，無論運動員的運動潛力為何，都應經歷多邊發展階段和專項發展階段。我們應將第一章討論過的觀念，套用在各個發展階段。在規畫訓練計畫應帶來多少效益和涵蓋多少訓練量之前，我們必須將個體的身心特質納入考量。青少年運動員有多少運動潛力，與他的身心發展息息相關，如果不考慮身心發展，將會置運動員於不舒服、高壓、容易受傷的環境。我們應在多邊發展階段，漸進式地帶入專項化的運動訓練（入門階段），並逐漸形塑他們的運動能力（形塑運動能力階段）。多邊發展階段的首要目的是建立基礎，讓運動員可以在這樣堅實的基礎上發展出複雜的運動能力，並順利銜接上專項化訓練階段。

　　專項化訓練又可以分成兩個階段：專項化階段與菁英運動表現階段。在專項化階段，運動員會選擇針對專項運動中的某個位置進行訓練。開始專項化訓練後，運動員所接受的訓練強度與訓

練量將逐漸提升，體能訓練菜單也會依照個體需求客製化。專項化訓練的最後一階段則將聚焦於如何在專項運動中取得菁英運動表現。

即使圖 2.1 有寫上每個階段的對應年齡，我們也應了解各階段的對應年齡應依據專項運動的需求而調整。舉女子體操和女子跳水項目來說，各階段的對應年齡應該要比圖中所顯示的再小 2 到 4 歲。每個兒童發展的速度都大不相同，而我們在規畫訓練計畫時必須考慮到兒童的身心成熟程度。本書的訓練計畫皆採用一般青少年運動員發展、成長的平均值，若您想套用在您的運動員身上，必須依照他的個體特性調整。另外，在為青少年團體規畫訓練計畫時，您應該考慮兒童的身心是否做好準備、處於哪一發展階段，並依此調整訓練和比賽的規畫。熟知運動員在入門階段、形塑運動能力階段與專項化階段時的身心特質與個性，將能讓你建立一套能強化選手運動發展的訓練計畫，並最終幫助運動員達到菁英表現。

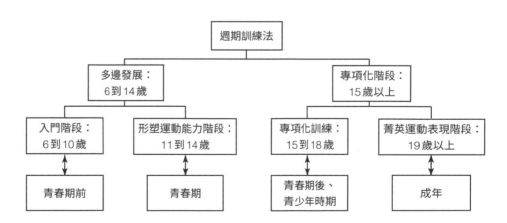

圖2.1 應進行多邊發展與專項化訓練的年紀。

授權使用自：T.O. Bompa, 1999, Periodization: *Theory and methodology of training*, 4th ed. (Champaign, IL: Human Kinetics), 258.

為運動能力訓練建立基礎

　　運動能力的發展早在嬰兒時期就開始了。擁有好的運動能力基礎，運動員將能夠流暢地執行複雜的動作，並擁有更強勁的肌力和爆發力。兒童會同時發展粗大動作技能與精細動作技能。粗大動作技能指的是仰賴大肌群間合作的動作，例如跑步、跳躍、攀爬和傳接球，都是兒童在很小的時候就開始發展，並逐年增進的運動技能。精細運動技能則是指範圍較小且需要較高精準度的動作，例如運用食指與拇指撿起掉到桌上的麥片。無論是粗大運動技能還是精細運動技能，兒童都可以透過日常活動增進，我們也應鼓勵孩子學習、演練運動技能。本章稍後將討論到，我們應該在運動發展的入門階段就鼓勵孩子多跑動、玩耍、投球接球與嘗試不同的運動，以增進他們的運動技能。越願意動起來的孩子，運動技能的品質就越高。同時，帶領孩子進行多種活動也可以增進他們的自信，降低他們因為難以融入團體而感到焦慮或沮喪的可能（Skinner 和 Piek，2001 年）。

　　運動技巧的發展在嬰幼兒時期就開始了，並在入門階段（6 到10 歲）變得越來越明顯，在形塑運動能力階段（11 到 14 歲）逐漸增強，在專項化階段（15 到 18 歲）漸趨完美，以進入菁英運動表現階段。運動技能的發展能夠幫助運動員擁有更好的協調能力，讓肌力、心肺耐力、柔軟度與速度等身體素質能協調地運作。如擲鐵餅、擲鍊球或曲棍球中的擊球動作，看起來好像是單一動作，事實上卻是不同肌群和不同神經傳導通力合作才能達到的複雜動作。這些看似輕鬆的動作要經過好幾年的時間練習，才能完美達成。有時候，運動員和家長會只聚焦在訓練單一的身體部位，而非整體的動作路徑。舉例來說，在一次短期的運動發展營隊結束後，有一名青少年運動員告訴我們他很喜歡鐵餅和鉛球項目。他之前就認為自己是強

壯、有力的運動員，並總是能在與朋友的腕力比賽中擊敗對方。他現在更確定要往運動員的方向前進，並信誓旦旦要參加下一年的田徑校隊徵選，並拿下地區賽的冠軍。當我們問他要如何準備接下來的訓練或賽事時，他不出所料地回答到：「我要把所有的時間都拿來訓練手臂。」鉛球、鐵餅項目雖然看似純粹仰賴肌力，但實際上，想要安全又有效地投擲，是要仰賴腿部、臀部、核心的肌力與爆發力，以及這些肌肉群收縮和舒張的協調。想要具備協調的運動能力，就必須下苦功在學習和演練動作路徑上。

協調能力是一項複雜的運動能力，且對於達成菁英運動表現來說不可或缺。肌力、速度、柔軟度和耐力是構成運動表現的基礎，而好的協調能力能夠讓運動員在短時間內習得技能並完美執行動作。擁有良好協調能力的孩子，可以快速上手運動技巧、流暢執行動作，且花費的力氣會比肢體僵硬的孩子要少。因此，擁有良好的協調能力，將能提升動作執行的效率。

當我們說一名運動員具備很好的靈活度，指的是他可以流暢且快速地改變方向、在場上移動時毫不費力，且能夠做出誤導對手的假動作。若我們說一名運動員具備良好的平衡感，則是指他可以控制、維持身體在一姿勢中，且在執行動作時保持身體的穩定。不僅是體操選手需要具備平衡感，對許多團體運動項目中的運動員來說，肢體的平衡對於欺騙對手或避免被對手的假動作帶走，也十分重要。

雖然上述的運動能力很大程度上屬於先天條件，但運動員也可以透過訓練有效提升。本章將展示我們設計的遊戲與訓練動作，透過這些訓練，青少年運動員可以提升協調能力、靈活度與平衡感。只要青少年運動員重複練習這些動作，長久以往，將能提升整體的運動表現，更精準地執行動作。

我們應讓孩子在幼年時期就接受增進協調能力的訓練，因為

在這個階段，他們學什麼都很快。想幫助青少年運動員增進協調能力、平衡感與靈活度，可以讓他們在入門階段與形塑運動能力階段參加多邊發展訓練計畫。多邊發展的訓練計畫將為青少年運動員打下穩固基礎、增進運動技巧與運動能力，讓他們在之後的運動生涯可以拿出超越同儕的運動表現。

　　無論是教練還是運動員，都應該了解到在多邊發展訓練中，肌力、速度、耐力、協調能力與敏捷度的關係密不可分。一名運動員的肌力、速度和耐力越好，他的協調能力與敏捷度就能夠發展得越好。舉例來說，肌力一旦進步，運動員將能夠更快地移動四肢和變換方向。運動員的腿力（或說能夠對地施作用力的運動能力）一旦增加，就能夠提升他的速度。若青少年運動員能將肌力提升到一定程度，對於學習專項運動的技術來說也很有幫助。舉例來說，在體操項目中，若是沒有肌力，也很難攀爬上體操器具，或是執行任何需要將身體撐起的技術動作。擁有良好的肌力也將幫助運動員更快速地學習揮棒、投球等技術。大多數的團隊項目運動員都能透過增進肌力、協調能力和靈活度，大大增進執行專項運動技術的能力。

　　無論先天的協調能力有多少，若運動員在兒童時期與青少年時期疏忽了協調力的增進，將無法持續發展這項重要的能力。多邊發展計畫因為會讓運動員接觸到各種各樣的訓練活動和運動技能，因此可以幫助協調能力顯著地成長。協調能力越好，就越容易將複雜的技術動作或戰術技能學起來，進而幫助運動員更快、更有效率地適應運動比賽中的非日常環境。

入門階段：6到10歲

入門階段的兒童，接受的訓練應低強度且強調有趣。大部分的兒童無法適應高強度訓練或競賽對身心靈的耗損。當您在為這些年輕的運動員設計訓練計畫時，應著重在整體運動能力的發展，而非專項運動的表現。

在這個階段，兒童的身體以穩定的速度成長，且相較於較小的肌群而言，較大的肌群發展得更完整。心肺系統也正在發展，有氧能力也足以應付大部分的活動。然而在這一階段中，無氧能力是受到限制的，兒童在此時對於乳酸堆積的忍受能力較小。此時身體組織也容易受傷勢影響。韌帶將變得更強壯，但骨頭末端仍較軟，並會持續鈣化。

兒童在這一階段中還無法維持專注，且大多活潑好動。因此，他們沒辦法長時間坐著不動、乖乖聽講。這一階段的訓練應盡量多元且富有創意，並強調參與感和收穫的快樂多於輸贏。

以下的重點將幫助訓練師設計出適合這一階段兒童的訓練計畫：

- 透過讓孩子接觸、進行多元的技能訓練與活動，強調多邊發展。可以進行的訓練活動包括：跑步、跳躍、投接球、揮棒練習、平衡遊戲與打滾。
- 讓每位孩子都有足夠的時間好好發展運動技能，並讓每個人在場上發揮的時間大致相同。
- 對願意投入且自制力高的孩子採取更積極的訓練方式。當你發現他們的技術發展有所進步，可以更進一步鞏固這項基礎。
- 鼓勵孩子發展柔軟度、協調能力與平衡感。
- 在低壓的環境下，鼓勵孩子發展不同的運動能力。例如，

透過游泳發展心肺系統非常理想，因為在水中，關節韌帶與結締組織需承受的壓力將降到最小。

- 為每個需要重複練習的訓練動作設定合理的組數，並鼓勵兒童正確地完成這些訓練動作，不要在技術層面偷吃步。
- 適當調整設備與訓練環境。舉例來說，兒童不需要擁有能夠將成人尺寸的籃球投入三公尺高籃框的能力。應該讓兒童用較小、較輕的籃球，以及較低的籃框。
- 設計活動和小遊戲，讓每位兒童的參與度拉到最高。
- 提倡從經驗中學習的精神，並鼓勵兒童發揮創意和想像力，自己設計訓練活動和遊戲。
- 簡化或改變比賽規則，好讓兒童能完全了解這些規則。
- 調整比賽以強化基本戰術的運用。舉例來說，如果兒童已經發展出跑步、用腳運球和踢球等等的個人技能，就可以讓他們進行簡化的足球比賽。在比賽中，您可以強調團隊合作的重要性，並讓兒童了解每個位置的不同職責。社區性的運動團體非常適合這個年紀的兒童，因為他們可以與年齡相近的同儕一起比賽、訓練，在團隊環境中發展個人的技術。
- 鼓勵兒童接受可以發展專注力的訓練，讓他們為之後形塑運動能力階段中訓練時間較長的訓練做準備，
- 強調公平競爭與道德意識。
- 讓男生和女生一起進行訓練或比賽。
- 確保訓練過程是有趣的，而非是壓力來源。
- 鼓勵兒童盡可能地去嘗試不同種類的運動。

　　入門階段是發展協調能力的重要時期，這也是為什麼入門階段也被稱為「快速成長階段」。無論孩子是參加有組織的團體運動，

還是只是和同儕一起玩樂、運動，都可以發展協調能力。在此一發展階段，接觸越多元的活動，兒童的協調能力將發展得越完善；反之，若讓兒童僅接受單一運動的專項訓練，協調能力將不及多元發展的同儕。多邊訓練能夠讓孩子學習各種技術、接受多元的訓練與不同的比賽方式，讓孩子增加執行運動技術的經驗，更能大大增加孩子的協調能力。

兒童會在青春期之前，透過玩樂與比賽的方式，發展基礎技巧並學習基礎動作。他們在參與不同活動的過程中，也會發展出分辨技巧難易的能力。舉例來說，青春期之前的兒童會學著用慣用手運球。當他們再長大一點、技巧更熟練一些時，就會學著用非慣用手運球。再接著，他們就會利用發展出的協調能力與靈活度，學著使用兩隻手胯下運球。當技巧逐漸進步，兒童運動員也將會學習如何防守高協調能力的對手，或是如何從技巧不如自己的對手手中抄球。

運動員也會在青春期之前增進協調能力中的其他要素，像是對於訓練活動的感覺與感知，進而提高他們的學習潛力。舞者或藝術類運動員也會在青春期之前培養韻律感，而韻律感的進步也較好觀察，可以透過他們是否能以規律的配速完成一連串的動作來發現。計時類的運動也較容易觀察到進步，我們也可以測試運動員對對手或隊友的動作做出反應要多長時間，來檢測是否進步。運動員也可以透過對周遭環境的觀察提升反應速度，訓練自己更快注意到對手或隊友的動作和反應。

形塑運動能力階段：11到14歲

當運動員來到形塑運動能力時期，我們可以適度地增加他的訓練量。在這一階段，運動員的身體與運動能力正在快速增長。

他們的心肺系統將持續發展，對乳酸增加的忍受力也逐漸提升。因此，我們可以讓他們接受強度更高的訓練，但仍須預防運動員因過度訓練而受傷。

我們應了解，每位運動員的成長速度不同，這將導致他們的運動表現出現差異。有些運動員成長的速度太快，導致失去了執行特定動作的協調性，為了改善這一點，在這一階段我們應強調技巧與運動能力的發展，而非將焦點放在整體的運動表現或是獲勝上。

以下的重點將幫助訓練師設計出適合這一階段兒童的訓練計畫：

- 鼓勵運動員參加同一種運動項目當中的不同訓練，也鼓勵他們嘗試其他的運動項目。如此運動員不僅可以增進他們的多邊運動基礎，專項運動應具備的運動技能也不落下。可以逐漸增加訓練的量與強度。
- 為運動員設計能練習基礎戰術並加強技巧發展的訓練。
- 幫助運動員加強他們在入門階段就學習到的運動基礎、訓練肌肉記憶。同時也讓運動員學習更進階一點的技巧。
- 強調加強柔軟度、協調能力與平衡感。
- 在訓練與比賽期間不忘強調公平競爭與道德意識。
- 讓每位孩子都有機會參與難度更高的訓練、比賽。
- 讓運動員接觸可以發展整體肌力的訓練活動。運動員在這一階段應開始為未來需要的肌力與爆發力奠定基礎。訓練應強調核心部位（尤其是臀部、下背與腹部）與肢體末端（肩關節、手臂與腿部）的發展，並採用自重訓練或加上簡單的器械（如藥球、彈力帶和小重量的啞鈴）。想更了解多邊肌力訓練計畫請見第七章。

- 繼續發展有氧能力。擁有良好的耐力基礎能夠幫助運動員更快適應專項訓練階段的訓練和比賽強度。

- 讓運動員接受適量的無氧訓練，以為專項化階段要進行的高強度無氧訓練做準備。在大部分的運動項目中，無氧訓練在專項化階段是非常重要的訓練。在此一階段中，我們不應過度訓練運動員的高於乳酸閾值的無氧能量系統（anaerobic lactic acid energy system），訓練項目如 200 公尺或 400 公尺短跑，對這一階段的運動員來說負擔都太大。我們應讓運動員接受 80 公尺以下的短跑訓練，訓練低於乳酸閾值的無氧能量系統（anaerobic alactic energy system），並且以較慢的速度進行中距離（800 公尺或以上）訓練，以增強有氧能力。

- 避免讓運動員參加會造成身體負擔的比賽。舉例來說，大部分的青少年運動員因為肌肉尚未發展完全，還沒有辦法以正確的技巧完成三級跳。因此，若讓這一階段的運動員參加三級跳比賽，有可能因為身體必須吸收踏步和跳躍的震盪，而對運動員的身體造成壓迫損傷。

- 讓運動員接受複雜度更高的訓練，以提升專注力。我們應鼓勵他們找出提升自制力的方法，並將心靈素質訓練加入到常規的訓練當中。

- 置運動員於多元、有趣又有挑戰性的情境當中，並讓他們能實際運用各種戰術和運動技巧。青少年運動員都很喜歡參加競賽，但我們不應過度強調獲勝的重要性，而應仔細設計競賽內容，以讓運動員加強技巧的發展。舉例來說，可以將標槍比賽的重點放在準確度，而非比賽誰可以將標槍擲得最遠。

- 讓運動員有時間可以玩樂、與同儕交流。

運動員在青春期前可以迅速增進協調能力，但到了青春期後，進步的速度可能會變慢，甚至退步。這是因為運動員通常會在這一階段抽高，一旦長得太快（一年長高10到12公分），就可能改變四肢（尤其是腿）與身體的槓桿作用，進而影響到肢體動作的協調性。

我們在所有的孩子身上都可以發現到協調性改變的現象，但相較起沒有持續訓練的孩子，一直維持訓練的孩子的協調能力將穩定成長，且他們的平衡感與動作的準確性也會在青春期間持續增加。通常在動作的韻律感和美感上，女孩子又會比男孩子要進步得更快，這是因為兩性本就存在生理差異，且女性天生就更適合在舞蹈與藝術性運動發展。

發育較早的運動員與發育較晚的運動員，在協調能力上也有很明顯的差距。發育較早的運動員比較可能面臨協調能力的危機，進而永久影響肢體動作的協調性（Sharma 和 Hirtz，1991 年）。因此，成長速度較快的運動員會需要比成長速度較慢的運動員做更多增進協調性的訓練，例如與平衡感、速度改變和空間感相關的訓練活動。讓運動員感受到自己的進步可以提升訓練成效，如果選擇對運動員而言太難或太簡單的訓練，會阻礙他的成長。採用符合受訓運動員技巧程度的各種訓練和活動，才能幫助運動員增進協調能力。

專項化階段：15到18歲

相較起前兩個階段，處於專項化階段的運動員更能承受訓練與比賽所帶來的負擔，訓練計畫也會在此一階段大幅改變。運動員在前兩個階段會接受強調多邊發展的訓練計畫，但到了這一階段，訓練的重點會放在能夠幫助運動員在單一運動內達到菁英運動表現的練習與訓練。我們也必須小心地監測訓練的訓練量與強

度，以確保運動員能夠在冒最小受傷風險的狀態下達到最大的進步。在這一階段的尾聲，運動員應該要對單項運動內的技術動作駕輕就熟。教練也應該在此一階段從「教導」的角色，轉變為「訓練」、「指導」的角色。

以下的重點將幫助指導者設計出適合這一階段運動員的訓練計畫：

- 仔細監督運動員在此一階段的發展。在此一階段，訓練與比賽對身心的負擔將變大，因此運動員會發展出應對的方式。但我們仍應避免讓運動員承受過度訓練所造成的身心負擔。

- 運動員的自我意識會隨著比賽造成的負擔變多而增加，那些聯盟頂尖的運動員可能會發展出高自尊、優越感，而末段班的運動員則可能會開始疏離人群，導致技能弱化。教練應該要創造出維護團隊凝聚力的環境，並確保運動員了解到，每位隊員都為團隊帶來了他人無法取代的貢獻。這麼做能鼓勵優秀運動員去指導表現較差的同儕，也讓末段班的運動員找到自己的定位。如果成功塑造出這樣的環境，就有機會讓原先苦苦掙扎的運動員逐漸進步，最終躋身優秀運動員之列。

- 如果教練認為某位運動員需要針對特定技巧或運動能力進行加強，可以讓運動員每週接受幾個小時的額外訓練。只要能夠更進一步開發孩子的運動潛能，相信家長將非常願意配合。

- 檢視主要幾項運動能力是否有在持續進步，例如：爆發力、有氧能力、特殊的協調性和動態靈活度。

- 為了加速運動表現的進步速度，可以增加某幾樣訓練活動

與練習的訓練量。運動員的身體必須適應特定的訓練量，才能有效地進入賽前的備戰狀態。因此，現階段正是強調專項化訓練的好時機。

- 增加運動強度，且增加的速度應比訓練量增加的速度高。讓運動員先以適當的節奏和速度進行某一項技巧或訓練動作，並盡量模擬在比賽中會遇到的情境。雖然在接受高強度訓練後，運動員感到疲勞是很正常的，但也應注意不要讓運動員過勞。

- 讓運動員享有參與決策過程的權利。

- 持續強調多邊訓練的重要性，尤其是在季前。然而在賽季開始以後，應將重點放在專項化訓練上，並使用能夠幫助運動員發展高專項效能的訓練模式與方法。

- 鼓勵運動員多了解訓練的理論。

- 強調運用運動員在執行專項技巧時會用到的肌群（即「原動肌」）。肌力的發展應反映專項運動的需求。接受重訓的運動員可以開始做組數更少但重量更大的訓練，但應避免做最大重量的練習（即，一組當中重複的次數小於四次的練習），尤其是還在成長的運動員。

- 將發展有氧能力放在訓練的第一順位，尤其是當運動員從事耐力或看重耐力的運動。

- 逐漸增加無氧訓練的訓練量與強度。在此一階段，運動員有能力承受乳酸的堆積。

- 加強專項運動會用到的技巧，以臻完美。在安排運動員的訓練菜單時，要選擇能幫助運動員以正確的身體力學與身體效能完成專項技巧的訓練活動。在訓練時，將專項運動的技巧整合進訓練活動中，讓運動員多次重複執行，最終養成習慣、能夠在比賽中活用。

- 增加個人技巧與團隊技巧，將比賽時會用到的技能都整合進戰術訓練中。選擇有趣又有挑戰性的訓練活動，刺激運動員快速下決定、快速做出反應，同時維持長時間的專注與積極度。運動員在這些訓練活動中，應能展現他們在賽場上會拿出的創意、自制力、競爭企圖，與公平競爭意識。

- 逐漸增加比賽的次數，讓運動員在此一階段的尾聲時，比賽的頻率能夠與成人級別的運動員相同。同時，也應為每場比賽設定目標，讓運動員不忘發展特定的技巧、戰術與運動能力。雖然在這一階段，獲勝越來越重要，但也不應過度強調「贏」的重要性。

- 讓運動員練習意象訓練。將有助於發展專注力、正向思考、自制力、具象化的能力與積極性的練習加入訓練當中，以幫助運動員增進運動專項的表現。

當運動員逐漸接近青春期，協調能力的發展速度將無法像青春期前那樣快速。他們複製動作的能力會在青春期的快速成長期後略為增加，並在青春期後達到巔峰，與此同時協調能力也在持續進步。因此，當在練習不熟悉的動作時，運動員的肢體協調看起來將遠勝於沒有在運動的同儕。

青春期後的運動員除了應在此階段接受專項化的訓練外，也應該接觸其他技巧的訓練，接受各種各樣的訓練活動，並花時間繼續發展協調能力。若僅僅專注在運動專項的訓練，有可能因此終止協調能力的提升而導致無法精準執行專項運動中的動作。這也是為什麼，如我們在第一章討論過的，在專項化階段，仍應保留20%的時間用以進行多邊訓練。

如何設計訓練計畫

　　協調能力訓練的目的是讓運動員能完成難度更高的訓練活動，並具備更高難度的技巧。家長與教練應該讓青少年運動員有機會練習各式各樣的基礎技巧，如：衝刺、跳躍、投擲、接球、平衡訓練、攀爬、體操和游泳。當運動員具備這些基礎技巧，他們就可以透過增加訓練活動的困難度與動作執行的複雜度，來增進協調能力。同時，教練應教導運動員專項運動或其他運動的動作技巧，並逐漸增加對運動表現品質的要求。如前文提到的，如果沒有持續讓運動員挑戰自我，而是讓他們一直重複練習一樣的專項技巧，那麼他們的協調能力與學習能力很可能會停滯不前。

　　相較起本書中的其他範例訓練，協調能力的訓練架構要簡單得多。需要注意的是，我們無法以訓練的訓練量、組數和重複次數是否增加來衡量協調能力是否進步，因為協調能力的進步本身就非常難被衡量。

　　表2.1是一項長期、完整的協調能力週期計畫範例，用以訓練協調力、敏捷度、平衡感和技巧。隨著運動員從一個發展階段進階到下一發展階段，訓練活動的難度也應該逐步增加。在入門階段與形塑運動能力階段，教練應讓運動員發展協調能力的主要基礎元素。打好協調能力的基礎，能幫助運動員銜接專項化訓練中更複雜、更強調運動表現的訓練活動。這項範例並不能涵蓋所有可能情況，但的確能為教練提供一個規畫訓練計畫的大方向。

　　讓兒童在小時候（即青春期前）就接觸到協調能力練習對於運動技巧的習得能力至關重要。好的協調能力能夠讓兒童更快地學會一項運動技巧，並讓他們在青春期後期能拿出更好的運動表現。這也是為什麼應該讓兒童在青春期前與青春期間繼續接受發展協調能力、平衡感、空間感與肢體感知的訓練（即表2.2所展現的）。

表2.1 訓練運動能力的週期計畫範例

發展階段	訓練方向	訓練活動
入門階段	為習得運動技能而進行的準備性訓練活動	• 翻滾練習 • 踢（球）練習 • 投擲練習 • 運球練習 • 接（球）練習
	簡單的平衡感訓練	• 走在狹窄的直線上 • 練習在低高度的物品上跳上跳下
	簡單的韻律訓練與反應時間訓練	• 接（球）訓練
	簡單的空間感訓練與感知肢體位置訓練	• 匍匐爬行與翻滾練習 • 前滾翻練習 • 投擲練習 • 接（球）練習
	簡單的手眼協調訓練	• 運球練習 • 投擲練習 • 接（球）練習
	加強技巧的訓練活動	• 球類練習（個人） • 球類練習（與夥伴一起） • 擊球、投球練習 • 接球技巧練習 • 「抓住回彈的球」練習 • 運球練習 • 接力練習
	進階平衡感訓練	• 剪刀腳倒立練習 • 滾翻練習 • 側翻練習 • 靠牆側翻練習
形塑運動能力階段	進階手眼協調訓練	• 投接球練習 • 擊球練習 • 「抓住回彈的球」練習
	肢體協調訓練	• 肢體的協調練習 • 跳繩練習 • 投接球練習
	進階的空間感訓練	• 跳繩練習 • 後滾翻練習 • 剪刀腳倒立練習 • 側翻練習

續下頁

發展階段	訓練方向	訓練活動
	分析跡象的訓練與面對不同變數的反應訓練	• 倒立練習 • 球類練習（與夥伴一起） • 競賽 • 接力練習
	進階手眼協調訓練	• 加上轉身和投球的跳躍練習 • 比賽 • 接力練習
專項化階段	技術精進訓練	• 翻跟斗再接上旋轉的練習 • 投接球比賽 • 接力練習
	高複雜度的空間感訓練	• 加上轉身的跳躍練習 • 比賽 • 跳過障礙物的練習 • 翻跟斗接上跳躍的練習
	平衡感、肢體控制與肢體感知的訓練	• 接上轉身的翻跟斗練習 • 跳過障礙物並轉身的練習 • 各種訓練身體平衡的練習 • 比賽 • 接力練習
	提升預判能力的訓練	• 翻跟斗再接上轉身的練習 • 兩兩一組的投接球練習 • 平衡感練習 • 比賽
	判讀比賽與變換方向的訓練	• 翻跟斗再接上轉身的練習（旋轉的度數為180到360之間） • 翻跟斗再投球、再接球的練習 • 比賽 • 接力練習

註：上述的練習在本章結尾將一一介紹。

表2.2　青春期前的訓練活動範例

部分	階段	訓練方向	持續時長（分鐘）
1	暖身	• 慢跑 • 伸展	5
2	協調與平衡訓練	• 為學習技能做準備 • 手眼協調訓練 • 空間感訓練 • 簡單的平衡感訓練	10-15
3	訓練、比賽	從運動中學習專項技巧	20-30
4	收操	• 2-3組接力 • 放鬆伸展	5

註：各訓練方向可以做哪些練習活動，請見表2.1。

上述建議的練習都非常簡單，因此，教練、老師和家長可以將這些訓練融合進任何訓練時段中，以配合場地的限制（自家後院、地下室或公園空地）。

　　不論年齡，任何運動員在每次的訓練，都應進行10到15分鐘的協調能力、敏捷度與平衡感的練習，且應該在訓練剛開始的時候進行（例如暖身結束後），因為兒童在還有體力時學習得最快。表2.2是入門階段的訓練規畫範例。待兒童的協調能力逐漸進步，或年齡逐漸增長，也可以增加協調訓練與平衡感訓練的難度。

　　處於專項化階段的運動員，一樣可以進行部分在入門階段或形塑運動能力階段的訓練活動。請依照運動員的個人能力與運動潛力選擇要進行的訓練活動。若要進行難度較高的練習，如翻跟斗、側翻或跳躍，請家長或教練務必從旁協助，以避免運動員受傷。訓練活動的漸進也十分重要，進行簡單的訓練活動一陣子後，再進階到較複雜的活動（如：先學會怎麼定點踢球，再學習如何用腳運球）；此外，當練習已經上手、熟悉後，也應學習不熟悉、不拿手的訓練（如：運動員先學會如何側翻，再學習如何倒立）。

訓練活動與專項技能

　　雖然本章所提及的運動能力，很大程度上受到基因的限制，但這些運動能力仍可以透過後天的訓練提升。您可以採用我們設計的訓練活動，幫助青少年運動員增進協調能力、敏捷度和平衡感。青少年運動員若是持續練習這些運動技巧，一段時間後，動作的準確度和精確度都會有所提升，整體的運動表現也會跟著進步。我們接下來所推薦的練習活動適用於大部分的運動員，有些可以在家或是戶外空間進行，但有些必須在健身房內才可以做，且家長、教練有責任在訓練期間看顧青少年運動員。接下來所提到的訓練將幫助運動員發展執行基礎運動技巧時的協調能力，透過如反應訓練球（reaction ball）、棒球和藥球等裝備，進行如跳躍、揮棒、運球、踢球等練習。藥球之所以名為「藥」球，是該設備因為在治療醫學與復健領域被使用的歷史已超過100年。最好用的藥球會是橡膠材質的，有些藥球會有單邊或雙邊的把手，且具有彈性。藥球有不同的尺寸，且重量從1.3公斤到6公斤不等。

前滾翻練習 (Front Somersault)

訓練重點：協調能力、敏捷度與身體意識

1. 雙手向前延伸並深蹲。
2. 讓雙手放到地面上，下巴收好，雙肘彎曲，再慢慢將膝蓋伸直，完成前滾翻。過程中背部保持彎曲。
3. 前翻完，保持雙膝彎曲，讓動作結束在深蹲的姿勢。

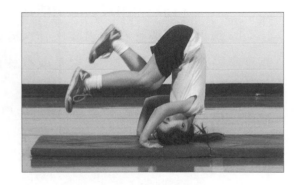

籃球運球（Basketball Dribbling）

訓練重點：手眼協調、時機點掌握

1. 可以站著、跪著或坐著進行練習。

2. 先以雙手運球，再進階到用單手運球。

變化：：*兩兩一組，與隊友來回彈地傳球。*

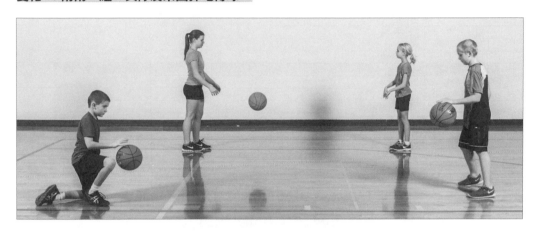

踢球擊中目標（Target Kick）

訓練重點：協調能力、（距離、方向的）感知能力、傳球與踢球的準確度

1. 從站姿開始動作。

2. 兩腳交替，將球踢向目標（目標可以是另一顆球、角錐或任何物品）。

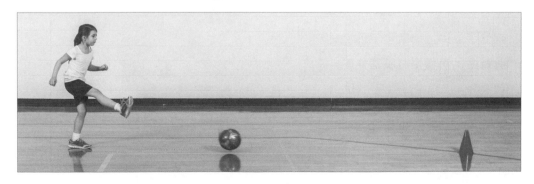

~~~~~~

腳運球（Foot Dribble）

訓練重點：腿眼協調能力

1. 從站姿開始動作，將一顆球擺在腳前。

2. 練習將球向前踢、向左右兩邊帶。兩隻腳都練習，且腳的兩側都要練習。

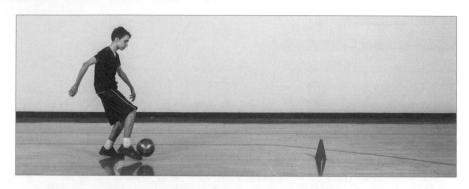

~~~~~~

肢體協調能力（Coordination for Limbs）

訓練重點：肢體協調能力

1. 從站姿開始動作，雙手向兩邊伸展。　**變化：**

2. 兩隻手臂向前劃圈（如圖a）。

3. 兩隻手臂向後劃圈。

- 一次只用一隻手臂劃圈，前後方向都要練習到。
- 左手向前劃圈，同時右手向後劃圈（如圖b）。

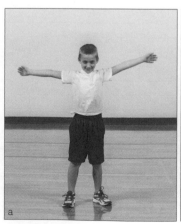
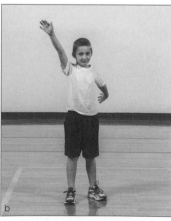

跳繩（Skipping Rope）

訓練重點：肢體協調能力

1. 從站姿開始動作，雙手各握著跳繩的一端。

2. 連續跳躍。雙臂靠近身體，雙手向前揮圈，進行連續的跳躍。

變化：

- 高抬腿跳繩：雙臂靠近身體，雙手向前揮圈，進行連續跳躍，跳躍時將膝蓋抬高。
- 單腳跳繩：交替使用單腳跳躍。
- 交叉跳繩：雙臂靠近身體，雙手向前揮圈，經過身體前側時交叉手臂，進行連續跳躍。

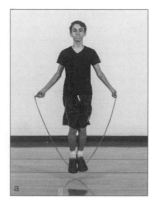
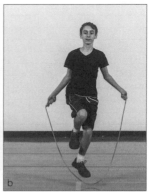

後滾翻練習（Backward Roll）

訓練重點：肢體協調能力、空間感

1. 蹲下身，雙手扶在雙膝上。

2. 向後翻滾、背部著地，手掌放在地上，撐在肩膀下。

3. 雙腿伸直、腳趾著地，接著雙手出力推，完成翻滾，讓動作結束在深蹲的姿勢。

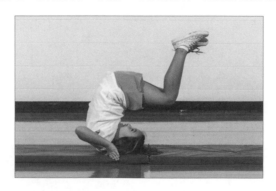

剪刀腳倒立練習 (Scissors-Kick Handstand)

訓練重點：平衡感、空間感

1. 從站姿開始動作，雙手高舉過頭，將一隻腳朝前伸出。

2. 踏出一步，並將雙手著地。雙臂保持伸直，先將一隻腿踢向天空，再踢另一隻腿。再讓兩隻腿依序著地，並恢復到站姿結束動作。

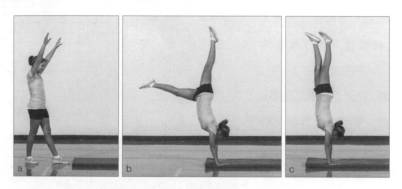

側翻練習 (Cartwheel)

訓練重點：平衡感、空間感

1. 雙膝打開，雙臂延伸高舉過頭。

2. 將雙手放置到地面上，保持雙臂平衡，再將雙腿向上踢、遠離手的位置。

3. 讓兩條腿依序落地。結束動作的姿勢應盡量與開始動作時相同，一樣雙腳打開，只是臉面向不同方向。

變化：靠牆側翻並按照原路線翻回來。

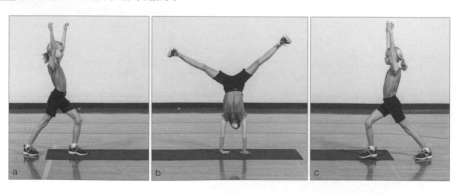

背後拋球練習（Behind Overhead Throw）

訓練重點：技巧、手眼協調

1. 從站姿開始動作，雙腳分開。
   將球放在背後臀部上方。
2. 從臀部對折身體，並將球向上
   向前拋。
3. 伸展身體，接住越過頭部的球。

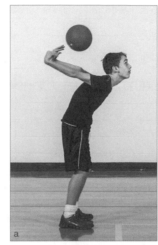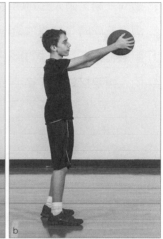

胯下傳球（Between-Leg Throw）

訓練重點：技巧加強、手眼協調

1. 兩兩一組，兩人面對面站著，中間間隔約3公尺。
2. 其中一人從跨下傳球給對方，在對方接到球以前要讓球彈地。
3. 另一人接到球後，再用同樣的方式傳球回傳給對方。

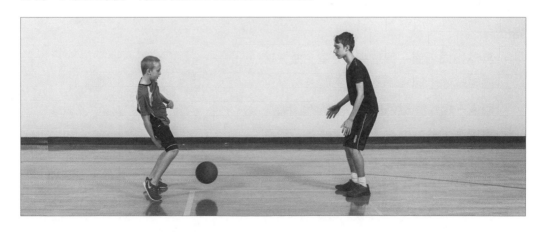

同時的丟球練習（Overhand Simultaneous Throw）

> 訓練重點：手眼協調

1. 兩兩一組，兩人面對面站著，中間間隔約0.6到1.2公尺。兩人各用一隻手拿著一顆球。

2. 兩人皆同時彈地傳球給對方。

3. 兩人皆用不是傳球的那一隻手接球。

4. 兩人再用接球的那隻手，將球以同樣的方式彈地傳球給對方。

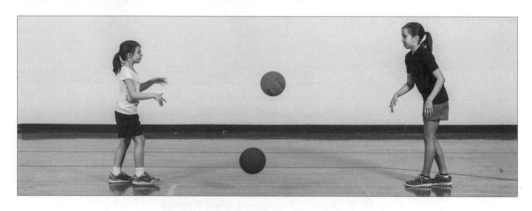

「抓住回彈的球」練習（Rebounding Ball Catch）

> 訓練重點：手眼協調、投球與接球的準確度

1. 從站姿開始動作。站在一面牆或木質圍牆前。

2. 將球投向牆面，在球回彈時接住。

變化：

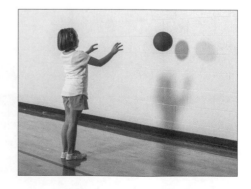

- 將球投向地面，讓球彈向牆壁，並在球回彈時接住。

- 兩人一起練習，設法讓球先彈地後擊牆，再朝隊友的方向彈。在球擊牆後，隊友先讓球彈地再接住。

- 將球投向牆壁，並在球落地前接住它。

- 將球投向牆，並用一隻手接住回彈的球。

用雙手胸前傳球和過頂傳球
（Two-Hand Chest and Overhead Pass）

訓練重點：手眼協調、傳球與接球的準確度

1. 讓運動員們面對面排成兩排，與對面的人相隔3到4.5公尺。由其中一人拿球。

   - 雙手胸前傳球：從站姿開始動作，雙臂彎曲，將球舉在胸前。延伸手臂，將球往前推。

   - 雙手過頂傳球：從站姿開始動作，雙臂高舉過頭，將球舉在頭後方。將手臂延伸向前，將球往前丟。

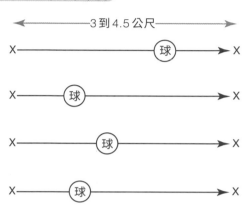

2. 拿球的人將球傳給對面的人，對面的人接到球後，再將球回傳給同一個人。

變化：用單手重複進行上述的動作，兩隻手都要交替練習到。

上手交錯投球練習和上手對目標投球練習
（Overhand Zigzag and Target Throw）

訓練重點：手眼協調、投球的準確度

1. 讓運動員們面對面排成兩排，與對面的人相隔3到4.5公尺。由其中一人拿球（網球、棒球等等）。

2. 單手將球丟給對面的任一位訓練夥伴，或是丟向一個目標，手需舉過頂。如果是要丟向一個目標，可以用粉筆在牆上畫一個方格，或用膠帶貼出一個範圍，在讓運動員對著目標投球。拿回球後，再重複上述的動作，兩隻手都要練習到。

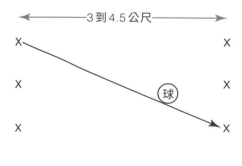

上手投球接力練習（Overhand Throw Relay）

訓練重點：手眼協調、傳球的準確度

1. 將球員分成兩組，排隊站好。兩組的排頭各一人站到距離第二人3公尺以外的地方，拿球面向自己的組員。

2. 站出來的運動員朝著面對的人（即隊伍的第二人）投球。第二人接到球後將球回傳給排頭，再走到隊伍最後坐下。

3. 接下來的每個組員都重複上述的練習，直到整排的人都坐下。最先完成的隊伍即是贏家。

注　意：盡可能讓兩隊的組員實力相當。

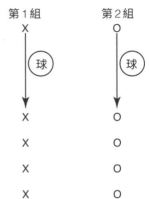

第1組　　　第2組
X　　　　　O

球　　　　　球

X　　　　　O

X　　　　　O

X　　　　　O

X　　　　　O

翻跟斗再接上轉身的練習（Rolls with Turns）

訓練重點：平衡感、空間感

1. 從站姿開始動作，向前翻跟斗後站直，再跳起，身體在空中時向右邊轉半圈。

2. 再做一個向前的跟斗，再跳起，這次身體在空中時向左邊轉半圈。

變化：

- 做一個向前的跟斗，跳起向左或向右轉半圈，直接接一個向後的跟斗，再向反方向跳轉半圈。持續重複這套動作。

- 一次進行數個向前的跟斗接上跳躍。

- 將半圈跳轉變成整圈跳轉。但請注意，運動員必須非常熟練原本半圈跳轉的練習，才能將訓練動作升級成整圈的跳轉。

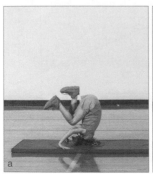
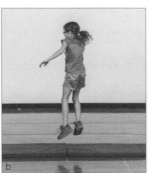
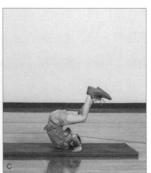

倒立練習（Handstand）

訓練重點：平衡感、技巧

1. 從站姿開始動作。面對教練。

2. 向前跨出一小步，雙臂向地面延伸，直到雙手觸地。

3. 朝教練的方向，向後抬起一條腿，讓教練接住抬起那條腿的脛骨。

4. 再抬起另一隻腿。

5. 雙腳放下、雙手離開地面，恢復到一開始的姿勢。

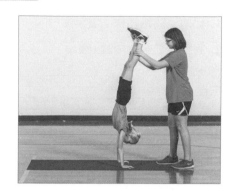

跳躍接上翻跟斗再接上轉身的練習（Jump and Roll with Turn）

訓練重點：空間感、身體控制能力

1. 讓運動員站在一條平行地面的繩子或緞帶旁。繩子離地的高度可以依照運動員的年齡與技巧程度調整，從幾公分到幾十公分不等。

2. 跳過繩子，落地時，馬上接上前滾翻，再接上半圈的跳轉。

3. 轉身面向繩子，重複上述的動作。

變化：

- 持續重複動作（即不斷重複「跳過繩子、前滾翻、跳轉半圈」的動作。）

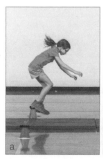
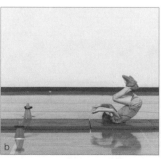
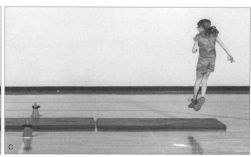

「拋球、前滾翻，再接球」練習（Throw, Roll, and Catch）

訓練重點：空間感、身體意識

1. 從站姿開始動作，雙手拿球。

2. 將球向前向上拋起（圖a）。

3. 做一個前滾翻（圖b）。

4. 接住落下的球（圖c）。

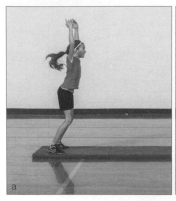
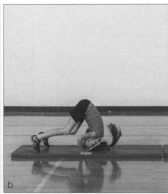
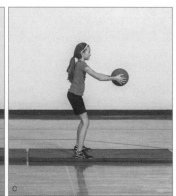

對移動中的標的物投擲練習（Rolling Target）

訓練重點：手眼協調能力、投擲的準確度

1. 將運動員分成小組，一次一組進行練習，讓運動員對滾動的藥球投擲橡膠球。運動員必須站在一段指定的距離外投擲，並左右手都練習到。

2. 記下每隊的分數（即，擊中藥球幾次），進行趣味競賽。

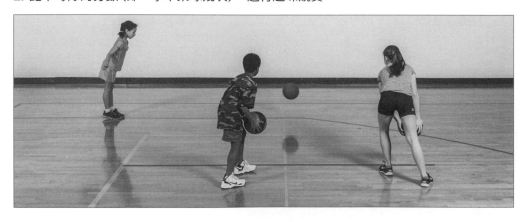

躲避球賽 (Dodge Game)

訓練重點：手眼協調能力、投擲的準確度

1. 將三顆球放置在場地中央，並將運動員分成兩組，各站在場地兩側。

2. 遊戲一開始，讓運動員衝往場中搶球，拿到球就可以用來攻擊另一隊的運動員。請注意，投擲的部位在腰部以下。

3. 如果被球擊中，視同出局。請出局的運動員站在敵隊的邊線外。

4. 如果出局的運動員接到球，也可以用來攻擊敵隊的運動員。

5. 讓敵隊的全數運動員出局即獲勝。

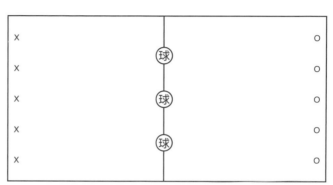

V 字平衡訓練 (V-Sit Balance)

訓練重點：平衡感

1. 從坐姿開始動作，雙手放在身體兩側。

2. 雙臂向上舉高，並將雙腿向前向上抬起。

3. 在這個姿勢中保持平衡。

4. 最後恢復到一開始的起始坐姿。

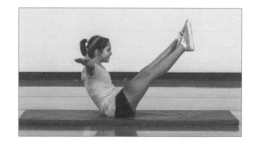

走跳板練習 (Walk the Plank)

訓練重點：平衡感、身體控制

1. 將一個2×4的木板放置在地面，並站在木板的尾端。
2. 在木板上向前移動、側向移動，或向後移動，保持平衡 (如圖a)，不要踩到木板以外的地板。

變化：

- 在木板上移動時，雙臂畫圈 (向前和向後都要練習到)。
- 用交叉步的方式在木板上移動。
- 在木板上站定，身體前傾並向後抬起一條腿，雙臂向兩側延伸 (如圖b)。
- 將數個小球放置在木板上，兩兩相距6公尺，並在不碰到小球的情況下，在木板上向前或向後移動。
- 身體前傾並向後抬起一條腿，在木板上維持動作3到6秒。
- 以踮腳尖的方式在木板上移動。
- 在木板上以踮腳尖的方式轉180度。
- 在木板上以踮腳尖的方式轉360度。
- 向前走並在接近木板尾端時加上小跳步。

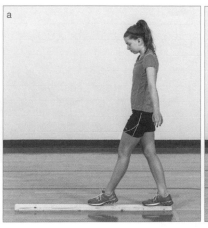 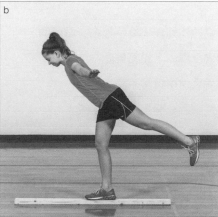

反應訓練球掉落訓練（Reaction Ball Forward Drop）

訓練重點：敏捷度、手眼協調能力

1. 從半蹲的姿勢開始動作，雙膝微彎，
   上半身微微前傾，右手握著反應訓練
   球向前延伸。
2. 放手讓反應訓練球下墜，並在球反彈
   的第一次就抓住球。
3. 重複上述動作8到10次。

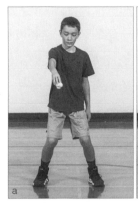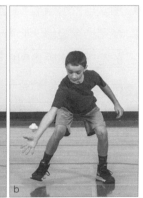

反應訓練球拋牆練習（Reaction Ball Toss Against Wall）

訓練重點：敏捷度、協調能力

1. 從半蹲的姿勢開始動作，雙膝微彎，上半身向前傾，距離面前的牆約1.8到2.4公尺。
2. 利用低手投擲法，輕輕將球丟向牆壁。在球第一次回彈的時候就接住球。持續進行上述
   練習直到成功接到反應訓練球。

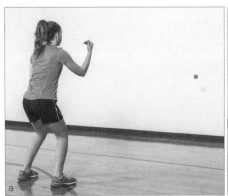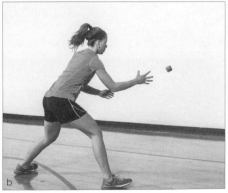

反應訓練球團體練習（Reaction Ball Team Drill）

訓練重點：敏捷度、協調能力

1. 運動員分成兩組。兩組的成員分列兩排，與對面排的運動員相距3到4.5公尺。

2. 使用過頂投擲法，第一組的第一位運動員將球朝向對面的第一位運動員彈地投擲，對面的第一位運動員則迅速反應，接住反應訓練球，再以過頂投擲法或是低手投擲法將球以同樣的方式回給第一組的運動員。

3. 重複上述練習，直到每位運動員都接到球5到8次。

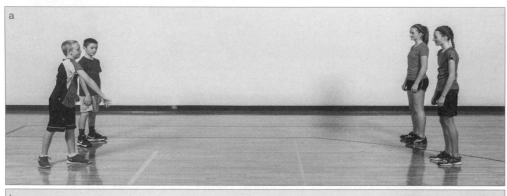

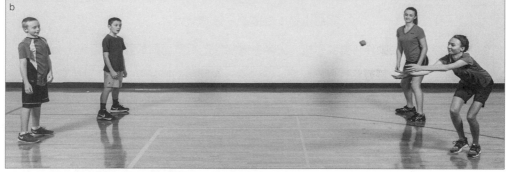

菁英運動表現階段──
19歲（含）以上

　　以長期發展為基礎設計的訓練計畫，才能讓運動員達到菁英運動表現。運動員即使在入門階段、形塑運動能力階段或專項化階段能夠拿出好的運動表現，也不代表進入了成年等級的賽事依然能拿出菁英運動表現。如同表2.3所展示的，大部分的運動員都要等到運動能力成熟後，才能達成自身運動生涯中的最高成就。

表2.3　自1968到1992年，奧運中各項運動參賽者的平均年齡

項目	平均年齡
田徑	24.1
籃球	24.7
拳擊	22.7
輕艇	24.2
單車	23.4
馬術	31.2
擊劍	24.1
陸上曲棍球（男子組）	25.4
體操（女子組）	17.2
體操（男子組）	22.6
柔術	24
划船	24.2
帆船	30.3
射擊	33.2
足球	24.1
游泳（女子組）	18.9
游泳（男子組）	21.6

續下頁

項目	平均年齡
排球（男子組）	25.2
水球（男子組）	25.3
角力	24.8

本書只聚焦在運動能力的前三個發展階段。想要瞭解更多關於菁英運動表現階段的資訊，可以參考以下書籍：

- Bompa, T., and Haff, G. 2009. Periodization: *Theory and methodology of training*. 5th ed. Champaign, IL: Human Kinetics.
- Tudor Bompa, Carlo Buzzichelli（2021）。《週期化肌力訓練》（*Periodization Training for Sports*）第4版。臺北市。禾楓書局。

下一章，我們將討論發展柔軟度、速度、肌力與耐力的方法與特定的訓練計畫。我們針對上述的各項訓練要素都提供了漸進式的訓練，方便您將這些訓練動作整合進您的長期訓練計畫中。請根據您的訓練環境與運動員的個人狀況，將我們建議的訓練動作稍加調整，打造成最適合運動員從事的訓練計畫。

CHAPTER 3

評估青少年運動員

　　我們必須在孩子參與一場場的競賽期間持續進行各項評估，這些評估包括來自醫生的醫療監督以及家長和教練的監管。為了合理評估運動員的進步幅度與對訓練的反應，教練和家長應盡可能地以科學方式監管運動員技巧層面的表現。有些教練或俱樂部有管道（和經濟能力）與實驗室合作，進行生理、心理和生物機能方面的檢測，以評估運動員的進步幅度、運動表現、效率、技術執行效能和心理素質，但並不是所有人都有這樣的資源。無論是否有進行檢測的機會，您都可以利用本章提供的圖表為每位運動員進行評估，每年進行幾次即可。本章所提供的評估方法十分容易，方便家長與教練進行。透過保留每次檢測、評估的紀錄，您就能夠監管青少年運動員的進步幅度。

　　一般來說，教練必須在訓練計畫進行期間，針對青少年運動員對訓練量或訓練重量的身心反應進行記錄，並給予回饋。這樣的記錄能夠幫助教練監督運動員的進步幅度，並設計出更有效的漸進式肌力訓練計畫。您可以使用本章提供的圖表每天記錄。心率圖能讓家長與教練監管體能訓練的效率；心理特質和食慾圖能記錄運動員對訓練的心理反應，包括睡眠的質與量、疲勞程度、胃口是否改變，以及對訓練和比賽的意願。

　　上述的每一種圖表，我們都提供了範例版本與空白版本，供您運用。在每個圖表上都有寫下運動員姓名、年與月的欄位。每一種圖表都設計成了 31 天的格式，運動員應每天填寫圖表、記錄

當天的狀況。運動員可以將圖表黏貼在筆記本中，方便攜帶，讓家長、教練都能夠檢視這些紀錄。

在每一次的訓練開始前，教練都應該檢視運動員的圖表，以針對他的心理狀態和疲勞程度調整當天的訓練計畫。舉例來說，如果心率圖顯示運動員當下高疲勞程度很高，或心理特質與食慾圖顯示運動員只有4小時的連續睡眠，那麼當天的訓練就應該設計得輕鬆一些，而不應進行會增加疲勞程度的高強度練習。

心率圖

想監測運動員對前一天訓練的反應，使用心率圖非常有效。在使用心率圖前，運動員應先知道自己的基本心率（BHR，為早晨離開床之前測量到的心率）。若想要測量BHR，可以數10秒之內脈搏跳動的次數，再將這個次數乘以6。

從每個月的第一天開始，在空白心率圖上標示著「1」的那行，找到對應當天心率的數字（以範例表來說是第「49」列），並點上一點。接下來的每一天都以相同的方式畫記，並在當月的最後一天將所有點連接起來，就能看出這個月心率的變化。下一個月也進行同樣的事情：每天測量心率、在心率圖上畫記，並在月終將所有點連成展示心率變化的曲線。

心率可以反映前一天訓練的強度。如果心率在一天之中比標準值增加六到八下，可能表示運動員對前一天的訓練無法調適，或是該運動員沒有遵守正常的運動員生活。舉例來說，運動員感到疲憊的原因可能是生病或前一晚熬夜。教練應該與運動員溝通，得知心率增加的原因並改變訓練計畫，才不會讓運動員的疲勞程度繼續增加。當心率減少到標準程度時，就可以再進行原本的訓練計畫。

　　心率能夠顯示出運動員對訓練的反應與心理狀態。在一般情況下，心率曲線不會有太大的誤差。然而，心率曲線的幅度可能因應運動員的訓練階段改變，或運動員對訓練菜單的適應度改變而變化。當運動員逐漸適應訓練，心率曲線的幅度也會逐漸平緩——運動員適應得越好，曲線就會越平緩。當然，心率曲線的形狀也依運動而異。舉例來說，若運動員從事的運動非常看重耐力，他的心率會較低，且心率曲線會比看重無氧能力運動的運動員要低。

心理特質和食慾圖

　　除了心率圖外，運動員也應每天填寫心理特質和食慾圖。兩張圖息息相關：運動員的疲勞程度若是增加，睡眠也會被影響、食慾也將降低，對訓練與比賽的意願也會下降。

　　下面兩張圖的範例都是一名曾備戰奧運的運動員提供的。透過適度改變訓練菜單並改善飲食（包含營養補充品的攝取），該名運動員在賽前恢復了狀態，成功按預期參賽，最終拿到第四名。

　　對想要認真訓練的運動員來說，這些簡單又實用的圖表對於監管訓練實在非常有幫助。若運動員願意每天花一分鐘填寫，並讓教練在每天訓練前檢視他的狀態，就可以預防如過勞等我們不樂見的情形發生。

心率圖（範例）

名字 _____ 月份 _____

心率	1	2	3	4	5	6	7	8	9	10	11	12	13	14	15	16	17	18	19	20	21	22	23	24	25	26	27	28	29	30	31
72																															
71																															
70																															
69																															
68																															
67																															
66																															
65																															
64																															
63																															
62																															
61																															
60																															
59																															
58																															
57																															
56																															
55																															
54																															
53																															
52																															
51																															
50																															
49																															
48																															
47																															
46																															
45																															
44																															
43																															

心率圖

名字 _____　月份 _____

心率	1	2	3	4	5	6	7	8	9	10	11	12	13	14	15	16	17	18	19	20	21	22	23	24	25	26	27	28	29	30	31
72																															
71																															
70																															
69																															
68																															
67																															
66																															
65																															
64																															
63																															
62																															
61																															
60																															
59																															
58																															
57																															
56																															
55																															
54																															
53																															
52																															
51																															
50																															
49																															
48																															
47																															
46																															
45																															
44																															
43																															

From T. Bompa and M. Carrera, 2015, *Conditioning young athletes* (Champaign, IL: Human Kinetics).

心理特質和食慾圖（範例）

名字 ＿＿＿＿＿＿＿＿＿＿　月份 ＿＿＿＿＿＿＿＿＿＿

| | 1 | 2 | 3 | 4 | 5 | 6 | 7 | 8 | 9 | 10 | 11 | 12 | 13 | 14 | 15 | 16 | 17 | 18 | 19 | 20 | 21 | 22 | 23 | 24 | 25 | 26 | 27 | 28 | 29 | 30 | 31 |

睡眠時長（小時）

12+
11
10
9
8
7
6
5
4
沒有睡

睡眠品質

深層睡眠
一般睡眠
有睡但不覺得
休息到
沒有睡

疲憊程度

完全消除
一般
疲憊
非常疲憊
疲憊到
感到痛苦

訓練意願

非常高
一般
不怎麼願意
不願意
沒有訓練

胃口

很好
一般
不好
因為該進食
才吃
沒有進食

比賽意願

高
一般
低
全無

From T. Bompa and M. Carrera, 2015, *Conditioning young athletes* (Champaign, IL: Human Kinetics).

心理特質和食慾圖

名字 ＿＿＿＿＿＿＿＿＿＿　月份 ＿＿＿＿＿＿＿＿＿

	1	2	3	4	5	6	7	8	9	10	11	12	13	14	15	16	17	18	19	20	21	22	23	24	25	26	27	28	29	30	31
睡眠時長 (小時)																															
12+																															
11																															
10																															
9																															
8																															
7																															
6																															
5																															
4																															
沒有睡																															
睡眠品質																															
深層睡眠																															
一般睡眠																															
有睡但不覺得休息到																															
沒有睡																															
疲憊程度																															
完全消除																															
一般																															
疲憊																															
非常疲憊																															
疲憊到感到痛苦																															
訓練意願																															
非常高																															
一般																															
不怎麼願意																															
不願意																															
沒有訓練																															
胃口																															
很好																															
一般																															
不好																															
因為該進食才吃																															
沒有進食																															
比賽意願																															
高																															
一般																															
低																															
全無																															

青少年運動員專用的評估測試

　　家長和教練可以透過簡單的工具與檢測，監管青少年運動員在肌力、爆發力、速度與有氧耐受力上的進步。就如同之前所提到的，只有少數的團體有能力到實驗室以高級儀器追蹤運動員肌力與爆發力的各種指數。大部分的教練光是要有時間和資源籌備稍具規模的肌力訓練菜單就已不易，更何況是到實驗室進行檢測的資金。

　　我們在本書中不斷強調的一點就是，做「必要」的事比做「新穎」的事更能在運動產業中取得成功，這項概念也同樣能套用在檢測上。教練和家長當然會希望能給自己的運動員最好的，包括有機會按照一套能增加體能與運動表現的計畫訓練。運動表現或是體能的進步可以在場上、水中，甚至冰上被測量出來。運動員可以在疲勞反應出現前撐得更久嗎？運動員可以更有力地擊球或是將球擊得更遠嗎？運動員能用更短的時間完成百米衝刺嗎？運動員可以在防守上表現得更有力嗎？當運動員在場上比賽，家長和教練都會設法觀察出這些問題的答案，並試圖讓運動員跑得更快、跳得更高、擊球擊得更遠，或在場上撐得更久。而這正是肌力、爆發力、速度與有氧訓練的目的——提供場下的訓練工具，讓運動員在場上能表現得更好。

　　我們可以透過記錄重訓的重量、訓練動作重複的次數和組與組間休息的時長，來追蹤肌力的進步。除此之外，我們也可以透過一年進行 2 到 3 次的通用檢測，來評估運動員肌力和體能的發展。大部分運動項目的運動員都可以進行這些檢測，並獲得設立個人目標的體能參數。對青少年運動員來說，簡單的伏地挺身檢測就能讓他們重新燃起訓練的鬥志，如果讓他們與隊友一起檢測效果更甚。在 2014 年的國家冰球聯盟（NHL）選秀會中，有一名

選手成為了鎂光焦點──不僅是因為他是炙手可熱的新秀人選，更是因為他竟然沒辦法做引體向上。雖然上半身缺乏肌力也許不會影響他的選秀順位，但在一篇文章中，他坦言對選秀結果並不滿意，且希望可以加強自己在引體向上的分數（Gillis，2014年）。冰球運動員的技術好壞並不取決於引體向上的分數，然而，考慮到比賽的肢體接觸程度，冰球運動員依舊必須具備有力的上肢。想要增強上半身的肌力，並不需要什麼花俏的訓練器材或是昂貴的電腦測試裝備，只要有單槓與健康的身體，就能進行訓練。從這個故事我們可以總結出引體向上對增加選秀排名有間接幫助，各位教練和運動員們還在等什麼呢？趕快開始訓練吧！

大部分本章所提及的測試，都不會需要太多設備，只要有碼表、捲尺和角錐，就可以在健身房或開放空間進行。我們建議教練與家長可以將測驗的日期、成績，以及教練、家長和運動員針對測試結果的想法都記錄下來。舉凡運動員在測驗當日的狀態、距離上一次的測驗過了多久、運動員此次是否有傷在身或肌肉痠痛、當天天氣如何等等，這些詳盡的資訊都有助於我們判讀測驗的結果。教練也能夠透過這些紀錄進行比對、建立測驗的模式，這對帶領現在的運動員和未來可能合作的運動員來說，都會是很實用的資料庫。

在第二章，我們討論過運動能力發展的四個階段：
- 入門階段（6歲到10歲）
- 形塑運動能力階段（11歲到14歲）
- 專項化階段（15歲到18歲）
- 菁英運動表現階段（19歲以上）

通用或適用專項運動的檢測，在任何發展階段都非常有用。在較晚的發展階段中——尤其是形塑運動能力階段和專項化階段——體能測試尤為重要。體能測試有助於監管運動員的整體肌力、爆發力、速度和耐力，並且能讓教練和指導員更好地規畫出一套訓練計畫，符合運動員的需求也促進更進階的發展。同時，我們若想觀察專項運動要求的肌力、爆發力、速度和耐力是否提升，也可以透過伏地挺身的最多次數、引體向上的最多次數和衝刺的最短時間等量化的體能指數觀察。有許多職業與半職業的隊伍、指導員與教練，即使擁有複雜精密的儀器與資源，仍更喜歡透過有標準的測量方式（例如一次可以做幾個伏地挺身、一次可以做幾個引體向上，或百米衝刺的時間）來評估運動員是否進步。當運動員年齡增加、進入專項化訓練階段，如無氧爆發力、最大耗氧量、體脂肪百分比等測試、測量，對於體能與訓練的專項化將更加重要。

接下來我們將提供八個適用於任何運動能力發展階段的測驗，除了在入門階段可能需有所調整。在入門階段中，運動員要發展如跑步與跳躍等等的基礎運動能力。雖然這些能力就是日後整體運動能力發展的基礎，我們無法在這一階段就透過伏地挺身、引體向上或衝刺的時間來判斷運動員的體能。對入門階段的兒童運動員而言，最好的測試與訓練環境是在遊樂場。這對剛進入入門階段的運動員來說更是，我們應鼓勵他們盡情地去攀岩、吊單槓、走平衡木或從滑桿上滑下來。等孩子的身心都更加成熟，我們才應讓他們在體育課或課外的運動團隊中接受更直觀的體能測試。

在形塑運動能力階段中，無論青少年運動員從事的運動項目是什麼，都能從本章提供的測試中獲益良多。伏地挺身和引體向上是建立上半身肌力的基礎，可以幫助運動員在身體逐漸成熟的同時增加肌力。雖然在檢測時，女性運動員可能無法完成和男性運動員一樣的組數，但無論如何我們都應鼓勵他們進行伏地挺身

和引體向上的訓練，以幫助肌力和中樞神經的發展，並為下階段將進行的全身肌力訓練做準備。

　　大部分團隊項目的運動員（舉凡冰球、棒球、橄欖球、排球和足球），都可以獲益於這些測試。我們進行測試的目的不是要讓運動員互相比較，而是幫助他們視覺化自己的體能程度，並設定進步的目標。有時候，光是運動員自己覺得自己有進步是不夠的。這些測試的結果能夠讓運動員在向前邁進的同時，更了解教練與家長對他們的期許在哪裡。我們有許多與社區運動中心合作的經驗，在這些團體中，比賽的目的是讓運動員盡情享受運動的樂趣。我們有執教過常勝軍，當然也帶過戰績不好的隊伍。無論隊伍的表現如何，我們都會在賽季一開始時進行體能檢測（與下文提到的相似），並在賽季結束後再測一次。而神奇的是，我們的運動員總是會發現自己在多項指標上進步，甚至所有的測驗成績都有所提升。僅僅是以玩樂的心態參加比賽，就能夠讓運動員在多項指標上進步，而且花費在比賽（而非訓練）的時間越多，體能的檢測結果就越好。我們需要記得，不是所有運動員都會在長大後變成職業選手，但如果我們讓青少年運動員學著挑戰自己，並讓他們感知到自己辛勤努力後的進步，將會幫助他們養成設立目標與挑戰體能的優良生活習慣，而這一切都要從小做起。

　　處於專項化階段與菁英運動表現階段的運動員，當然也能夠從這些檢測中獲益。在這些層級的比賽中，將會有更多適用於專項運動的檢測等著運動員，以測試他們是否有足夠的能力進行專項運動或勝任場上的某個位置。以國家美式足球聯盟（NFL）為例，伏地挺身、引體向上、立定跳遠、垂直起跳和40碼短跑都是很基本的檢測。除此之外，聯盟也會進行許多專項運動的測試、身體結構評估、血液檢查和身體組成分析。

進行測驗的重要須知

要一次為20到25人進行一系列的測驗需要花費很多時間，也很難掌握效率。不過，掌握時間雖然重要，我們還是不能忘記要讓運動員在測驗項目之間獲得充分休息。在需要肌力和爆發力的測驗項目之間（尤其是衝刺、伏地挺身和引體向上等測試），請務必要讓運動員休息至少三分鐘；至於需要爆發力的測驗，請讓運動員至少做三次，並挑選當中成績最好的一次記錄下來。

測驗開始前，請先測量運動員的身高和體重。我們並不推薦教練將身高體重指數（Body Mass Index，以下簡稱BMI）列為運動員的評估項目，因為成人和小孩的BMI判斷標準不同，且在發育期中的孩子，BMI指數會變化得很快。若BMI指數顯示青少年運動員應該減重（這在發育期尤其常見），可能會讓運動員開始對運動感到興趣缺缺。因此我們更希望青少年運動員能將注意力放在測驗、訓練和適當的營養攝取上，從這些項目提升自己的身心狀態。我們不僅應用不同的方式解讀成人與兒童的BMI指數，也應注意男孩和女孩的體脂肪率標準不同，有不同的正常值（Mei等人，2002年）。綜合上述原因，我們通常不會在評估時統計運動員的BMI指數，不過如果教練想要計算當然也可以。總之，測量體重和身高可以對運動員在測試時的身體狀況有個全面性的概要紀錄。

　　絕大多數項目的運動員都可以透過以下八個體能測驗進行評估。針對每個測驗，我們都提供了適用的發展階段和姿勢的文字解釋，以及每項測試的進階版本。

測驗一：伏地挺身測驗

測驗重點：

- 測驗上半身的肌力與耐力。
- 記錄總次數。

適用發展階段：

適合入門階段晚期（10歲左右的運動員可以開始學習伏地挺身的技巧）和其他發展階段的運動員進行。

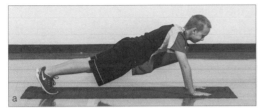 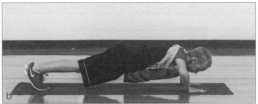

姿勢：

- 從撐起的姿勢開始動作。雙腿延伸、腳趾碰地、背部挺直。手臂伸直，雙手與肩同寬。
- 維持背部與腹部發力，身體不彎曲，同時彎曲雙肘，直到上臂與前臂呈90度，再回到一開始的姿勢。在維持良好姿勢的狀態下，計算最高次數。
- 教練可以讓運動員連續進行動作，也可以選擇讓運動員有一次在撐起身體的動作中休息三秒的機會。無論選擇哪一種，都要讓運動員做到沒辦法再做為止，並記錄總次數。

祕訣：

- 為了加強運動員的技巧，可以在運動員進行測試時讓一名隊友將拳頭放在運動員胸口正下方的地板。運動員要碰到隊友的拳頭再伸直手臂。
- 為了挑戰運動員，教練可以進行增加重量的伏地挺身測驗。運動員一樣按照上文的敘述進行伏地挺身，但是教練可以放置5磅（約2.3公斤）或10磅（約4.5公斤）的槓片在運動員的上背（如有需要，可以讓隊友幫忙固定槓片，讓槓片不會隨著動作掉落）。須注意，重複進行測試時須使用一樣的重量。

變化：

雖然在測試時，應按照標準進行伏地挺身，但是在訓練時可以加上一些動作變化。上

斜伏地挺身（Incline push-ups）、下斜伏地挺身（decline push-ups）和寬距伏地挺身
（wide-grip push-ups）對於訓練、提升運動員的上肢與核心來說都是很棒的升級訓練。

測驗二：引體向上與彎肘吊掛測驗

測驗重點：

- 測驗上半身的肌力與耐力。
- 記錄引體向上的總次數，或是彎肘吊掛維持動作的秒數。

適用發展階段：

- 在形塑運動能力階段早期的運動員，可以試著進行彎肘吊掛測驗。
- 在形塑運動能力階段晚期、專項化階段和菁英運動表現階段的運動員，可以完整進行
  引體向上測試。

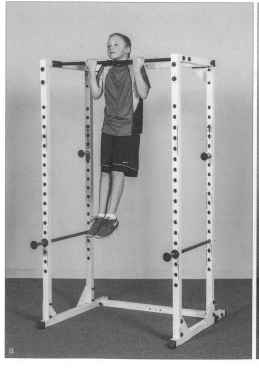 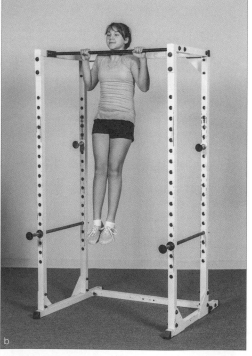

姿勢 (引體向上測驗)：

- 以反手 (手掌朝向身體；請見圖a) 的方式抓住高度過頭的單槓。
- 雙臂延展，雙手與肩同寬。
- 將身體向上拉，直到下巴高於單槓，再慢慢恢復到起始姿勢。在重複動作時，腳不能夠碰到地面。
- 讓運動員做到再也無法以正確方式進行動作為止。
- 動作必須流暢、並維持對身體的控制──身體不可以抽動或擺動。
- 在腳沒有碰到地面，且下巴沒有掛在單槓的前提下，運動員在動作的最高點或最低點都可以休息。

姿勢 (彎肘吊掛測驗)：

- 女性運動員可以進行彎肘吊掛測驗，取代標準的引體向上測驗 (請見圖b)。
- 運動員可以選擇先抓單槓再把身體上拉，或是往上跳抓住單槓，或是先踩著凳子再移開凳子，總之要讓下巴高於單槓。用正手或反手的方式抓握單槓都可以，只要確保重複測試的時候是用同一種方式。
- 吊掛在這個姿勢中，盡量撐久一點，直到下巴沒辦法維持在單槓上才算測驗結束。
- 男性運動員也可以進行這項測驗，作為引體向上測驗的補充。

變化：

- 有些教練會利用足球門的水平門柱進行引體向上測驗。雖然這是可行的，但因為足球門柱比一般的單槓要粗，而越粗的單槓將讓運動員手臂前側的肌肉越快感到疲憊，進而影響能夠進行的次數。如果教練評估後，認為用足球門柱進行測驗是安全的，也應該要在重複測試時，使用同一個足球門。
- 教練也可以選擇購買能安裝在門上的可拆式單槓。這些單槓價格親民、方便使用，且無論是室內的測試還是訓練都可以使用。

祕訣：

可以用不同的方式抓握單槓 (如：寬距抓握、窄距抓握、一正手一反手抓握)，增加訓練的變化。

測驗三：立定跳遠測驗與三步跳遠測驗

測驗重點：

- 測驗爆發力表現。
- 用捲尺測量跳躍的距離。

適用發展階段：

適合所有發展階段的運動員進行，包括入門階段。

姿勢：

- 從站姿開始動作。雙腳與肩同寬，腳趾對齊起始線（可以用角錐、膠帶或粉筆標示起始線，請見圖a）。
- 膝蓋連續快速彎曲、雙臂在身側擺動，以進行反向跳（又名下蹲跳，countermovement jump）（請見圖b）。
- 起跳時將身體盡量往前帶。落地後雙膝彎曲，維持姿勢。
- 測量從起始線到距離起始線最近的腳跟的距離。
- 重覆這項測試三次，並記錄下最佳成績。
- 如果是要進行三步跳（如圖c），運動員的起始姿勢會和立定跳遠測驗一樣，但在第一次跳躍後應再接上兩個跳躍，總共應進行連續的三次跳躍。
- 測量從起始線到距離起始線最近的腳跟的距離。重覆這項測試三次，並記錄下最佳成績。

祕訣：

- 無論是立定跳遠測驗，還是三步跳遠測驗，都是測量下半身爆發力很有效的方法。
- 我們推薦您在進行這兩項測驗時，使用與運動員平時比賽場地相同材質的地面。例如，足球員就在草地上進行測驗、籃球員和網球選手則是各自在籃球場館內、網球場

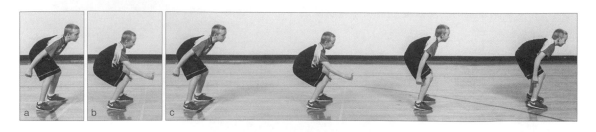

內進行測驗。至於冰上曲棍球運動員，可以在一般的體育館、草坪或是水泥地進行測驗。不過請務必在每一次測試時使用相同材質的地面，才能夠準確地監測運動員的改變和進步。

- 為了保證測驗結果的準確，請讓運動員在測驗前熱身並練習幾次。

測驗四：30公尺衝刺與60公尺衝刺測驗

測驗重點：

- 測驗速度與爆發力。
- 利用碼表計時，採計最好的成績。

適用發展階段：

可以讓入門階段的運動員先進行較短距離的衝刺測驗（如：15到20公尺）。等運動員進入入門階段晚期，再將他們的測驗距離增加到30公尺。至於其他發展階段的運動員，就可以讓他們直接進行30公尺衝刺測驗或60公尺衝刺測驗。

姿勢：

- 教練先以角錐或膠帶，標示出30公尺處和60公尺處。
- 運動員在起始線以站姿起跑，並衝刺通過標示線。
- 進行二或三次的測驗，並取最佳成績紀錄。請記得讓運動員在每次測驗之間獲得充分休息。

變化：

- 教練可以讓運動員只進行30公尺或60公尺衝刺測驗，或是30公尺、60公尺的都進行。無論距離為何，這兩項測驗都是測量速度與爆發力的有效方法。
- 團隊運動的運動員（如籃球、排球和曲棍球），可以讓他們在田徑場或室外場地進行測驗，也可以在室內場地或冰上進行這兩項衝刺測驗。

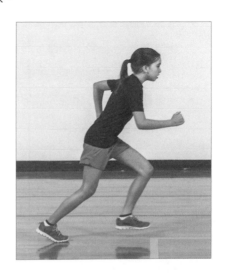

測驗五：垂直跳躍測驗

測驗重點：

- 測驗下半身的爆發力。
- 利用粉筆、膠帶和捲尺進行測量。

適用發展階段：

各個發展階段、各種專項運動的運動員都可以進行這項測驗。尤其是入門階段和形塑運動能力階段的運動員，更可以透過這項測驗看出腿部的肌力與爆發力。這項測驗可以幫助教練了解運動員可能的弱點，並制定、調整運動員的訓練計畫。在晚一點的發展階段中，垂直跳躍更可以作為籃球、排球和跳高等包含垂直跳躍元素的專項運動中，評估運動員爆發力的測驗。

姿勢：

- 在室內進行測試。讓身體跟牆面呈90度，其中一側對著牆。左手或右手拿著膠帶、單手舉高。
- 維持身體與牆面的接近，延伸手臂，讓手臂高舉過頭。先將手上的膠帶貼到牆上，標記在這個起始姿勢中手臂所能碰到的高度。
- 用靠近牆的那一隻手再拿一塊膠帶。快速彎曲雙膝並做一個下蹲跳，盡量跳高，並延伸手臂，將第二塊膠帶貼在牆上。
- 測量起始姿勢的膠帶到跳起的膠帶之間距離有多遠（單位：公分）。

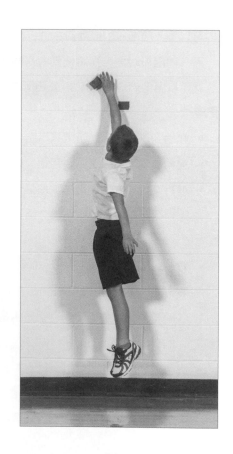

變化：

如果是在室外進行測驗，可以用粉筆取代膠帶，記錄起始姿勢時與下蹲跳時的手臂高度。

測驗六：棒式與變化棒式測驗

測驗重點：

- 測驗核心部位（腹部與下背）的肌力和上半身的耐力。
- 利用碼錶來記錄姿勢維持的時間有多長。

適用發展階段：

處於入門階段的運動員可以透過練習變化的棒式測驗，增進平衡感與協調能力。處於形塑運動能力早期的運動員也可以進行變化的棒式測驗，但形塑運動能力晚期以及其他運動發展階段的運動員，就應該進行標準的棒式測驗。

姿勢：

- 從伏地挺身的姿勢開始動作，腳尖碰地、背部挺直，維持手臂伸直，雙手撐在地面上，與肩同寬。
- 彎曲雙肘，用手肘支撐上半身，同時用腳趾保持平衡，使身體保持在一條直線上（圖a）。
- 盡可能維持這個姿勢，直到臀部撐不住，開始掉下來。
- 以秒為單位，記錄維持姿勢的時長。

變化：

圖b顯示的是變化的棒式測驗，適合讓較年幼的運動員進行，特別是那些剛進入入門階段、剛開始練習平衡動作的運動員。這些年幼的運動員很可能會出現臀部搖晃的問題，一旦出現這樣的現象，就應算作無法維持在姿勢內而停止計時。變化的棒式測驗應從伏地挺身的姿勢開始動作，雙手雙腳都放在地面上、背部挺直。一旦臀部開始掉下來，或是身體開始搖晃，就算作無法維持姿勢而停止計時。

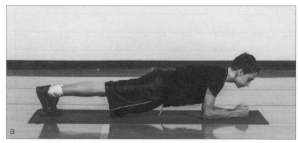
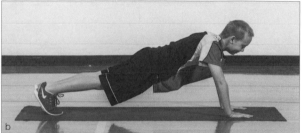

測驗七：一英里（1600公尺）有氧測驗

測驗重點：

- 測驗心血管健康。
- 利用碼表計時。

適用發展階段：

對入門階段的運動員來說，一英里實在太長，應簡短為四分之一或三分之一英里，對這個年紀的運動員來說較為妥當。對於其他階段的運動員來說，這個距離是剛好的。

姿勢：

- 教練應在進行測驗的場地內標示一英里的標示線。
- 可以用跑的或用走的，計時完成一英里所需的時間。

變化：

一英里測驗是運動員有氧能力的有效指標。教練可以依照專項運動的特性，設計適合的有氧能力測驗，並在運動場上或健身房等場合進行。舉例來說，一名我們認識的足球教練就利用足球場的邊線長度作為測驗的距離指標。該名教練會讓運動員分別進行測驗，計時測量每一位運動員跑完完整一圈的足球場需要的時間，並記錄跑每一邊邊線時運動員所花費的時間。這些數據能夠幫助教練了解運動員的平均疲勞律，以及每位運動員在進行測驗時是否全力以赴。

祕訣：

- 鼓勵運動員全力以赴。有些教練會提供完成測驗的獎勵，但我們更推薦教練利用完成測驗的成就感來鼓舞運動員。對於形塑運動能力階段與專項化階段的運動員來說，成就感就足以激起他們完成測驗的興趣與在未來拿出最佳表現的動力。
- 通常運動員的心血管能力和完成一英里測驗的時間可以在短時間內很快地進步，因此這項測驗對於激勵運動員、讓運動員獲得更大的成就感來說十分有效。

測驗八：敏捷度測驗

測驗重點：

- 測量起始速度與變換方向的速度。
- 需要使用五個角錐、捲尺與碼錶。

適用發展階段：

對所有發展階段的運動員來說，這都會是一項好玩的敏捷度測驗。這項測驗規則簡單，而「必須觸碰角錐」這項規定也讓運動員必須加強腳步訓練，以掌握腳步控制和加速的能力。處於形塑運動能力階段、專項化階段與菁英運動表現階段的運動員都應在進行此項測驗時增加難度。

姿勢：

- 請教練將四個角錐放在一直線上。第一個角錐（角錐一）和第四個角錐（角錐四）需間隔20公尺。教練請再將第五個角錐（角錐五）放在距離第二個角錐（角錐二）和第三個角錐（角錐三）之間的中點10公尺的地方。角錐五將會是路徑的起始點。
- 請運動員從角錐五開始，朝角錐四衝刺，並用右手觸碰角錐的底座。再往角錐五的方向衝回來，用右手觸碰角錐的底座。
- 再朝角錐三衝刺，並用右手觸碰角錐的底座。再往角錐五的方向衝回來，用右手觸碰角錐的底座。
- 接著朝角錐二衝刺，並用左手觸碰角錐的底座。再往角錐五的方向衝回來，用左手觸碰角錐的底座。
- 最後朝角錐一衝刺，並用左手觸碰角錐的底座。再往角錐五的方向衝回來，用左手觸碰角錐的底座。
- 請教練將整個過程計時下來。

變化：

- 教練可以改編這項測驗。只要重複測試時使用的測試方式一樣，

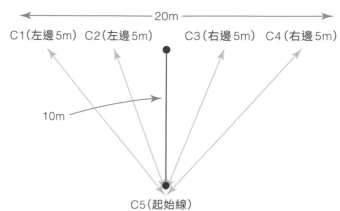

教練可以用不同的方式測驗運動員的敏捷度。敏捷度測驗的最大目標是測驗運動員的速度，以及變換方向的能力。

- 教練可以參考下列方式改編敏捷度測驗：運動員在衝向角錐二到四號後，可以以倒退的方式回到角錐五，再往下一個角錐衝刺。在衝向最後一個角錐（角錐一）後，請運動員以正面衝刺的方式回到角錐五，以結束測驗。

祕訣：

鼓勵運動員跑越快越好，並將此項測驗變成訓練的方法之一，幫助運動員增強在比賽中的敏捷度。

　　為了確保運動員的技巧與體能皆持續進步，我們不僅應評估運動員在比賽中的表現，也應持續追蹤運動員平時的訓練表現。追蹤運動員訓練表現最簡單的方式，就是為運動員進行合適的體能測試，以追蹤肌力、爆發力、速度和有氧耐受力，並以此判斷運動員是否有達到預設的訓練目標。體能測試不需要在昂貴的實驗室或研究中心進行。透過標準測驗和少許的設備，我們就能夠蒐集數據，並得知運動員的體能程度。無論運動員處於哪一個發展階段，都可以得益於本章提供的數種測驗。經年累月地追蹤運動員的體能數據，將有助於教練和家長評估運動員是否進步，並更了解該如何調整運動員的訓練計畫。

　　只要從小養成良好的運動家精神與健康的生活型態，無論是否成為一名專業的運動員，都可以在運動產業取得成功。若我們能夠了解「做『必要』的事比做『新穎』的事更重要」，並願意持續精進努力，您不需要花俏的設備或奧運等級的訓練中心，也能在運動產業領域闖出一番成績。

CHAPTER 4

柔軟度訓練

　　柔軟度是指關節周圍的活動範圍。提升柔軟度是青少年運動員訓練計畫中的基本要素，因為良好的柔軟度不僅能讓運動員輕鬆完成各種動作和技巧，還有助於預防運動傷害。

　　運動員的活動範圍決定了他們是否能夠成功完成許多動作和技巧，而這個範圍應該大於運動技能的要求。例如，在足球比賽中要踢高球時，球員必須能夠將腿抬高至與胸齊平，而他們也必須有足夠的柔軟度才能把腿抬得更高。如果球員的柔軟度不足，就無法發揮最佳表現。柔軟度的提升不是一兩次伸展就能達成的，而是需要通過持續的各種伸展練習，靜態和動態地鍛煉不同的肌肉和關節。定期的伸展可以增進力量、速度和跳躍高度（Shrier，2004年）。由於成年後柔軟度更難以提升，因此最好從年輕時開始訓練，並將熱身和伸展納入訓練計畫的重點。

　　柔軟度訓練是預防運動傷害的關鍵策略之一。因為大部分運動都牽涉到重複性動作，通常是在有限的運動範圍內進行，比如跑步。這樣的活動可能會導致肌肉緊繃，甚至可能引起肌肉拉傷或撕裂。因此，制定一個精心設計並逐步提升柔軟度的計畫，能夠有效地伸展肌肉，減輕肌肉緊繃，進而有助於預防受傷。

　　此外，運動傷害不僅可能因柔軟度不足而發生，體能不足也是一個原因。雖然跑步和衝刺時不會直接使用腹股溝和內收肌群，但足球員在鏟球時卻需要很高的臀部和腹股溝柔軟度。

　　因此，柔軟度與其他運動屬性一樣重要，需要讓肌肉有機會

適應並提升運動表現和努力程度（Herbert和Gabriel，2002年；Ingraham，2003年）。柔軟度訓練應該是全面性的，不應只限於練習或比賽前的基本靜態伸展。為了達到最佳效果，柔軟度訓練應成為持續的訓練要素，以提供運動員所需超越平常活動範圍的靈活性。例如，足球運動員可能會專注於伸展四頭肌和腿後肌，但卻容易忽略腹股溝和內收肌群的柔軟度訓練。

伸展活動的最佳時機是在一般熱身（即慢跑和健身操）的最後、組間休息時間以及訓練課程結束之時。

開發柔軟度

幼兒時期的柔軟度通常較佳，但進入青春期後，柔軟度往往會隨年齡增長而降低，尤其是在男孩身上，這可能與肌肉尺寸、體型和肌肉力量的增加有關。因此，在青少年運動員成長的各個階段，柔軟度的訓練變得尤為重要。鑒於柔軟度在年輕時較容易培養，無論運動項目為何，每位青少年運動員都應將柔軟度訓練納入他們的訓練計畫中。一旦達到理想的柔軟度水準，目標便是維持該水準。持續保持這一水準非常重要，因為在缺乏運動的情況下，柔軟度可能會退步，進而增加運動傷害的風險。

因此，啟蒙階段是開始柔軟度訓練計畫的理想時期，而涵蓋全身關節的綜合性柔軟度訓練有助於打下良好的基礎。這一點非常重要，因為在運動員進入運動發展的後期階段並專注於特定運動項目之前，我們無法確定哪些特定肌群最需要柔軟度的提升。

柔軟度訓練包括靜態伸展、低強度的動態伸展和健身操等活動，如擺臂、腳尖觸地和跳躍等。雖然這些運動通常是熱身的一部分，但它們有助於伸展關節，尤其是肩關節、髖關節和踝關節。在啟蒙階段，孩子們喜歡在遊樂場玩耍，那裡有各種設施，如單

槓、攀岩牆和溜滑梯，這些活動不僅有趣且富挑戰性，有助於增強體力、敏捷性、平衡能力和柔軟度。我們認識一位社區足球聯賽教練，他訓練啟蒙階段的孩子踢球、做三角錐練習和其他技能，練習結束後會帶他們去操場。孩子們在那裡跳來跳去、爬來爬去，還會盪鞦韆。這名教練很清楚遊樂場活動的益處，家長們也喜歡看到孩子們玩得盡興。

　　當男孩長大且肌肉變得更強壯後，他們的柔軟度會開始下降，青春期後期達到最低。而女孩的柔軟度則保持得較好。青春期是柔軟度在性別上差異最明顯的時期。青春期過後，這種性別差異會持續存在，儘管差距縮小，女孩的柔軟度仍會優於男孩。不過，女孩的柔軟度似乎在青春期達到高峰後會穩定（Alaranta 等人，1994 年；Kohl 和 Cook，2013 年），青春期過後可能保持不變也可能逐漸下降。這就是為什麼每個運動員都應該持續重視柔軟度訓練的原因。

伸展方法

　　提升柔軟度的最佳方式是透過伸展練習，包括靜態伸展、動態伸展或本體感覺神經肌肉促進術（proprioceptive neuromuscular facilitation, PNF）。在探討每種方法之前，我必須先說，究竟哪種方法最有效存在一些爭議。許多教練和運動員偏好靜態伸展，因為擔心彈震式伸展可能導致肌肉拉傷。而雖然 PNF 的應用有一定的局限，但它通常仍是首選的方法。

　　靜態伸展是指在不過度強力的情況下將肌肉伸展到極限，然後保持一段時間。在進行靜態柔軟度訓練時，運動員應該放鬆肌肉，以達到最大的活動範圍。

　　進行靜態伸展和 PNF 時，運動員會嘗試將關節置於能增進柔

軟度的位置，並在每個姿勢中保持數秒。長期而言，應逐漸延長同一姿勢的保持時間。靜態伸展依賴運動員自身的力量，而PNF則需要另一位輔助者提供阻力。

動態伸展包括一些來回擺動或主動運動，不會有固定點的姿勢。例如，站立時雙手舉過頭頂，雙腳微開，然後身體往前傾向膝蓋方向彎曲至極限，重複這個動作幾次，每次都盡量彎曲到極限，如感到不適則停止。

PNF則是先將肢體伸展至極限，並在輔助者的阻力下進行幾秒鐘的靜態收縮。接著，運動員主動抬起肢體，試圖超越先前的極限。在主動抬起肢體後，運動員再次在輔助者的阻力下進行靜態等長收縮。

實際操作

每次比賽和訓練都應從循序漸進的熱身開始。增加血流和體溫可以讓肌肉為活動做好準備，這對力量和爆發力的發展很有幫助。每次熱身都應包括10至15分鐘的心血管活動，並結合一些靜態和動態伸展。教練也可以讓運動員兩人一組進行PNF伸展，特別是針對下半身肌肉。一般來說，教練可以在每次熱身時先進行10至15分鐘的慢跑，接著做5至10分鐘的靜態或PNF伸展，最後進行5至10分鐘的動態伸展，並加入一些使用藥球或促進爆發力的活動，如深蹲跳、波比跳、節奏式擺臂和抬膝等。

最近的一項研究（Faigenbaum 等人，2005年）檢視了三種熱身方案對兒童立定跳遠、折返跑、跳遠和V字捲腹成績的直接影響。第一組進行了5分鐘步行後，接著做了5分鐘靜態伸展；第二組進行了10分鐘動態運動；第三組則進行了10分鐘動態運動外加三次從15公分高的箱子上落地跳。結果顯示，進行動態運動的組

別（第二組和第三組）在立定跳遠和折返跑表現有所提升；僅進行動態運動加落地跳的組別（第三組）在跳遠成績有所進步；而進行5分鐘步行加靜態伸展的組別（第一組）則無明顯進步。這三種熱身運動對V字捲腹的柔軟度均無明顯改善。

　　我們建議所有訓練都應包括靜態伸展，並將其作為熱身的一部分。更重要的是，運動員應在比賽之外也進行靜態伸展，讓這項練習成為健康生活的一部分，如此才能把伸展的好處發揮到淋漓盡致。

設計訓練計畫

　　如前所述，啟蒙階段是開發柔軟度的最佳時期。因為從解剖學的角度來看，兒童早期的發展通常進行的是強度較低的遊戲。這些遊戲涉及全身各個肌肉和關節，為提升柔軟度打下堅實的基礎，而肌肉及關節柔軟度也不會因為劇烈運動而痠痛或受限。在此階段，訓練計畫應側重於所有關節的發展，尤其是髖關節、肩關節和踝關節。踝關節的靈活度對於任何需要跑步和跳躍的技能都至關重要，運動員需通過腳踝的彎曲和伸展來控制腳趾的位置。我們建議採用靜態伸展，並注意不要過度伸展肌肉，以免肌肉不適。千萬不要過度伸展！

　　兒童在發育階段應持續重視柔軟度訓練。這不僅有助於維持強健的關節，還能解決青春期可能出現的解剖學問題，例如腿部與身體其他部位生長不成比例、腿部與軀幹之間槓桿作用的變化等。青春期前和青春期的柔軟度訓練投入越多，運動員在運動發展後期面臨的問題就越少。

　　柔軟度訓練也不應枯燥乏味！您可以結合比賽和遊戲，不過切勿創造競爭環境，因為以免導致過度伸展及運動傷害。

　　青春期前，運動員發展的是一般的柔軟度；而從青春期開始，則專注於針對特定運動的柔軟度發展。因此，家長和教練應注意特定運動所需的關節柔軟度，尤其是踝關節和髖關節的柔軟度，因為這些部位過去一直未得到足夠重視。但這並不代表應忽視其他關節，運動員在青春期及整個運動生涯中都需要好好維護每個關節。

　　在專項化階段，運動員應將專項所需的柔軟度提升至最高。由於某些動作是以動態方式完成，因此運動員需要進行動態且幅度最大的訓練。運動員通常是因缺乏這類訓練，而非動態練習本身，才導致受傷。如果運動員柔軟度不足，即使進行動態伸展也可能無法達到預期效果。良好的柔軟度不僅能保護運動員免受傷害，更要記住，柔軟度越好，力量和爆發力也越大。

　　運動員應努力在休賽期間盡量開發柔軟度，並將賽季視為柔軟度的維持期，此時應將精力和肌肉負荷集中於特定訓練上。不論是增強還是維持柔軟度，柔軟度訓練都應成為全年日常訓練的一部分。運動員應該在訓練課熱身階段的最後加入柔軟度練習，並小心地逐步增加動作範圍。起初，可能會在較小的挑戰範圍和伸展幅度內進行；如此，應逐步增加挑戰性，直至極限。每次重覆動作都應以達到最大值為目標，並緩慢且謹慎地增加伸展幅度，但切勿造成嚴重不適。

　　以下提供的練習僅供參考。只要運動員循序漸進地練習，教練和家長就可以根據需要在訓練中加入更多其他練習。本章所有練習適用運動發展的各個階段。有些練習包括動態和PNF版本，適用於專業訓練階段的運動員。請參閱4.1和表4.2以瞭解適當的漸進訓練方法。

表 4.1　柔軟度訓練的週期化模型

發展階段	訓練方法	動作
入門階段	靜態 低階動態練習 (遊樂場活動)	• 軀幹與髖部側屈 • 全身大圓圈伸展 • 向對側腿屈體 • 雙手觸踝 • 坐姿觸趾 • 開腿伸展 • 交叉觸趾
形塑運動能力階段	靜態 PNF 動態伸展入門	• 腿後肌伸展 • 小狗伸展式 • 扶牆屈腿伸展 • 扶牆小腿肌伸展 • 跪姿交叉伸展 • (可在地板上或站立) 與搭檔一起以靜態和 PNF 方法增強柔軟度。
專項化階段	靜態 PNF 動態	• 可與搭檔一起進行靜態和 PNF 伸展練習 • 大多數的搭檔練習都可用於動態柔軟度訓練。動態伸展時，需注意伸展的極限點 (感到不適的點)。

註：參考本章的練習。

表 4.2　青春期及青春期後年度計畫中的柔軟度訓練週期劃分

階段	柔軟度訓練範疇	訓練方法
準備期		
一般	提升一般及專項柔軟度	靜態 PNF
專項	最大化專項柔軟度	所有方法
比賽期	維持一般柔軟度	所有方法
過渡期	提升一般柔軟度	靜態 PNF

註：即使在年度計畫中，也要按照從靜態到 PNF 再到所有方法 (包含彈震式訓練) 的進程。

軀幹和髖部側屈 (Trunk and Hip Flexion)

伸展部位：髖部和軀幹側面

1. 站立，雙腳打開與肩同寬，雙臂向兩側伸展，掌心朝上。

2. 身體向左彎曲，右臂從頭頂上方往左伸展，直到雙手掌心相觸。保持手肘伸直。停留4 到6秒。

3. 向右側重複。

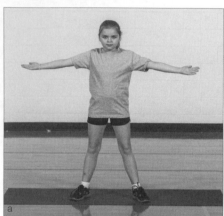 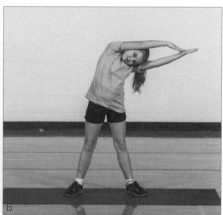

全身大圓圈伸展 (Large Body Circle)

伸展部位：軀幹、臀部和腿後肌

1. 站立，雙腳打開與肩同寬，雙臂舉過頭頂，雙 手合十。

2. 雙臂和身體做四個大旋轉，從左側向下轉到地 面，再從右側向上轉到頭頂上方。

3. 向相反方向做四次旋轉。

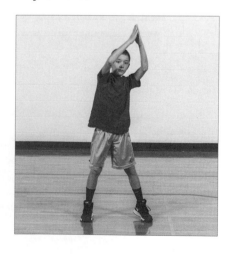

向對側腿屈體（Flex to Opposite Leg）

伸展部位：臀部、軀幹和腿後肌

1. 站立時，雙腳分開比肩寬，雙臂舉過頭頂。
2. 彎曲臀部並將右臂伸向左腳，左臂維持向上。停留 4到6秒。
3. 回到起始姿勢。
4. 重複動作，讓左臂伸向右腳，右臂維持向上。停留 4到6秒。
5. 回到起始姿勢。

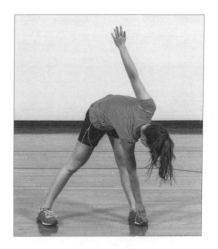

雙手觸踝（Ankle Double Touch）

伸展部位：臀部、胸部、肩部和腿後肌

1. 雙腳打開站立，雙臂向兩側伸展。
2. 上身向前彎曲，雙手交叉，分別觸碰對側腿部。停留4到8秒。
3. 上身挺起保持水平，雙臂向兩側往上擺動。
4. 回到起始姿勢。

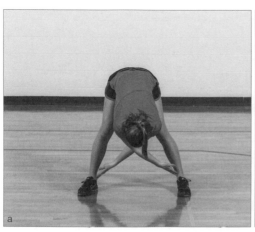

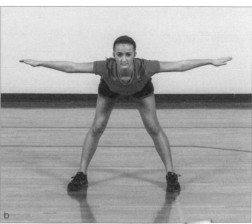

坐姿觸趾 (Seated Toe Touch)

伸展部位：臀部、腿後肌和小腿

1. 坐姿，雙腿伸直，雙臂伸直舉過頭頂。

2. 呼氣時上身向前彎曲，手臂儘量向腳趾方向伸展。停留4到6秒。

3. 回到起始姿勢。

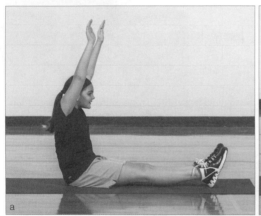
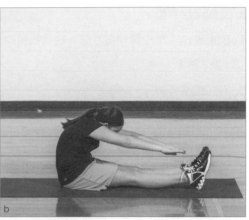

開腿伸展 (Straddle Stretch)

伸展部位：臀部、肩膀和小腿

1. 仰臥，雙臂伸直舉過頭頂，腳趾背屈。

2. 抬起上身，屈曲於腿部上方，嘗試用手觸碰腳趾。停留4到6秒。

3. 回到起始姿勢。

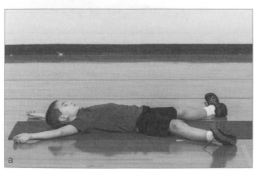
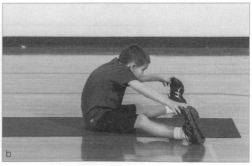

⬥⬥⬥

交叉觸趾（Opposite Toe Touch）

伸展部位：臀部、腿後肌和肩膀

1. 右腿跪地，左腿向前伸展。雙臂舉至與肩同高。

2. 軀幹向左扭轉，同時右手觸碰左腳趾。保持這個姿勢3到6秒。伸展上身，將右腿收回
   到起始位置。

3. 左腿跪地，右腿前伸，重複上述動作。

變化：

　　腿可以往斜前方伸直來進行此動作。

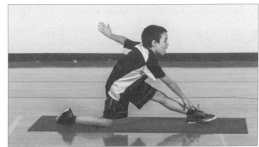

⬥⬥⬥

腿後肌伸展（Hamstring Stretch）

伸展部位：腿後肌和臀部

1. 彎曲膝蓋和臀部，雙手放在地板上。

2. 膝蓋伸直，雙手維持放在地板上。停留3到5秒。

3. 回到起始姿勢。

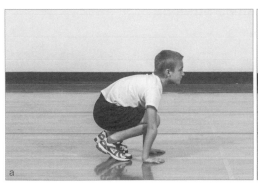
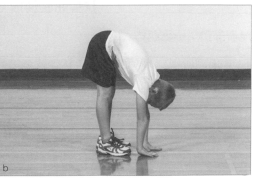

藥球開腿旋轉（Medicine Ball Straddle Rotations）

伸展部位：肩部、腹股溝、臀部和腿後肌

1. 雙腿分開坐好，將藥球置於胸前。

2. 水平逆時針繞一個完整的大圈：先將手臂伸向右腳尖，再伸向左腳尖，再回到起始位置。

3. 向左重複：雙臂伸向左腳尖並向右水平繞圈。

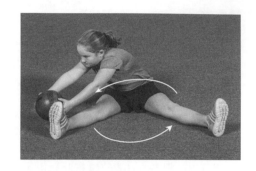

小狗伸展式（Bow Shoulder Stretch）

伸展部位：肩部和胸部

1. 雙腿跪地，臀部彎曲，雙臂放在頭頂前方的地板上。

2. 將胸部壓向地面。停留4到6秒。

3. 回到起始姿勢。重複三至六次。

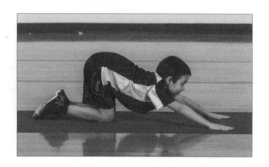

扶牆屈腿伸展（Ankle Stretch）

伸展部位：小腿肌肉

1. 雙腳併攏站在牆前。站立之處應離牆壁夠遠，以便雙腿彎曲時膝蓋不會碰到牆壁。雙手置於牆上，與胸部齊平。

2. 腳踝和膝蓋向牆壁彎曲，腳跟不要離開地面。壓力應主要集中於腳踝。停留6到8秒。

3. 回到起始姿勢。

註：若要在練習中加入彈震，運動員可以屈膝並迅速回到起始位置六至八次。

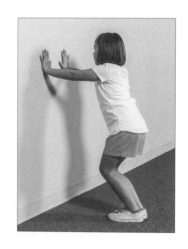

扶牆小腿肌伸展（Diagonal Ankle Press）

伸展部位：小腿肌肉

1. 雙腳併攏站在牆前。雙手置於牆上，與胸部齊平。雙腳儘量遠離牆壁。

2. 稍微彎曲膝蓋，儘可能迫使腳踝彎曲，同時腳跟不離開地面。停留6到10秒。

3. 回到起始姿勢。

註：若要進行彈震式伸展，將腳跟抬離地面，然後快速、有力地後退。

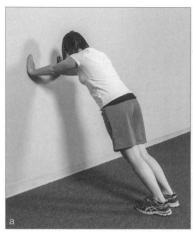
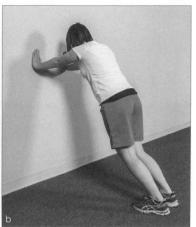

海狗式伸展（Sea Lion Stretch）

伸展部位：軀幹和腹股溝

1. 俯臥，彎曲雙臂，雙手置於地面，與肩膀齊平。

2. 伸展雙臂，拱起上身，同時維持臀部貼地。維持此姿勢2到4秒。

3. 曲臂，將上半身降回起始位置。

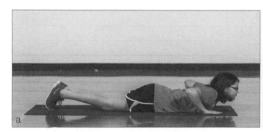
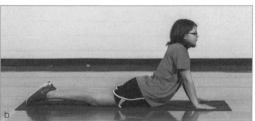

跪姿交叉伸展（Double Kick）

伸展部位：肩部、背部和腹股溝

1. 跪姿，雙手撐地。

2. 動態向上擺動右腿和左臂，弓起背部。

3. 回到起始姿勢。

4. 用相反側重複該動作。

5. 回到起始姿勢。

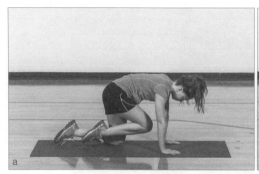 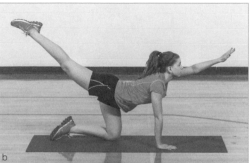

坐姿髖部伸展（Seated Hip Flexion）

伸展部位：臀部和腿後肌肌肉

1. A坐在地板上，雙臂伸直。B站在A的身後，雙手放在A的背上。

2. B將A的上半身往前向下按壓。兩人保持該姿勢4到6秒。

3. 兩人同時放鬆，回到起始姿勢。

註：若要進行彈震式伸展，則B要用力按壓A的軀幹六至八次。

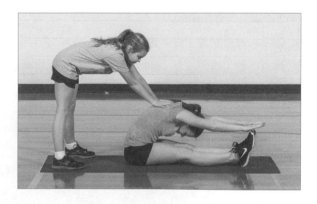

站姿肩部伸展 (Standing Shoulder Stretch)

伸展部位：胸部和肩部肌肉

1. A站立，雙臂舉過頭頂。B站在A的身後，將右手放在A背部肩膀以下的位置，左手抓住A的雙手。

2. B將A的上背部向前壓，並拉動A的手臂向後伸展，兩人保持該姿勢4到6秒。

3. 兩人同時放鬆，回到起始姿勢。連續交替進行。

註：若要進行彈震式伸展，則B將A的手臂向後拉四到八次。

搭檔肩部伸展 (Partner Shoulder Stretch)

伸展部位：胸部、肩部、腹股溝和腹部肌肉

1. A仰臥，雙臂舉過頭頂。B站立，雙腿跨過A的上半身，抓住A的雙手。

2. B慢慢抬起A的手臂，保持該姿勢4秒。

3. 兩人回到起始姿勢。

4. 變換角色，重複上述動作。

天秤式伸展 (Scale Stretch)

伸展部位：腹股溝、股四頭肌和軀幹

1. A站在B前方一公尺處。

2. A向後上方抬起左腿，保持上身垂直。B用雙手抓住A的腳踝。

3. B慢慢將A的腿向上拉抬，並保持此姿勢2到6秒。

4. B放下A的腿，回到起始位置。交替腿部動作和搭檔角色。

註：若要進行彈震式伸展，則B將A的腿向上擺動三至六次。

變化：

在保持姿勢的同時，A的支撐腿膝蓋彎曲。

搭檔腿後肌伸展（Partner Hamstring Stretch）

伸展部位：腿後肌、臀部肌肉

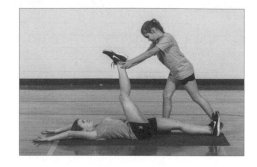

1. A仰臥，雙臂舉過頭頂。B站在A的左側。

2. A抬起右腿。B用雙手抓住A的腳踝。

3. B持續對A的腿向下施壓。

4. A將腿放回起始位置。

5. 雙腿交替進行後，兩人交換分工。

註：若要進行彈震式伸展，則將腿向下壓四至八次。

變化：

A將腿拉向頭頂，而B握住A的另一腿抵住地面。

臀部交叉伸展（Cross-Over Hip Stretch）

伸展部位：臀部、臀大肌與下背部

1. 平躺，左膝彎曲。

2. 右手放在左腿上，大腿向右旋轉，盡量靠近地面。做伸展動作時，保持左肩平放在地板上。

3. 身體兩側都做伸展。

變化：

可以雙人進行：A將一隻手放在B的旋轉腿上（膝蓋周圍），另一隻手放在B的肩膀上，幫助B將身體固定在地板上。身體兩側都進行伸展。

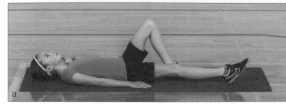
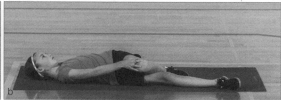

股四頭肌和髖屈肌伸展（Quad and Hip Flexor Stretch）

伸展部位：股四頭肌、髖屈肌和腹股溝肌肉

1. 將左膝彎曲放在墊子上，右腳平踩地面，右腿向前彎曲約90度。

2. 保持上身挺直，臀部前傾，伸展左大腿前側。停留10到15秒。之後，左手抓住左腳，慢慢將腳拉到臀部，加強伸展股四頭肌。

3. 重複身體右側的動作。

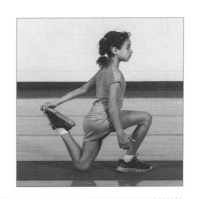

藥球擺動（Medicine Ball Swing）

伸展部位：臀部、大腿、下背部和肩膀

1. 站立，雙腳打開與肩同寬，膝蓋微彎曲。將藥球置於身體前方。

2. 屈膝，臀部向後。雙臂伸直，將藥球置於兩腿之間（保持背部挺直），然後慢慢將藥球擺動至頭頂上方。

3. 重複8到10次。

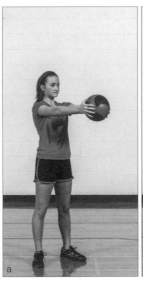
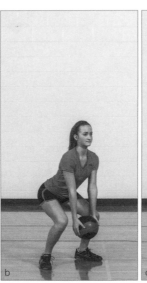
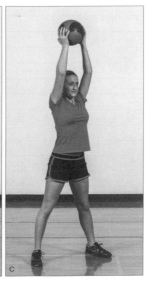

CHAPTER 5

速度訓練

　　不論是田徑運動或像足球、橄欖球、棒球這樣的團隊運動，速度都是運動員在賽場上取得佳績的關鍵素質之一。在籃球、手球、長曲棍球等團隊運動中，運動員需要快速奔跑、移動、反應和改變方向，因此速度和高度靈活性同等重要。要同時具備這兩項能力，就必須發展肌力和力量。速度這一概念涵蓋三個要素：反應時間（對信號的運動反應）、移動時間（快速移動肢體的能力，例如武術、擊球或傳球）和奔跑速度（包括手臂和腿部運動的頻率）。

　　在團隊運動中，運動員往往不只進行直線運動。以球場上的衝刺為例，能夠迅速改變方向進行傳接球或避開對手的運動員通常備受青睞。在這種情境中，速度的要素——反應時間和不同方向的奔跑速度便結合在一起了。另一個展現速度的例子是武術，運動員需要快速揮擊、阻擋或躲避對手的攻擊，這同樣需要快速的手臂或腿部動作。因此，理解速度的不同要素並加以訓練非常重要。

　　每項運動都有其專屬的速度和敏捷性訓練方法。不過，家長和教練也可以在運動員的訓練計畫中加入速度訓練，來幫助他們提升表現。本章末尾的練習都可以助您提升速度。

　　許多體育專家認為，短跑運動員的速度天賦是與生俱來的，而非後天培養，這是因為速度取決於運動員的肌肉纖維類型組成。影響速度的主要因素包括：

- 遺傳因素：擁有較高比例的快縮肌纖維（相對於慢縮肌纖維），會使反應更快、肌肉收縮更有力。
- 運動員的肌力和爆發力水準：不應期望孩子在變得更加強壯之前就有很快的速度。

　　無論遺傳基因如何，運動員都能透過訓練來提升速度，即使是那些在速度方面沒有天賦的運動員也能如此。對青少年運動員而言，從兒童階段開始重視速度訓練非常重要。從5歲到成年，孩子們的跑步速度、反應時間和快步移動能力都會不斷提升。

　　速度的提升還取決於肌肉強力收縮的能力，讓身體或四肢能快速運動。因此，任何快速運動中的強力收縮都與肌力訓練有關。兒童的肌力主要是從青春期開始顯著增強，因此他們在青春期及其後的速度提升最為明顯。然而，在青春期前速度的提升更多是神經適應的結果，也就是說，當兒童進行速度相關的活動時，肌肉的活動會因協調性增強而變得更有效率。因此，兒童青春期前速度的提升不僅僅是肌肉強力收縮的結果，而是神經肌肉適應的結果。

　　但無論青春期如何影響速度的生理適應性，我們都鼓勵兒童以不同的方向和強度進行跑、跳和跑跳步練習。科學研究顯示，如果兒童沒有從小就從事挑戰神經肌肉系統和運動技能發展的活動，那麼他們長大後進行體育活動時，可能無法展現出活力、決心或生理熟練度（Faigenbaum等人，2013年）。即使不進行傳統的肌力訓練，我們也鼓勵兒童在遊戲中全心投入。雖然使用啞鈴和槓鈴進行力量訓練時需考慮運動員的年齡，但我們鼓勵兒童在跑步、跳躍、跳遠或從事其他自體體重活動時全力以赴，這有助於他們發展肌肉量、改善身體結構、骨骼健康及運動技能（Barbie和Zaccagni，2013年）。

入門階段的速度訓練模式

　　兒童執行快速運動的能力會在青春期前逐漸增強；而在形塑運動能力的後期階段，男孩和女孩都能增加速度。速度提升主要來自學習短跑技巧以及發展更好的肌肉協調性。

　　有些兒童，尤其是缺乏多元發展經驗的孩子，手臂和腿的協調性可能較差。由於手臂擺動會直接影響腿部運動的頻率，因此手臂和肩膀若協調性不佳，則會影響兒童的快速跑步能力。這主要是因為男孩在青春期，由於睪固酮等激素增加，力量開始增強；而女孩由於這類激素較少，其力量增強幅度較小。手臂與腿之間的協調性可以透過中等速度的重複性短距離（20～30公尺）運動來提升。要記得在這類練習中，主要的目標不是快速奔跑，而是增強肢體間的協調性。

　　兒童跑步速度的性別差異，在青春期前的早期發展階段並不顯著。然而兒童接近青春期時，性別差異的表現會逐漸明顯，而在速度相關的活動中，男孩的表現通常比女孩更好。所有的跑步發展階段都呈現類似趨勢，15歲以後的速度差異更尤其明顯（Papaiakovou等人，2009年）。速度和敏捷性在其他類別的呈現中也有同樣的趨勢（Bailey等人，1985年；Hebbelinck，1989年）。此外，無論性別，運動員的實際年齡也會決定跑步速度。例如，在30公尺衝刺中，18歲的男孩通常會跑得比15歲的男孩快，女性運動員也有類似的結果（Papaiakovou等人，2009年）。因此，在為不同性別的運動員制定訓練計畫時，應考慮到他們在速度發展方面的差異。

速度訓練的範疇

　　青春期前從事體育活動的主要目標之一是在玩樂中培養速度。透過玩耍、遊戲和接力賽，孩子們將學會如何協調手腳動作、加快移動速度，並掌握以前腳掌著地的跑步方式。這些活動還有助於縮短兒童的反應時間，讓他們學會如何在遊戲中或接到信號後迅速反應並做出身體動作。

　　青春期前兒童的速度發展主要是神經系統適應的結果。在玩耍和遊戲中，神經系統會學習如何最有效地協調手臂和腿部動作。因此，兒童的移動距離會逐漸增長，能夠更靈活地改變運動方向和加快反應速度。若要進一步提升運動協調性或運動神經，一種方法是讓孩子在不同地面上活動。我們鼓勵孩子們在草地等較鬆軟的地面上玩耍，因為大多數學校操場都鋪有瀝青，對關節可能造成壓力。在鬆軟地面上玩耍可以減輕關節負擔、增進平衡感，同時肌肉也需要更加收縮來抵抗地面反作用力，從而增加訓練的多樣性。

　　孩子們通常都喜歡知道自己跑得有多快，特別喜歡遊戲或接力賽這種有速度感的活動。速度訓練的多樣性非常重要，因為這也增加了孩子身體活動的多樣性。同時，我們也不能忽視對兒童上半身的訓練。簡單地丟丟棒球、網球或輕量藥球投擲都有助於訓練上半身的動作速度。此外，利用藥球進行投擲或搬運的練習也有助於上肢力量的發展，進而縮短動作時間。相關練習請參見第七章。

　　隨著肢體協調能力的提升，兒童可以逐步參與更多簡單的速度訓練，尤其是在接近青春期的時候。對於那些已在團隊運動中接受系統性訓練的運動員，教練可以設計更多利用球進行的特定速度練習。教練也可以在兒童的訓練中加入特定運動專項的訓練，兒童除

了練習特定的運動技能外，也可以進行其他類型的速度訓練。

除非兒童參與的運動隊伍有性別之分，否則大部分的遊戲和接力賽，尤其是學校課程中的活動，應該男女一起進行。因為在這個發育階段，不同性別間尚未存在明顯的差異（Bailey 等人，1985 年；Laemmle 和 Martin，2013 年）。

設計訓練計畫

兒童在戶外玩耍或和朋友同樂時，我們應該鼓勵他們按照自己的節奏來玩。本節的指導原則僅適用於預先安排的訓練計畫或被視作是「訓練」的遊戲。兒童自主的玩耍應以有趣為主，也不用特地限制強度。

我們都看過那種精力無限的孩子。他們可以在彈跳床上跳完 10 分鐘後，又跑去玩 20 分鐘的鬼抓人，然後再去騎半小時的腳踏車或打半小時的籃球。玩不同的遊戲、在遊戲中互相追逐有助於提高兒童的自尊及運動技能，讓他們有機會決定自己能接受的運動強度。有些孩子會想要努力追上體能較好的同伴，而有些孩子則會利用自己的技能來在遊戲中占優勢。無論是哪種方式，孩子們都能透過與家人和朋友一起玩耍來增進身心健康。

您可以把握兒童青春期前的速度訓練計畫，利用這些練習來啟動兒童神經系統應對不同活動的適應力。兒童的肌肉神經協調性若提升，其速度也會跟著提升。

要注意的是，兒童練習的時間及跑步的距離不宜過長，以免身體不適。連續快速奔跑的時間不宜超過 4 到 6 秒鐘，因為更長的距離需要更專門的訓練。在跑步間隔中休息 2 到 3 分鐘，然後再重複活動，可以讓兒童更舒適。如果兒童身體感到任何不適，他們就無法享受遊戲的樂趣。

制定速度訓練計畫的教練應該將時程規畫為長期計畫，就像其他類型的訓練一樣。設計的練習應該能夠訓練全身各部位，刺激手臂和腿部的動作速度，並縮短動作時間。而對於青春期前兒童的速度訓練，主要元素應該是遊戲和接力賽。

年輕的運動員，尤其是接近青春期的兒童，應該要逐年增加跑步訓練的距離，從20公尺增加到40公尺、50公尺。兒童一開始應在直線上進行初級跑步練習。等到接近青春期、變得更強壯後，教練便可以在訓練中加入之字形跑（zigzag）、跑跑停停（stop-and-go）、曲折跑（slalom patterns）以及快速轉彎跑（running with quick turns）。跑跑停停練習是一種速度訓練，進行方式為運動員在5到15公尺的距離內全力衝刺，並在接到「停止」指令時試著立即停止。收到「起跑」指令後，運動員再以最快的速度朝反方向跑相同的距離。

在團隊運動訓練或比賽中，教練可將速度訓練與其他技能（如投球和踢球）結合起來。這類練習是發展跑步速度及縮短動作時間的典型組合。青春期前的兒童在速度訓練上的可塑性很高，尤其在接近青春期時更是如此。然而，教練應該謹慎規畫，並逐步引導兒童進行跑步、踢球和投擲等綜合性練習。

表5.1列出了速度訓練的幾個要素，這些要素對大多數運動都很有幫助。「訓練形式」一欄列出了兒童可以進行的活動類型；「活動時間或距離」一欄則建議了跑步的分鐘數和公尺數。第三欄提供了活動重複次數的建議。在兩次活動之間，兒童應該有足夠的休息時間，以避免身體不適；最後一欄則列出了適當的休息時間間隔。

青春期前兒童的比賽時間不必超過20或30分鐘。在像是曲棍球或足球的比賽中，可以安排兩節的比賽。我們不建議青春期前的兒童與成年運動員進行同樣的比賽時間長度，因為這個年齡段的兒童調節能力尚未充分發展，不適合進行90分鐘的足球比賽或

表5.1　青春期前速度訓練的週期化模型

訓練形式	活動持續時間或距離	次數	組間休息（分）
遊戲	20-30分鐘	1-2	—
接力賽	10-15公尺	3-5	2-3
速度訓練	10-50公尺	4-6	3-4
包含轉彎、變向、及跑跑停停的速度訓練	5-15公尺	4-8	2-3

三場20分鐘曲棍球比賽。若孩子筋疲力盡，可能就會失去參加下一場比賽的興趣；但如果孩子雖累卻非常享受比賽，則會非常期待下一場比賽的來臨。

在加拿大和美國，許多足球聯賽已將學齡前兒童的足球比賽時間縮減至60分鐘；前30分鐘用於練習，後30分鐘則進行比賽。這樣的安排有助於兒童適當地熱身，為比賽做好心理準備，並能迅速將練習中學到的技能應用於比賽中。由於比賽期間接觸球的機會相對較少，兒童在比賽中練習球技的機會有限；然而，在練習期間，他們可以接觸球100至300次，具體次數取決於練習時間的長短。這種由練習迅速過渡到比賽的模式，有助於增強兒童的信心，讓他們能夠在比賽中立即運用所學技能。

兒童能輕鬆地重複三到五次10至15公尺的接力賽，尤其當接力賽的形式多樣時更是如此。但不管孩子們多麼渴望繼續進行接力賽，都必須確保他們在兩次接力賽之間有足夠的休息時間。

而針對團隊運動的速度訓練，則須包含轉彎、變向及跑跑停停的跑步形式。由於這種訓練的距離不長，兒童可以重複更多次（四到八次），每次重複間休息2到3分鐘。表5.2列出了速度訓練的示範結構。

縮短反應時間的練習不需複雜，也不需要特別的設備，一場簡單的足球比賽或鬼抓人就夠了。這兩種活動都需要速度及快速

表5.2　速度訓練課程範例

部分	目標	活動	時間或次數
1	熱身	與表2.2相同	10分鐘
2	提升速度	—	6×25秒
	提升特定比賽的速度	簡短快速的技術或戰術練習（包含快速變向）	8×15秒
		以技術或戰術目標為導向的比賽或分隊練習	20-30分鐘
3	緩和、放鬆、享受	接力賽	3次
		輕鬆的慢跑	3分鐘

轉彎的能力，能夠提升兒童的力量和敏捷度。一項研究探討了4到6歲男孩及女孩的上肢及全身反應時間。該研究比較了喜歡動態活動（如跳繩和鬼抓人）和喜歡靜態活動（如扮家家酒、閱讀或堆積木）的兒童之間的差異。喜歡靜態活動的兒童反應較慢，而喜歡動態活動的兒童，上肢及全身的反應都比較快（Miyaguchi等人，2013年）。靜態活動固然有很多智力方面的好處，包含提升創造力或專注力等，所以我們不是不鼓勵靜態活動，而是建議兒童應該多元接觸，參與動態和靜態的活動。

形塑運動能力階段的速度訓練模式

速度的發展會在青春期時加快。大多數兒童（包含男孩和女孩）都是如此，而這可能與身體和肌肉體積增加有關。

力量的增強有助速度的提升。青春期後，男孩體內的睪固酮會開始急劇上升，力量也因此隨之增強，直接提升跑步速度並縮短動作時間。

雖然到後青春期，男孩的速度會有顯著的進步，但女孩的速度發展會趨於平穩。快速活動時會應用到的肌群，若其神經系統

的協調性改善，可能也會提升速度，但大多數速度的提升還是源自力量增長及肌肉更有力的收縮。因此，手臂可以更加有力地擺動，腿部也能在地面上更有力地活動。

增強上肢力量，尤其是手臂力量，可縮短動作時間，代表運動員可投出更遠或擊出更有力的球。另一方面，增強的腿部力量也可以踢出更有力的球。對大多數重視奔跑速度的團隊運動來說，快速改變方向的能力也很重要，而這方面的進步是來自神經系統協調性的提升及相關肌力的增強。

速度訓練的範疇

兒童青春期的速度訓練必須要量身打造，才能將速度提升到更高水準。然而，青春期的訓練也應兼顧多方的運動發展，因此速度訓練應要與兒童進行的其他訓練有效結合。

速度與加速度的訓練能讓青春期的兒童獲得更好的神經適應性，進而增進手臂和腿部肌肉的協調性。隨著力量增強，動作時間也會跟著縮短，進而提升上肢的靈活性及跑步速度，這在男孩身上尤其明顯。同樣，隨著腿部力量的增強，孩子便能更有力地向地面施力，從而更快地推動身體前進。

儘管青春期前的速度訓練可以不分性別，但我們建議從青春期開始針對不同性別制定訓練計畫。進入青春期後，男孩會開始變得更強壯，肢體的移動速度也會增快，所以男女在青春期之後的訓練最好能分開進行。

如何教導正確的跑步技能

要提升跑步效率，運動員應在跑步的姿勢上下工夫。跑步要有效率，關鍵因素之一是良好的手臂推進力。手臂的擺動需向後、向前，並向上到手部與臉部齊平。隨著手臂推進力的增強，腿部動力也會增加，因為手臂的推進力及擺動頻率能引導及協調腿部運動的速度。驅動腿（在我們的例子中是右腿）的大腿需抬至水平；從此基準點開始，同一條腿的腳部向前下方伸出，腳掌刷過地面。隨著身體向前移動，另一條腿（左腿）也向前邁出。此時，右腿頂住地面，身體向前伸展。重複這些動作，直至衝刺結束。

孩子們進行這些練習時，教練或老師應密切觀察他們是否有保持良好的姿勢──保持肩部向下並放鬆，同時帶動手臂，並將膝蓋抬高。身體應保持垂直，眼睛注視前方。而腳掌應迅速著地，且在向前移動時位於身體下方。跑步包含以下幾個階段：

1. **推進階段**：腳以力量推動地面，帶動身體快速向前。
2. **驅動階段**：對側腿向前邁進，大腿保持水平；對側手臂也沿著身體向前擺動，手掌與肩同高（手臂彎曲90度）。在著地階段之前，踝關節必須保持鎖定。
3. **著地階段**：腳掌著地，並迅速來到身體下方。
4. **恢復階段**：推進腿的腳跟迅速拉向臀部，同時對側手臂迅速向前擺動。

設計訓練計畫

運動員在青春期後就可以開始增加速度訓練的總量。不論是遊戲、接力還是短跑，他們都可以逐漸增加高速奔跑的距離，從20公尺增加到50公尺、60公尺。

速度訓練對兒童和教練都能很有趣。兒童可以透過各種練習來進行，如遊戲或比賽，特別是接力賽。教練則可以利用多樣化的練習來設計接力賽，包括短跑、含轉彎的短跑、繞著三角錐跑，甚至結合藥球的使用或跳越低障礙物。

教練也應該安排一些特殊練習來提升兒童的反應速度，目的是縮短兒童移動肢體所需的時間，例如跑步時移動手臂和腿部的時間，或投球時移動手臂的時間。這可以透過兩個簡單的階段來完成：

1. 改進動作時間的前期，教練可以站在孩子面前，面向孩子。教練發出信號——可能是視覺信號（如拍手）或聽覺信號（如吹哨）——之後孩子便開始動作。因為孩子看得到教練，所以他們可以更快開始動作。

2. 數月或一到兩年後，隨著孩子反應速度進步，教練可以改站在孩子身後。這樣教練可以看到孩子，但孩子看不到教練。這個階段，孩子們只能依靠聲音來反應。練習的目的是一樣的：一聽到信號，孩子們就要盡快開始動作。

在練習速度和動作時間的同時，兒童還應進行簡單的力量練習。上半身可以透過各種投擲藥球的方法來鍛鍊。若要練習遠距離投擲，可以用網球和棒球；若要平衡兩手發展，則可交替手臂練習。這些練習都既有趣又有助發展上半身的力量。兒童也可以在較低且安全的設備上進行簡單的跳上、跳下或越過障礙物來發

展腿部力量（參見第七章）。

　　隨著後青春期來臨，運動員可逐步提高練習的強度（速度）和力量，來改善神經肌肉的協調性。隨著適應訓練的能力提升，他們也可以根據自己的耐受度增加重複的次數。

　　速度訓練的關鍵元素之一是組間休息時間。重複動作的品質取決於神經肌肉系統的活力，所以必須盡可能在必要範圍內適當延長組間休息時間，以便充分恢復活力及能量。

　　如表5.3所示，教練可以利用接力賽來培養青春期兒童的速度，而跑步距離可以比青春期前兒童更長。若原本設定是10到30公尺，重複4到6次，組間休息2到3分鐘，則可以調整為在20至50公尺的直線距離內重複速度訓練5至8次，每次組間休息久一點（4或5分鐘）。休息期間，孩子們應伸展肌肉來放鬆。若為團隊運動，孩子們可以在5到25公尺的距離內進行變向、轉彎或跑跑停停的速度訓練，重複5到10次，每次休息2到3分鐘。快速執行特定比賽的技巧也能同時培養特定的速度。

　　如果一堂訓練課中只有速度訓練、或包含轉彎及變向的速度訓練，那重複的次數就可以更多一些。訓練結束後，教練可以繼續演練技巧及戰術、玩遊戲或分組比賽。

表5.3　青春期速度訓練的週期化模型

訓練形式	距離（公尺）	次數	組間休息（分鐘）
接力賽	10-30	4-6	2-3
速度訓練 （包含起步）	20-50	5-8	4-5
包含轉彎、變向及 跑跑停停的速度訓練	5-25	5-10	2-3

註：教練也可以參照表5.2來規畫青春期兒童的訓練結構，然而距離及重複次數應參考表5.3所示。

專項化速度訓練模式

速度會隨著年齡的增長而提升。兒童進入青春期後，他們的速度和動作時間會明顯進步，尤其是男孩。而女孩則是在青春期晚期和青春期後的初期，速度提升最為顯著，但這也是她們速度成長的高峰期；除非進行特別的速度訓練，否則此後女孩的速度發展可能會逐漸放緩。

男孩在青春期後則能持續提升速度。隨著他們變得更加強壯，速度也會增快。男孩與女孩在速度發展上最大的差異之一可能是上肢力量，因為男孩的上肢力量從青春期開始就逐步增強。

對有在運動的兒童來說，速度的提升可能也源自肌肉協調性變好。透過多樣化訓練，他們能學會如何運用及協調肌肉以達到最佳效率。因此，速度的提升也來自更好的肌肉和肢體協調性。此外，神經系統也會更懂得以何種速度和方式來因應不同的運動情況。神經系統在處理完訊號或理解比賽狀況後，會決定下一步並刺激相關的肌肉收縮來快速完成動作。

速度訓練的範疇

青春期後的速度訓練應符合特定運動的需求。教練應減少分配給比賽的時間，並留時間進行特定運動的速度訓練。

後青春期對任何想要提升表現的運動員來說都至關重要，因為此時的運動員仍可以糾正他們前兩個發展階段的問題。然而如果沒有在青春期前就進行特定運動所需的速度訓練，則會大大地降低運動員達到高水準表現的機會。雖然速度訓練會越來越針對專項運動，運動員也不應完全放棄樂趣及多元訓練。

多數的速度訓練必須動態地以高強度進行，以不斷刺激神經

肌肉系統。這類訓練會可以提升腿部跑動時的頻率及速度。

　　速度訓練中也要確保運動員能在主動肌收縮做動作時放鬆拮抗肌。訓練課中，應分配專門的時間讓運動員學習如何放鬆並完成平穩、輕鬆、流暢和協調的技巧或動作。要做到這點，首先要先放慢練習內容的速度，讓運動員可以專注在放鬆拮抗肌上。運動員學會後，就可以逐步提高速度，直到他們能以最大速度完成一樣的重複動作。然而，這項目標不可能在一天、一週甚至一個月內達成，有時可能需要一到兩年的時間。不過學會如何跑步平穩、放鬆和流暢地動作大有益處，值得投入時間來練習。如果運動員在此發展階段忽視這些訓練，他們的跑步姿勢就會變得僵硬。而僵硬的跑姿意味著更多的能量消耗和不必要的肌肉收縮，這會導致速度下降。

　　從後青春期晚期開始，教練就必須開始實施週期化的年度訓練規畫。從這個階段起，教練需要針對賽季的具體要求來設計訓練計畫。在準備期，也就是季前的階段，教練會持續進行多元化訓練，並且解決運動員特定肌群的補償問題。在整個準備期的後半段，訓練則會更特定，聚焦在可以直接提高競技表現的練習和訓練。最後，在年度計畫的過渡期或者是非賽季階段，訓練將再度轉為多元化、非正式和輕鬆的形式。在此階段，重點是消除疲勞，放鬆心情，同時保持適度的身體活動、遊戲和樂趣。

設計訓練計畫

　　後青春期的速度訓練比其他兩個發展階段所推薦的訓練更為複雜。除了速度訓練本身，運動員還需要鍛鍊以下能力，以提升速度和運動效率：

- 速度：高速度、高頻率的高強度訓練非常重要，應占速度訓練總時間的60%至70%。
- 動作時間：動作時間是指從反應的首個明顯動作開始到該動作完成之間所花費的時間（Anshel等人，1991年）。這不僅涉及肌肉對刺激的反應，也包括肌肉快速而強烈收縮的能力。訓練速度和力量將顯著提升運動員快速移動四肢的能力。
- 克服外部阻力的能力：在大多數運動中，力量──即肌肉收縮的力量──是快速完成動作的關鍵。在訓練和競賽中，運動員在快速移動時會遇到重力、器材、環境（如水、雪、風）及對手等外部阻力。為了克服這些阻力，運動員需提升力量。肌肉收縮力量的力量增強，動作的加速度和完成技能的速度也會更快。運動員需提升踢球、擊球、投擲和擊球的爆發力，來訓練自己克服外部阻力的能力。
- 技巧：動作的速度和頻率以及動作時間常是技術的一部分。掌握有效的姿勢有助於快速、準確並高效地完成一項技巧。運動員也須注重有意識地放鬆拮抗肌，以便輕鬆協調地完成運動技巧。
- 專注力和意志力：高度的力量有助於快速動作。因此，中樞神經系統處理運動訊息的速度、神經脈衝的頻率以及運動員的最高集中力決定了動作的速度。運動員的意志力和專注力是達到高速的重要因素。
- 肌肉彈性：肌肉彈性與主動肌和拮抗肌的交替放鬆能力，對於完成高頻率動作和正確運動技巧至關重要。此外，關節的靈活性也是執行高振幅動作（如大步幅）的關鍵，這在任何需要快速奔跑的運動中都非常重要。因此，日常應進行柔軟度訓練，特別是針對小腿和大腿肌肉的訓練。

　　表5.4列出了後青春期速度訓練的週期化模型。雖然表中提到了許多訓練形式，但您可以只選擇您需要的形式。

　　高起跑（high starts）對所有團隊運動都很重要，在諸如足球、橄欖球、棒球、曲棍球、袋棍球和籃球等多項運動中，運動員都需不斷地快速加速。運動員站立時雙腳分開，準備進行高起跑。聽到起跑指令後，運動員應盡可能快地加速跑10至30公尺，並重複此動作6至10次。教練應該給予運動員3至4分鐘的休息時間，進行放鬆和簡單伸展來維持肌肉彈性。高起跑既可作為提升快速起跑能力的獨立訓練，也可整合於技術或戰術訓練之中。

　　加速訓練是一種旨在提升最大加速度的訓練方法，有助於增強短跑和團隊運動中的最高速度。運動員可在20至60公尺的範圍內進行4至8次的加速練習，每次之間休息3至4分鐘。另一方面，速耐力訓練則是在較長距離（60至120公尺）內保持最大速度的訓練形式。由於這類訓練對身體和精神消耗較大，因此通常只進行3

表5.4　後青春期速度訓練的週期化模型

訓練形式	活動距離（公尺）	次數與組數	組間休息（分鐘）	每週訓練節數
高起跑	10-30	6-10	3-4	1-2
最大速度	20-60	4-8	3-4	2
速耐力	60-120	3-6	4-5	1-2
專項運動速度				
加速	10-30	4-6	2	2-3
減速	10-20	4-6	2	2
跑跑停停	10-20	4-8	2	2-3
帶變向的加速	10-30	4-8	2	2-3
動態訓練（投擲、踢、跳）	—	2-4組，5-10次／組	1-2	2-4

註：因為這些訓練相當辛苦，每次訓練可以根據運動員的潛力，規畫兩到四種形式，並將其餘的時間用於技術或戰術演練。表 5.5 和 5.6 提供了不同日子採用不同訓練形式的範例。

至6次，每次休息4至5分鐘。這種訓練對橄欖球接球手、棒球選手和田徑運動員尤其重要。

運動員需進行針對特定運動的速度訓練，例如在多數團隊運動中會使用到的球類。對於團隊運動而言，減速或在快跑後迅速停止的能力與最大加速能力同等重要。由於團隊運動中運動員很少直線加速，他們必須練習許多特定的運動形式，包括轉彎、變換方向和停止後再起跑。這些訓練的距離不需過長，10至30公尺，重複4至8次。休息時間要短（約2分鐘），以訓練運動員在休息和疲勞狀態下的加速與減速能力。更多有關敏捷性練習的資訊，請參考第六章。

在彈震式訓練或動態訓練中，運動員需完成有力的投擲、傳球、踢球、擊球和跳躍等動態動作；例如，重複5至10次，分2至4組，組間休息1至2分鐘。這些技能對大多數團隊運動至關重要，且運動員通常需在疲勞狀態下進行訓練。

我們還需注意兩點重要的訓練考量。首先，運動員無需在同一訓練中進行所有類型的訓練。田徑短跑選手可在同一訓練中進行起跑和最高速度訓練。然而，由於速耐力訓練較難，需單獨進行，與其他類型訓練分開。橄欖球的外野手和棒球員會在同一訓練中訓練高起跑、加速度和改變方向的加速度（在棒球訓練中，改變方向代表繞場跑）。而速耐力訓練則在不同日子進行，以特定運動的需求為主（如改變方向）。

對於大多數其他團隊運動的運動員而言，訓練形式可按以下方式組合：

- 每週一到兩天：進行高起跑短跑、最大速度訓練和帶方向變換的加速訓練
- 每週兩天：進行加速、減速和跑跑停停訓練

　　表 5.5 和表 5.6 提供了進一步的示例。第二個訓練考量因素是，第七章建議的肌力和爆發力訓練將幫助運動員提升最大速度和動作時間。

　　如前所述，從後青春期開始，教練可開始採用年度週期化訓練模式。在此階段，運動員開始參與更正式的比賽，訓練亦需遵照結構化的規畫。教練必須根據週期化概念來制定計畫，如圖 5.1 至 5.3 所示。

表 5.5　最大加速度訓練範例：個人運動

星期一	熱身	起跑： 6-10次×10-30公尺 休息間隔＝4分鐘	力量訓練
星期二	熱身	最大加速度：6次×30公尺 4次×50公尺 3次×60公尺 4次×30公尺 休息間隔＝4分鐘	
星期三	熱身	速耐力： 4次×60公尺 2次×80公尺 2次×120公尺 2次×40公尺 休息間隔＝5分鐘	力量訓練
星期四	休息		
星期五	熱身	起跑： 4次×10公尺 2次×20公尺 2次×30公尺	最大速度： 3次×40公尺 3次×60公尺 休息間隔＝4分鐘
星期六	熱身	速耐力： 2次×80公尺 2次×120公尺 4次×60公尺 休息間隔＝5分鐘	力量訓練
星期日	休息		

註：關於力量訓練，請參考第七章。力量訓練可以在早上，與速度訓練分開進行。
休息間隔＝組間休息時間。可在休息期間進行輕度伸展。

　　圖5.1和5.2顯示，速度訓練的進程始於短距離的間歇訓練，目標是在該發展階段達到最佳狀態和最大速度。當運動員在其特定發展階段達到最大速度和最佳狀態後，他們應逐步增加跑動距離，以符合所參與運動或比賽的要求。

　　在團隊運動中，運動員在場上擔任的位置決定了他們需以最大速度奔跑的最遠距離。例如，美式足球的接球手或棒球選手可能需要以最大速度跑至80公尺。在足球比賽中，這個距離縮短至40至60公尺；而在籃球比賽中，除非運動員需以同樣的速度返回己方籃框，否則跑動距離通常不會超過15至20公尺。不論運動員以最大速度跑多遠，教練都應設計專屬的速度訓練課程，而這些課程應基於週期化概念，並融合最大速度、速度力量和速耐力等要素。這類訓練計畫將幫助運動員成為具備優秀加速能力的快速跑者。

表5.6　最大加速度訓練範例：團隊運動

星期一	熱身	技巧練習—— 加速—減速： 10×30公尺	技巧練習—— 含轉彎及變向： 12×30公尺	對抗訓練 休息間隔＝2分鐘
星期二	熱身	戰術練習——變向、跑跑停停： 16×3分鐘	對抗訓練 休息間隔＝2分鐘	彈震式或動態訓練
星期三	熱身	技巧練習——最大加速： 6×15公尺 6×30公尺 休息間隔＝4分鐘	戰術練習： 12-14×1分鐘 休息間隔＝2分鐘	彈震式或動態訓練
星期四	休息			
星期五	熱身	技巧和戰術練習——速度和敏捷： 12×30公尺 休息間隔＝4分鐘	技巧和戰術練習—— 含轉彎、跑跑停停： 8-10×1分鐘	分組彈震式或 動態訓練
星期六	熱身	含轉彎加速練習： 6×30公尺	加速—減速： 8×30公尺	跑跑停停： 10×30公尺 休息間隔＝2分鐘
星期日	休息			

註：星期六是個人訓練（即，不在健身房或滑冰場內進行）。您可以在星期一、星期三和星期五的早上加入力量訓練，與專項訓練分開。

圖5.1 適用後青春期的週期化速度訓練模型

月份	訓練階段	速度訓練類型、距離以及 最大速度百分比	速度訓練	力量訓練
10月	準備期	長程速度訓練 8-12次 400-200公尺 50%	有氧耐力	力量耐力
11月		短程速度訓練 8-12次 200-100公尺 60-70%		
12月				
1月		20-40公尺間歇 95-100%	最大速度	起跑力量
2月				
3月		• 40-60公尺間歇 　95-100% • 低起跑 10-15公尺 　80-100%		
4月	比賽期	• 60-80公尺間歇 90-100% • 起跑 20-40公尺 90-100%	最大速度、 最大加速、肌耐力	起跑力量、 力量耐力
5月				
6月		40公尺至全程或超長距離 可(不)含起跑		
7月				
8月	過渡期	其他體能活動、遊戲、比賽	——	解剖適應
9月				

註：適用於後青春期短跑運動員的年度速度訓練計畫，其表現必須在6月和7月達到高峰值。

　　對於團隊運動而言，僅有快速加速的能力並不夠。運動員還必須能夠迅速變換方向並減速，這樣他們才能轉身並立即向另一個方向加速。腿部力量越強，運動員完成這些動作的速度就越快。因此，在進行速度訓練的同時，運動員也應參與肌力訓練。

　　在100公尺的標準短跑中，運動員並非一開始就能達到最大速度，而且在整個賽程或跑步過程中，速度也會有所不同。運動員通常需要4到5秒的時間才能達到最高速度，這與腿部力量有關。一則100公尺短跑的分析顯示，運動員會在50至60公尺處達到最高速度，並維持至80公尺左右。此後，運動員的速度通常會開始下降。

　　賽跑剛開始時，高加速度主要依靠力量和速度力量，而從70

圖5.2 適用後青春期晚期的週期化速度訓練模型

月份	訓練階段	速度訓練類型、距離以及最大速度百分比	速度訓練	力量訓練
10月	準備期	長程速度訓練400-200公尺 50-60%	有氧耐力	力量耐力
11月		短程速度訓練200-100公尺 60%		
12月				
1月	比賽期	20-40公尺間歇 95-100%	最大速度、 最大加速	起跑力量
2月		40-60公尺間歇 95-100%		
3月	過渡期		／	／
4月	準備期	短程速度訓練200公尺 75%	有氧耐力	力量耐力
5月		40-60公尺間歇 95-100%	最大速度 最大加速	起跑力量
6月	比賽期	60-80公尺間歇 95-100%		
7月		40公尺至全程或超長距離 可(不)含起跑	最大加速 最大速度 速耐力	起跑力量 力量耐力
8月	過渡期	其他體能活動、遊戲、比賽		解剖適應
9月				

註：適用於後青春期晚期青少年的年度速度訓練計畫。

公尺至80公尺階段則需要速耐力來維持速度。一項短跑速度的初步分析顯示，速度訓練比表面看起來更為複雜。教練必須了解賽跑的三個階段，明白運動員在每個階段取得佳績的關鍵，以及要成為快速跑者，運動員需要訓練哪些速度元素，包括加速度、最大速度和速耐力。

圖5.1是一個適合後青春期運動員的週期化速度訓練模型。在這個例子中，運動員需要在6月和7月達到最佳表現。圖5.1的第一列展示了一年中的月份和訓練階段結構，表內容則詳述了計畫中特定階段的速度訓練類型、距離和所占比例。該計畫始於長程的速度間歇課表，意指運動員第一趟先從400公尺間歇開始練，接

著可視情況逐趟遞減，最後幾趟減成 200 公尺的間歇，但從頭到尾速度都一樣設定為最大速度的 50%，趟數設定在 8 至 12 之間。這種訓練的目的是發展有氧－無氧基礎。在準備期的下一階段（11 月底至 1 月中），訓練目標是相同的，但速度會提升到：最大速度的 60% 至 70% 重複 8 至 12 次。

運動員可基於 10 月至 1 月中旬累積的基礎，逐步增加速度訓練，以 6 月和 7 月達到高峰。最大速度應從 1 月底和 2 月的短距離訓練開始，並隨著比賽的臨近逐步增加到全程訓練。

運動員為提升最大速度而間歇的跑步距離，取決於其跑步的形式。事實上，跑步姿勢決定了運動員間歇的距離和次數。在短跑階段的早期，運動員間歇跑的距離為 15 至 20 公尺，這時候會要求他們放鬆和並維持正確的跑姿。若運動員無法維持姿勢，他們就會感到疲勞並失去快速奔跑的力量。

當運動員能夠在 30 至 40 公尺的距離內維持正確的跑步姿勢時，教練可以安排更長距離（40 至 60 公尺）的訓練——在我們的例子中，這通常是在 3 月初至 4 月中旬進行。同時，教練還可以安排短距離（10 至 15 公尺）的低起跑，達到最大功率和速度的 80% 至 100%。記得隨時要求跑姿正確。

經過三個月的中短距離速度訓練之後，運動員可以開始嘗試 60 至 80 公尺的間歇訓練。當運動員能以良好的姿勢維持最大速度時，教練可考慮延長訓練距離。從這一階段開始，到整個比賽期，運動員應進行全程或超過比賽距離的長距離訓練，以發展最大速度和速耐力。

從 4 月到 7 月，重複訓練的次數應根據運動員能夠承受的運動量和疲勞程度來調整。隨著比賽將近，對運動員而言，訓練不足總比訓練過度好。只有在運動員處於充分休息、精神飽滿且未過度訓練的狀態下，才可能達到最大速度。

　　圖5.1的最右方兩行顯示，若運動員希望在6月和7月獲得佳績，則全年都應進行速度和力量訓練。您無需完全依照圖5.1中建議的計畫執行，可能需要根據氣候條件和運動員的訓練潛力進行一些調整。但無論計畫如何改變，都應遵循建議的進度和訓練類型。

　　圖5.1和圖5.2的主要差異在於，圖5.2的計畫包含兩個比賽階段：1月至3月初的室內賽和5月底至7月底的室外賽。這兩個階段之間，有一個3月中旬的兩週過渡期。每個高峰期的進展都與圖5.1類似，只是每個階段的持續時間較短，因此可能會出現兩個高峰。訓練的所有其他要素都與圖5.1相似。

　　圖5.3的計畫與圖5.1類似，同樣從長節奏跑過渡到短節奏跑，最終在8月和9月進行專門的速度訓練。在準備階段的最後兩個月，運動員的速度訓練主要透過重複特定的技巧和戰術練習，或透過團隊運動中的特定速度訓練（例如轉彎、變換方向和急停急轉）來進行。這種速度訓練旨在訓練運動員在比賽中的動態反應能力，以及從慢跑到最大加速度的迅速變化。力量訓練應會幫助球員提升在整個賽季中所需維持的特定速度。圖5.3中的範例可以應用於比賽期在春季和夏季的團隊運動（如足球、棒球）。在這種情況下，可以把準備期安排在秋季和冬季，而將針對特定運動的速度和力量訓練安排在3月和4月。

練習

　　本章我們將介紹26種有助青少年運動員速度發展的練習和遊戲。這些練習適合所有年齡層的人。請記住，運動員進行本章中的接力跑時，教練應請運動員隨時保持良好的跑步姿勢（參見本章前面的「如何教導正確的跑步技能」），並且著重在運動技能而非勝負上。

　　最後一點：在訓練速度時，請教練不必刻意追求「新」，而是

圖5.3　適用後青春期的週期化速度訓練模型——團隊運動

月份	訓練階段	速度訓練類型、距離以及最大速度百分比	速度訓練	力量訓練
5月	準備期	長程速度訓練 600公尺 50% 400公尺 60%	有氧耐力	力量耐力
6月				
7月		短程速度訓練100公尺 65%		
8月		短距離20-30公尺間歇 90-100% 特定訓練20-90 秒 95-100%	最大速度： 變向、停轉、方向改變	力量： 加速和減速的力量
9月				
10月	比賽期	維持最大速度及加速	維持最大速度使用特定訓練／分組練習	維持力量： 加速和減速
11月				
12月				
1月				
2月				
3月	過渡期	其他體能活動、遊戲、比賽戶外活動	—	解剖適應
4月				

註：聯賽通常安排在10月至2月間（如籃球、排球、曲棍球等）。

要追求「必要性」。許多速度訓練，從跑步技巧到裝備都存在許多謬誤。要提升速度，關鍵是提升肌力及力量，採用循序漸進、週期化的肌力訓練計畫，針對不同年齡階段進行訓練。此外還要採用適當的技巧進行全身跑跳練習，挑戰神經肌肉系統，來提升反應速度、肌肉收縮力及協調性。接力賽和賽跑（如本節中的一些練習）的競爭氛圍有助運動員維持快跑的速度，因為他們會想努力超越其他隊伍。孩子的速度訓練應該像這樣充滿樂趣和活力，最重要的是，能幫助孩子提升他們所選運動項目的表現，個人運動或團隊運動都一樣。這些目標都可以透過一些基礎練習達成，而這些練習不需要什麼器材，在室內或室外都可以進行。

排隊接力賽（File Relay）

重點：跑步姿勢、速度

1. 將隊員分成兩個或兩個以上的接力隊，每隊8至10人。

2. 球員站在起跑線後。在教練的示意下，每隊的首位隊員以最快的速度跑到每隊前方10公尺處的圓錐體。

3. 繞過圓錐體後，該隊員跑回起跑線，並觸碰隊伍中下一名隊員的手。下一名球員要在碰觸到手之後才可以開始跑動。

4. 跑完的球員回到隊伍的最後面。

5. 比其他隊伍更快完成接力即獲勝，最終的排隊順序需與開始時的順序相同。

6. 您可以設計不同的接力活動，讓隊員應用跑步、帶球、滾球或跳躍等技能。

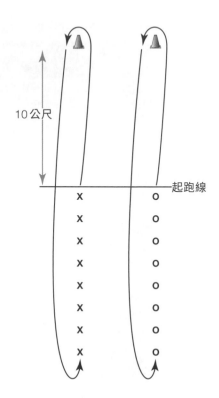

曲折接力賽（Slalom Relay）

重點：繞著三角錐轉彎並快速奔跑

1. 分隊形式與排隊接力賽相同，只是隊員們要繞著擺放在各隊前方的幾個圓錐體進行曲折跑。

2. 與排隊接力一樣，隊員可以跑步、運球、扛藥球或其他任何物品。

3. 排隊接力賽的規則適用於任何接力賽。

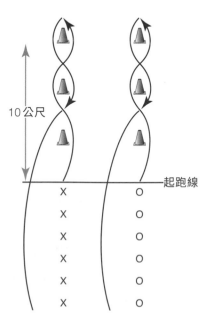

狐狸與松鼠
（Fox and Squirrel）

重點：速度、反應時間

1. 指定一隻狐狸和一隻松鼠。

2. 其餘的孩子兩人一組，手牽
   手，面對面，舉起手臂。他
   們是大樹，散布在遊戲區中。

3. 狐狸追趕松鼠，試著抓到松
   鼠。松鼠可以躲進樹裡來避
   免被抓。如果松鼠躲進樹裡，
   背對松鼠的人就成了松鼠。

4. 遊戲繼續進行，直到每個孩子都輪流擔任過狐狸或松鼠為止。

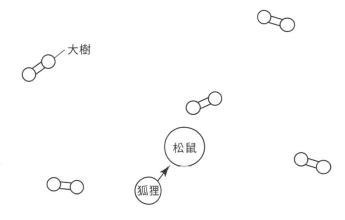

搭檔鬼抓人（Partner Tag）

重點：反應迅速、繞圈快速跑

1. 指定一名鬼和一名被抓的人。其餘玩家兩人一組，圍成一圈。

2. 鬼要負責抓到人。如果人被抓到，則兩人角色互換。

3. 如果人在被抓之前加入了圈圈中的其中一對，那麼被人拍到肩膀的玩家就會成為鬼新的
   目標。

4. 如果鬼開始累了，教練就指定一名新的鬼。

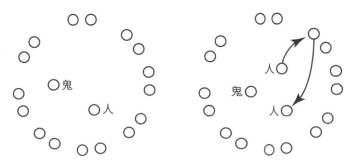

章魚鬼抓人（Octopus Tag）

重點：反應時間、快速移動、在快速移動中改變方向

1. 組成一個 20 到 30 名玩家的大組。指定一到兩名玩家為章魚。其餘玩家則靠牆站成一排。

2. 章魚大喊「章魚！」，玩家就要跑向對面的牆。

3. 被章魚抓到的玩家，要單腳轉身幫忙抓其他人。

4. 所有玩家都被抓到之後，遊戲結束。

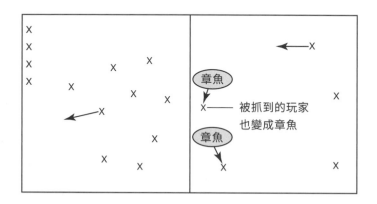

擺臂（Arm Swing）

重點：手臂推進力、手臂協調性

1. 雙腳平行站立，微微張開 15 公分。手肘彎曲約 90 度。

2. 在不改變身體位置和手肘角度的情況下，前後擺動手臂。肩膀應往下並放鬆，同時雙手向上擺動至手部與臉部齊平。

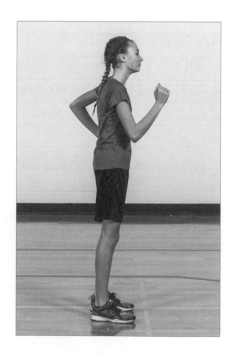

直立起跑（Standing Start）

重點：以直立站姿快速加速

1. 在許多運動，尤其是團隊運動中，快速加速的能力非常重要。直立起跑練習的目的就是訓練選手能迅速往指定方向快速加速。雙腳分開站立，做好準備姿勢。

2. 在教練的示意下，運動員向指定方向快速加速。

變化：

在練習中加入一個三角錐，

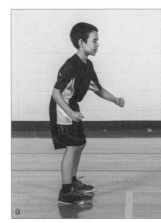
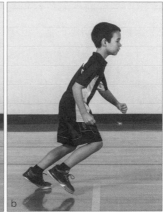

圍著三角錐轉圈；或加入四到五個三角錐，進行一系列的轉圈或曲折跑練習。

前傾起跑（Falling Start）

重點：以前傾姿勢快速加速

1. 先採站立姿勢。

2. 聽到「各就各位」後，往起跑線移動。

3. 聽到「預備」後，單腳向後，對側手臂向前，兩臂約呈90度角。身體向前傾。

4. 聽到「開始」後，前臂用力向後擺動，後臂向前擺動，帶動後腿邁出第一步。

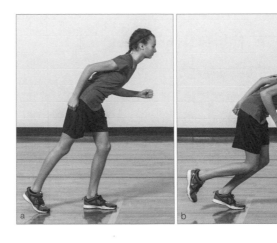

快步（Quick Steps）

重點：用短而快的步伐快速加速

1. 採直立或前傾的起跑姿勢。

2. 從起點開始快步跑 10 到 15 公尺，前腳始終落在前腿膝蓋下方。這樣就能以短而快的步伐加速。

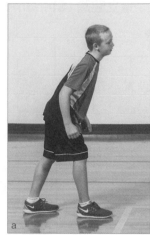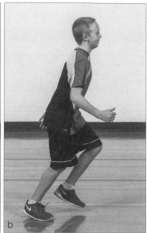

高抬腿（High Knees）

重點：小腿和髖關節屈伸力

1. 行走時，帶動前腿膝蓋高於水平線，並踮起支撐腿的腳尖。

2. 雙臂彎曲90度，與雙腿協調前後擺動。

3. 重複做20到25公尺。

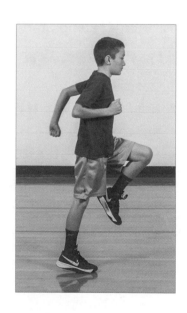

彈力繩阻力跑（Harness Running）

重點：手臂推動力、腿部力量發展

1. 教練或搭檔將繩子或彈力帶套在運動員的肩膀腋下（像背包一樣）。

2. 教練或搭檔握住繩子的兩端，用輕微的阻力來對抗運動員向前的推進力。

3. 為了克服阻力，運動員必須施力以頂住地面，身體稍微前傾，並用力推動膝蓋向前。

4. 以此跑10到15公尺。

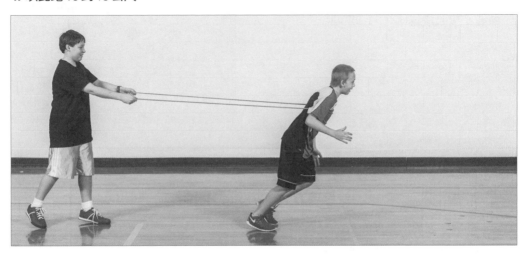

大步幅（Big Steps）

重點：腿部發力、大步跑

1. 運動員呈站姿。

2. 教練以運動員需跨出大步才能抵達的距離，在地上等距畫出10到15個標記或圓圈。

3. 運動員邁開大步往前，每步皆踩在標誌上或圓圈內。完成後，運動員走回起點。

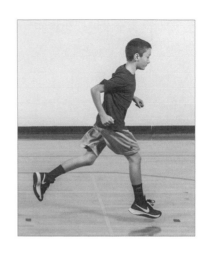

加速奔跑 (Acceleration Run)

重點：快速加速

1. 以站姿開始，單腳向前，保持預備姿勢。

2. 以最快的速度衝刺來重複加速跑，同時保持良好的姿勢：腰桿挺直、手臂和腿部協調、手臂彎曲、腳跟後拉向臀部、眼睛向前看、肩膀放鬆。

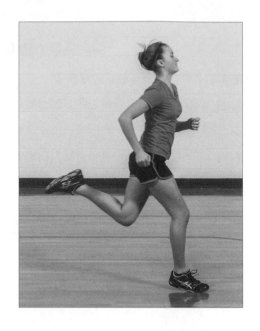

沙包接力 (Beanbag Relay)

重點：加速、減速、腿部力量

1. 兩隊一字排開，面對面，最多相距20公尺。

2. 一隊最前面的運動員拿著沙包跑，將沙包交給另一隊最前面的運動員。拿到沙包的運動員成為下一個跑者，以此類推。結束的運動員到隊伍最後面坐下。

3. 所有隊員都拿過沙包跑完並坐下後，遊戲結束。

沙包折返跑（Beanbag Shuttle）

重點：快速加速

1. 這是一個奔跑撿沙包的遊戲。排成兩隊，每隊人數相等。將沙包箱放在每隊正前方，距離為20、30或40公尺。

2. 第一名選手拿起一個沙包放入箱中。下一名隊員以最快的速度跑到箱子前，撿起沙包後返回自己的隊伍，將沙包交給排在隊伍中的下一名隊員。

3. 最後一名隊員拿到沙包並回到起點後，遊戲結束。

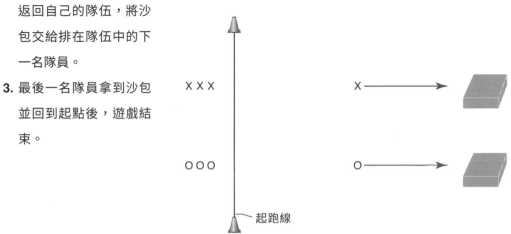

繞返跑（The Loop）

重點：起跑、快速向前跑、繞圈跑

1. 將隊員分成六至八人的小隊。運動員呈前傾起跑姿勢，跑步繞過前方的三角錐。三角錐要放在運動員的正前方，距離起點20、30或40公尺。

2. 運動員跑步繞過三角錐後，再快速走回起點。

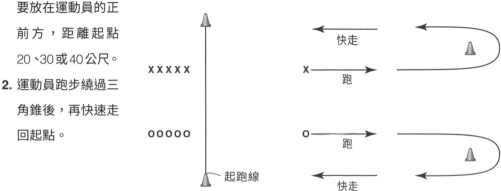

兔子與公雞（Rabbits and Roosters）

重點：快速加速和快速變向

1. 兩隊相距四公尺。每隊在該隊背牆前有三公尺的安全區。

2. 教練指定一個「兔子隊」及一個「公雞隊」。

3. 教練先喊出一隊名（兔子或公雞），被喊到的隊要把另一隊「趕」到他們的安全區。

4. 被抓到的隊員就加入另一隊。

5. 其中一隊的隊員全部都被抓到後，遊戲結束。

```
              ← 4公尺 →
兔  安              x        o      公  公
子  全              x        o      雞  雞
隊  區              x        o      隊  隊
背  3    兔子 x            o 公雞    背
牆  公              x        o      3   牆
    尺              x        o      公
                                   尺
```

撿到了就是誰的（Finders Keepers）

重點：加速、減速、腿部力量

1. 將運動員分成四或五人一組。在地板上放置兩個相距15公尺的呼拉圈，並在每個呼拉圈中放置四個沙包或球。每隊選擇一個呼拉圈作為「主圈」，並站在其右後方。遊戲的目標是在主圈中放六個沙包。

2. 遊戲開始後，第一名選手跑到對方的主圈，撿起一個沙包或球，回到自己的主圈放下沙包或球。

3. 沙包或球落地後，第二名隊員到另一隊的主圈中找沙包。

4. 兩隊同時努力從另一隊的主圈中拿到沙包。

5. 某一隊主圈中有六個沙包時，遊戲結束。

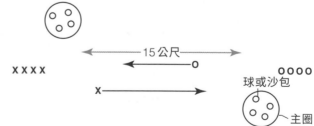

帳篷與旅人 (Tents and Campers)

重點：反應時間、加速度

1. 運動員兩人一組，圍成一個或多個直徑15
   至20公尺的圓圈。每對運動員中，一名運
   動員為帳篷，雙腳分開站立；一名運動員為
   旅人，坐在帳篷前。

2. 教練喊出各種「ㄓ」或「ㄌ」開頭的單字。當
   教練喊到「帳篷」或「旅人」時，每對組合中
   的相應成員繞圈跑，直到找到一名旅人並站
   在其後面，或是找到一個帳篷並坐在帳篷前。

3. 教練沒有喊到「帳篷」或「旅人」卻移動了的
   玩家，要停權一輪。

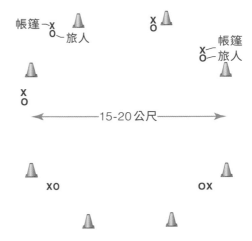

障礙賽 (Obstacle Course)

重點：腿部力量、繞過障礙物奔跑

1. 設置一個曲折跑的賽
   道，放置運動員可跨越
   的長凳、可繞過的三
   角錐、可踩進的呼拉
   圈、可前滾翻的墊子，
   還有可從下面鑽過的
   鞍馬或從上面爬過的
   箱子。

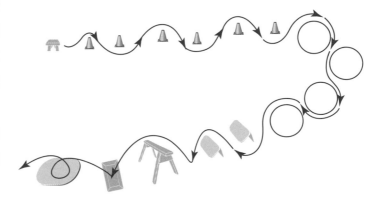

2. 運動員先從走路的速
   度開始試著越過障礙，隨著能力的提高再加快速度。運動員之間要記得保持安全距離（尤
   其是做前滾翻時）。

低障礙接力 (Low-Obstacle Relay)

重點：加速、腿部力量

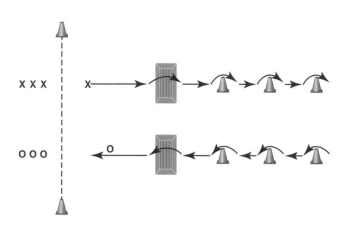

1. 設定一條或多條直線賽道，以三角錐為折返點（每條賽道的運動員人數越少越好）。賽道上設置幾個障礙度不高的障礙物。運動員可以繞過賽道上的障礙物，但不能跨越或跳過。若想要運動員快步跑，可以縮短障礙物間的距離；若想要運動員長步跑或多步跑，則可以拉長障礙物間的距離。

2. 先規定運動員在障礙物間只能跑兩步。然後拉長障礙物間的距離，讓運動員再跑一次，這次規定障礙物間可以跑三到四步。

註：這些練習是為了訓練運動員的快速步法，這在許多團隊運動中都很重要。

前側交叉步 (Forward Crossover)

重點：快速腿部動作、敏捷性

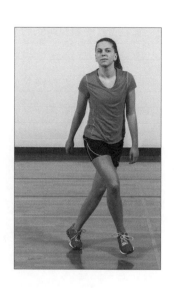

1. 向左移動，右腿交叉到左腿前方，移動約10公尺。
2. 反方向重複動作。

後側交叉步（Backward Crossover）

重點：快速腿部動作、敏捷性

1. 向左移動，右腿交叉到左腿後方，移動約5到8公尺。

2. 反方向重複動作。

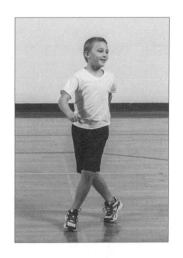

側向交叉步（Carioca）

重點：敏捷性、快速腳步

1. 面向一個方向快速側身，做3到4個前交叉步，然後做3到4個後交叉步。每組側移、前交叉步及後交叉步的距離應為8到10公尺。

2. 完成10公尺後迅速轉身，面向另一邊重複同樣的動作。

3. 面向兩個方向至少完成2到3組動作。

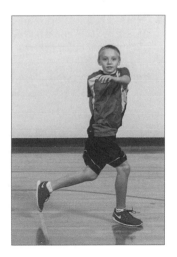

~~~~~~

交叉觸腳 (Foot Touches)

重點：快速腳步、敏捷性

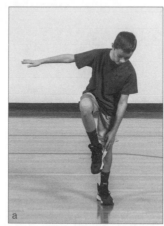
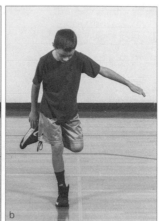

1. 採站姿，抬起腳跟來碰到手。首先左手在身體前方碰到右腳跟，然後右手在身體前方碰到左腳跟，接著左手在身體後方碰到右腳跟，最後右手在身體後方碰到左腳跟。

2. 盡快重複動作。

註：簡單的反應時間訓練應成為兒童多數活動的一部分。兒童在遊戲中的反應也有訓練反應時間的效果。

~~~~~~

跑跑跑停 (Go, Go, Go, Stop)

重點：反應時間、加速、減速

1. 先由一名運動員擔任發令員，背對站在其他人前方10公尺處。

2. 發令員盡可能多喊幾次「跑」，然後再喊「停」。

3. 一聽到「跑」，所有人就往發令員跑去，而一聽到「停」，所有人就定格。

4. 喊完「停」後，發令員轉身看看是否還有人在跑。

5. 最後一個被發現還在動的人就是下一輪的發令員。

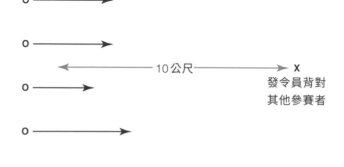

CHAPTER 6

敏捷性和靈活性訓練

　　敏捷型的運動員能夠快速改變方向或變換移動模式。敏捷性（agility）的重要元素包含快速的腳步、反應及移動速度以及運動員動作時的節奏與時機。敏捷性無法單獨培養，需要靠一系列其他能力的輔助（如前述的能力），而其中關鍵的能力是力量。

　　許多的團隊運動、球拍類運動和武術中，都可以看到速度、敏捷性和力量的運用。可以看看籃球員在防守時如何快速移動雙腿來防守在對手的前面。他們的雙腿保持移動狀態，隨時準備好應對任何比賽情況。而敏捷性、快速的腳步及高頻率的腳步取決於小腿肌的力量。力量大、速度又快的球員能比對手還要更快執行戰術，進而在比賽中占得更大的戰術優勢。

　　有些訓練專家認為先有速度才有敏捷性和靈活性（quickness），這其實是一種誤解。事實上，運動員的速度取決於他們對地面或地板施加的力量。這也是為什麼教練，特別是足球教練，經常會強調要找到速度快的球員。速度快的運動員的敏捷性可能來自遺傳，例如天生快縮肌纖維比例較慢縮肌纖維高（快縮肌纖維的收縮時間非常短，而慢縮肌纖維則相反），或者是因為之前接受過肌力訓練。

　　長期訓練敏捷性並不保證運動表現會持續進步，因為運動員可能很快就會達到停滯期。如果訓練的內容（即練習的距離和速度）始終如一，那麼運動員的敏捷性就不會繼續提升。速度取決於運動員的腿部力量，因此可以說只有力量較大的運動員速度才會快。敏捷性也是如此：只有力量較大的運動員敏捷性才會高。

　　敏捷性作為一項獨立的體能素質開始訓練，其實是從過去三四十年間開始的。這最早起源於美式足球，在近幾年中，有些所謂的敏捷性教練一直在推廣適合美式足球的練習和訓練方法，但這些方法未必能滿足歐洲其他團隊運動的生理需求。只要簡單比較美式足球與世界上最受歡迎的運動——足球間的差異，就可以明白為什麼敏捷性的訓練必須針對特定的運動和球員位置進行調整。

美式足球

- 美式足球賽中，每回合的平均時長為 4 到 12 秒，取決於球員位置。因此球員在單一回合中會需要持續進行高強度的運動。
- 球員使用的主要能量系統是無氧乳酸（50%）、無乳酸（40%）以及有氧（10%）。
- 限制運動表現的因素：力量及最大強度。

足球

- 足球比賽中，一回合可能會持續數分鐘。
- 球員使用的主要能量系統是有氧（70%）、無氧無乳酸（15%）以及乳酸（15%）。
- 限制運動表現的因素：力量耐力和速耐力。

　　這兩項運動的差異如此明顯，身為體育教練應該都要能看出這兩項運動有不同的生理需求。美式足球所採用的敏捷練習，其強度與持續時間都與足球、橄欖球及手球所採用的不同。在足球比賽中，4 到 6 秒的敏捷度訓練可能對後衛有效，對中場球員卻無效，因為中場球員在比賽中往往要不停地跑 5 到 10 分鐘。同樣的道理也適用於橄欖球及手球運動員。在敏捷性訓練中，教練的規畫的練習必須著重於提高運動員加速和減速的能力。

減速－再加速：敏捷的基本要素

運動員要快速改變方向時，都必須先減速，然後再往另一方向快速移動。換句話說，快速變向要分為兩個階段：減速－再加速。減速或逐漸停止，是股四頭肌離心負荷（拉長）的結果。運動員減速時，彈性能量會儲存於肌肉中，並在運動員重新加速時釋放出來。

要有效完成這兩個動作，需要運用到一個特定的技能，牽涉到腿部及手臂的活動。減速時，手臂需與腿部協調動作，但是擺動的幅度和力度會逐漸減少。換句話說，手臂的動作會稍微影響減速過程，而快速減速主要仰賴腿部的力量。運動員要快速減速，就必須增強股四頭肌的力量，因為股四頭肌在減速的過程中會離心收縮。

此外，手臂的擺動對加速也有顯著的影響。在進行敏捷動作或快步移動時想要進一步加速，就必須首先動用手臂。快速移動腿部時，手臂也需要強有力地前後擺動。

敏捷性的肌肉來源

運動員若想更快速更敏捷，首要之務是提升腿部主要肌群（腓腸肌、比目魚肌和脛前肌）和大腿主要肌肉（股四頭肌）的力量和爆發力。快速加速和減速的能力高度仰賴這些肌肉的收縮能力，包含向心收縮及離心收縮。在減速後再加速的過程中，運動員減速的能力是決定表現好壞的關鍵。若力量訓練不足，從減速到加速的過程就會較慢。

所有需要敏捷性或快速腳步的動作都仰賴腿部的力量。不論是防守時或躲避對手時，快速腳步都非常重要，而有效的腿部動作取決於兩個關鍵因素：運動員邁出第一步的技能，以及他們對地面施加的力度。

邁出第一步的技能

　　球員踏出第一步的速度取決於其對側手臂移動的速度。例如。如果運動員的左腿先開始向前邁步或交叉步，那麼邁步的快慢將取決於運動員右臂移動的速度。在短跑和敏捷跑中，手臂和腿部需交替運動以達到完美的協調。手臂和腿的動作依下列順序進行：（1）手臂動作；（2）腿部反應（即對手臂動作的反應）。手臂動作和腿部反應之間僅間隔不到一秒。

地面反作用力

　　運動員對地面或地板施加的推力越大，所獲得的反方向地面反作用力就越強。進行離心動作（也就是腳踝、膝蓋和髖關節的屈伸或彎曲動作）時，腿部肌肉會承受離心負荷。在跑步的推進階段，腿部推動地面的力量取決於離心收縮時的負荷大小。離心負荷越大，推進力的爆發力就越強。教練們非常重視肌力和爆發力訓練是因為能夠有力地對地面施力非常重要。

　　運動員的訓練中必須謹慎應用物理定律。在這裡想特別提及牛頓第三運動定律：每個行動都有一個相等且相反的反作用力。在跑步的推進或起步階段，運動員對地面施力，地面則對運動員產生相應的反作用力。對地面施加的力量越大，產生的反作用力就越大，這反過來又增強了腿部的推動力，以及敏捷性訓練中肌肉的反應能力。

敏捷性和靈活性的週期化訓練

　　許多團隊運動必須把敏捷性訓練視為一種長期的解決方案，來解決團隊運動能力的瓶頸。敏捷性訓練主要分成以下兩個階段：

1. **學習階段**。兒童訓練中，尤其是入門階段（6-11 歲）的訓練、甚至是形塑運動能力階段（11-14 歲）的訓練，任何敏捷性練習的重點都應是學習練習中的技能，而非靈活性和快速腳步，因為這些都會隨著將來肌力及力量的提升而進步。不過，在多次重複簡單的敏捷練習、遊戲和比賽後，孩子們也會體驗到自己靈活性的進步，因為如前所述，肌肉學會了「合作」（即肌肉同步）而變得更有效率。

2. **發展階段**。進行敏捷性練習有助於運動員透過發展最大肌力和力量來提高敏捷性，尤其是在專項化階段（15-18 歲）之後。

　　提升最大肌力能有效增進敏捷性，然而多數人卻對此知之甚少，也沒有充分運用。多數教練會讓運動員重複進行敏捷性練習，卻不了解要快速移動，運動員必須要能對地面施多一點力。運動員學會這點並提升最大肌力後也會變得非常敏捷。僅靠敏捷性練習只能在短時間內提高敏捷性，唯有提高最大肌力及力量才能將敏捷性提升到最高。

敏捷性的長期發展

　　要長期提升敏捷性，就必須在早期訓練中循序漸進地重複練習敏捷性。學習階段的運動員（及青少年運動員），其腿部力量也會有一定的發展；然而一旦運動員到達較高的比賽層級，就會容易陷入停滯期。此時若不規畫週期化且有原則的肌力訓練，就難以提升敏捷性。如果訓練中沒有納入最大肌力及力量的訓練，敏捷性的提高也還是會非常有限。

　　長期的年度計畫是培養優秀運動員的要件。為兒童設計的任何敏捷性訓練都要有長期的規畫，並以肌力及力量訓練為基礎。

週期化的長期敏捷性訓練主要包含兩個面向：長期計畫及短期計畫。表 6.1 舉例說明了週期化的長期訓練。表 6.2 則提出了一個短期計畫，並說明了如何將週期化的敏捷性訓練納入年度計畫中。

表6.1　週期化肌力與敏捷性訓練（長期計畫）

階段	訓練類型	訓練效益
入門階段（6-10歲）	簡單遊戲及有趣的體育活動	學會敏捷性練習
形塑運動能力階段（11-14歲）	解剖適應及簡單敏捷性訓練	擁有敏捷性
專項化階段（15-18歲）	肌力訓練（40%-70%）、力量訓練、敏捷性訓練	敏捷性提升
菁英運動表現階段（19歲以上）	最大肌力訓練（80%以上）、力量訓練、敏捷性訓練、敏捷耐力訓練	高敏捷性及靈活性

表6.2　週期化肌力與敏捷性訓練（年度計畫）

細節	訓練階段				
		準備期		比賽期	過渡期
週數	3	6	4-5	當賽季剩餘週數	4-5
週期化肌力訓練	解剖適應	最大肌力	力量、力量耐力	維持最大肌力及力量	解剖適應
練習持續時間（秒）	8-10	15-20	20-90	針對場上位置練習敏捷性	一般訓練或與運動無關的活動
練習進展方式	個人	個人	個人、個人與集體	個人及集體敏捷性練習	個人或集體與運動無關之一般訓練

入門階段與
形塑運動能力階段（前青春期）

如表 6.1 所示，我們建議從形塑運動能力階段（11-14歲）就開始進行敏捷性訓練。入門階段（6-10歲）的體能訓練應為非正式、趣味

性為主。但透過不同的遊戲和簡單的運動技能練習，確實可以提升基本敏捷性。改變走和跑的方向及節奏也能培養一些力量和敏捷性，這主要是來自神經肌肉的相互協調，即不同肌群之間的合作。

　　早期訓練階段（11–14歲）的主要目標是讓身體適應基本的肌力訓練（如解剖適應過程）和學習簡單的敏捷技巧。隨著運動員在訓練和比賽中對敏捷技巧的運用越來越熟練，他們的整體運動能力也會隨之提升。然而，這個年齡階段運動員的力量通常不會有顯著提升，代表這時期敏捷性的提升主要是神經適應的結果，即肌肉間的協調。因此，在早期訓練階段進行敏捷性練習非常重要，因為隨著肌肉間協調性的提高，敏捷性也會逐步提升。

專項化階段（青春期中後期）

　　隨著兒童年齡增長，肌力訓練計畫可以越來越複雜。可以從兒童15歲開始就謹慎地逐步納入負荷低於80%的最大肌力訓練。提升最大肌力不僅能增強快縮肌纖維的作用，進而提高敏捷性，還能提升快縮肌纖維的放電率，從而增進力量訓練的效果。

菁英運動表現階段初期（後青春期）

　　許多運動的高運動表現階段都是後青春期（19歲之後）開始，所以這個階段可以逐步加入更重的負荷（大於最大肌力的80%）來促進肌力發展。肌力的提升會讓人更有力量也更敏捷。從這個階段開始，敏捷性及靈活性的能力會更加專項化，主要根據某專項運動運作的能量系統而定，而更專項化的訓練能提升運動表現。

敏捷性和靈活性訓練的年度計畫

　　敏捷訓練計畫就和其他訓練內容一樣，都是年度的計畫（見表6.2）。這個計畫建立在球員已經有2至4年的基礎肌力訓練、力量及敏捷訓練經驗的假設之上。肌力及力量訓練通常會制定一個傳統的週期化計畫，目標是讓球員能在賽季開始前達到最大的力量及力量耐力，以確保他們在整個賽季中有足夠的體能來應對比賽所需的技術和戰術。

　　在制定年度訓練計畫時，教練應根據不同的主要訓練期（準備期、比賽期和過渡期）來安排敏捷性訓練的進度。表6.2列出了年度計畫中三個主要訓練期的訓練目標、以及從個人練習到集體練習的發展。

　　初期的敏捷性訓練應著重單一的練習，包含學習如何運用簡短的敏捷性練習來提高靈活性、爆發力、快速變向能力及快腳步。不過，隨著訓練進入比賽期，內容應多方結合各式強調敏捷性、靈活性、速度及力量的活動，來針對專項運動或特定的球員位置練習（例如，排球中的主攻手與自由人、曲棍球或足球中的守門員與前鋒、橄欖球中的外接手與後衛）。練習的持續時間也必須參考比賽的實際進行時間（例如，一回合、一次上場或執行一次戰術的時間）。

敏捷性訓練指南

　　本節會提供設計青少年運動員敏捷性訓練計畫的重要原則。如果能根據訓練環境、運動員的個人能力以及可用的設施來調整這些建議，就能達到最佳效果。請記得，參考個人經驗並發揮想像力也是制定最佳計畫的關鍵。

訓練強度

　　除了以學習技能為主的敏捷訓練外，大多數敏捷與速度訓練都需要以高強度進行，即運動員最佳表現的80%至95%。為了提高敏捷性，運動員必須對地面施加動態力量。訓練強度較低則無法顯著提升敏捷度，從而也無法顯著提升運動表現。為了找出訓練的理想強度，教練必須定期測試球員才能知道他們完成特定技能的最高能力。

　　敏捷性訓練常被稱為神經肌肉訓練，因為敏捷性訓練的品質取決於神經肌肉系統的反應，而過高的訓練強度也可能給神經系統帶來負擔。快縮肌纖維的放電率（及肌肉收縮速度）取決於中樞神經系統是否能夠發出快速、有力且高頻的信號，這個放電率同時也決定了敏捷性訓練和快步訓練的強度及品質。

持續時間

　　為了讓敏捷性訓練達到最高的效益，教練必須根據特定運動中使用的主要能量系統來設計敏捷性訓練及各項技能的持續時間。我們建議教練將敏捷練習分類如下：

- 無氧無乳酸系統：持續時間為5至10秒鐘，對地面的施力強度要非常高（>90%），動作迅速；組間休息1至2分鐘。
- 無氧乳酸系統：高強度（80%-90%）持續20至90秒；組間休息2至3分鐘。

　　請注意，很多教練都提倡中等強度且持續時間短的敏捷性練習，然而這些練習的強度及對地面的施力程度都很低，所以未必

有效。這類的練習對青少年運動員或熱身可能有用，但對高運動表現期的運動員來說幾乎無效。如果要在專項化的階段提高敏捷性，就必須提高強度。

　　高強度敏捷性動作中，為了避免疲勞帶來的潛在負面影響，每次訓練的時間應在5-10分鐘之間。如果考慮到休息時間（通常為2-3分鐘），每次訓練的總時間可高達35分鐘。例如，如果有堂敏捷訓練課中，無乳酸和乳酸系統練習的重複次數分別為10秒10次、15秒5次和30秒5次（總計5分25秒），那休息時間的總和約為27分鐘（10 秒鐘的練習休息1分鐘、15秒鐘的練習休息1.5分鐘、30秒鐘的練習休息2分鐘）。教練要負責好好監督運動員的訓練背景及進度、動作持續時間、重複次數以及每次動作的組數。

特定位置的敏捷性訓練

　　敏捷性訓練必須符合特定場上位置的生理要求，因為球拍類運動員和團隊運動運動員在場上的角色不同，對特定技術、戰術和體能的要求也非常不同。橄欖球、足球、美式足球、手球和排球中某些位置之間的差異就非常明顯。例如，足球比賽中的自由人及中場球員。自由人的角色需要更多的力量、敏捷性和反應能力，而中場球員往往是場上的領袖，是組織戰術的人，會在場中來回奔跑，在隊中扮演各種角色。自由人的主要能量系統是無乳酸－乳酸能量系統，而中場球員的主要能量系統是有氧能量系統。這些差別就說明了敏捷性訓練需要根據運用到的能量系統而定。教練必須認知到這種差異，並根據球員的生理需求進行訓練，尤其是從專項化階段（15-18歲）到菁英運動表現階段（19歲以上）之後。

敏捷性訓練在鍛鍊中的位置

高強度的敏捷性訓練應在熱身後立即進行,因為此時中樞神經系統最有活力,能快速回應各種刺激。不過,教練也可以制定特殊的計畫來訓練疲勞狀態下的靈活性及反應時間。在此情況下,敏捷練習應在訓練課的最後進行。雖然疲勞會影響中樞神經系統的反應能力,但球員可以逐步適應,並仍能在高度疲勞下作出快速和敏捷的動作,而這也是大多數比賽的需求。這類練習必須要簡短(4-12秒),並能儘快完成。如果希望球員在比賽後段也能擁有比賽開始時的敏銳度、速度及爆發力,就可以採取這種練習方式。

在敏捷性和靈活性訓練中,通常最先感到疲勞的是神經肌肉系統。這是因為快縮肌纖維的神經反應性以及肌腱伸展反射(也就是肌束的伸展反應,促使肌肉收縮)的有效性會隨著疲勞而降低。疲勞的表現為顯著的技能退化,此時的運動員難以作出敏捷的動作。球員看起來會比較無力、腳步聲變大、腳跟與地面接觸的時間也會變長。這些跡象都反應高度的神經肌肉疲勞。此時教練應停止運動員動作並延長組間休息時間(如4-5分鐘),或在必要時終止整堂敏捷訓練課。

敏捷性及靈活性練習

教練應在訓練課程中提供各種敏捷性練習。雖然我們建議的練習清單還不夠全面,但這些練習應能提供一個堅實的基礎,教練可以從中汲取靈感,設計自己的訓練計畫。球員不可能在一次訓練中完成以下所有練習,因此教練在日常訓練的每堂敏捷性練習中只選擇3到6項來練習非常重要。

教練在觀察運動員進行敏捷性及靈活性練習時,應牢記以下幾點。

注意腳部的著地方式。運動時應始終以前腳掌著地，以此來發揮最佳的牽張反射效果。這被稱為「輕腳」，在移動時會產生由肌肉彈性所帶來的彈跳動作；相對的，「重腳」則指腳底重重地著地。在接觸階段（即腳與地面的接觸），接觸時間越長，運動速度就會越慢。因此，運動員在練習敏捷性時必須運用「輕腳」的方式，以最大程度提升肌肉的彈性，並盡可能縮短與地面的接觸時間。

聆聽球員的步伐。仔細聽球員的步伐就和觀察他們的練習一樣重要。傾聽球員的腳步聲能知道動作的品質。如果腳步聽起來像拍掌聲，就代表球員是用腳跟而非前腳掌著地，這會大大降低速度、敏捷性和靈活性練習的效果。與地面的接觸越安靜，動作就越流暢、越有彈性，力量和敏捷性才會進步最多。但要注意的是，拍掌聲或較嘈雜的腳步聲——尤其是在訓練快結束時——可能代表球員的神經肌肉開始疲勞。敏捷性訓練的效果到此時會相當有限，因此教練應終止訓練。

注意抬腳高度。為了提高速度和敏捷性，運動員的步伐應儘量低，這樣可以更快地讓腳著地並進行下一次推進。運動員應該做到以下幾點：

- 步伐低於腳踝。抬腳的效率若低，會犧牲速度。
- 在敏捷步的抬起和觸地階段之間，移動應儘可能快。影響速度和敏捷性的關鍵是推動或施力於地面的階段。運動員越頻繁地推動地面，他們的移動速度就越快。

檢查身體力學。運動員應維持正確的身體姿勢：雙腳分開與肩同寬，腳尖朝前，身體重量平均分布在兩腿上。重心的垂直投影（從核心處的重心直線延伸至地面）應落在支撐基點之間（即雙

腳之間）。然而，為了更好地模擬比賽中的動態情況並提高身體力學表現，也可以在身體不平衡的狀態下進行敏捷性練習，即讓運動員的重心落在支撐基點之外。

　　最大化推動階段的力量。雖然敏捷運動通常要腳步輕盈，但有時（如在敏捷練習開始時或改變方向時）教練也可以指導運動員用腳跟接觸地面。這樣可以利用小腿肌肉的力量加重對地面的施力。如果抬起腳跟，推進力可能會減少50%。

　　推進階段產生的力量取決於腳掌和腿部之間的角度。角度越小，向前推進的潛力就越大。許多運動員發現如果踝關節不夠靈活會很難維持這個角度。

　　團隊運動員特別需要在比賽中持續執行高力量的動作。儘管大家都知道力量發展的好處，許多教練仍然沒有意識到力量與最大肌力息息相關。教練和球員都希望力量、速度、靈活性和敏捷性能逐年提升，然而也要認知到，如果最大肌力沒有跟著提升，這些能力就不可能持續提升。

　　發展力量、靈活性和敏捷性的最佳方法是在訓練中應用科學。為了提升訓練效果，團隊運動員需要結合(a)最大肌力訓練階段和(b)力量訓練階段來訓練。前者的目標是增加快縮肌纖維的連接數量，而後者則旨在提高這些快縮肌纖維的放電率。唯有如此，才能持續提升力量、速度、靈活性和敏捷性等特定比賽所需的身體素質。如果不遵循這個原則，球員的力量就會退步，進而直接阻礙速度、敏捷性和靈活性的發展。當然，敏捷性練習的數量和強度取決於運動員技能水準和發展階段。像入門階段的孩子可能就無法精確執行形塑運動能力階段的敏捷性練習，因為他們移動的技能尚未發展完全，那些練習對他們來說會過於困難。訓練運動

員敏捷性的關鍵是針對其當前的技能水準來進行適當的訓練。運動員的力量和速度隨著練習的量和強度慢慢增加後，其能對地面施的力也會隨之增加，進而提升敏捷性。敏捷性不是一個獨立的項目或一套練習，而是一項重要的技能，必須輔之以適當的肌力、柔軟度、力量和速度訓練。

　　以下敏捷練習可用於形塑運動能力階段及專項化階段。練習量及強度可根據訓練階段和運動員的技能基礎進行調整。

之字跳與衝刺（Slalom Jump and Sprint）

訓練部位：腿部的三個伸展肌群（小腿肌－腓腸肌、比目魚肌和脛前肌；膝關節伸肌－股四頭肌；髖關節伸肌－臀大肌）

1. 在地板或場地上用膠帶貼或畫一條長約3到4.5公尺（10到15英尺）的線。
2. 選手以之字形（如滑雪曲道賽一樣）跳過整條線，然後向前衝刺9到13.7公尺（30到45英尺）。

建議訓練計畫：

　　1到3組，每組3到5次；組間休息2分鐘。

變化：

- 運動員每次往不同方向衝刺。
- 運動員往後之字跳，跳完後朝不同方向衝刺。
- 衝刺時，運動員加速4.5到9公尺（15到30英尺），然後停下來，立即改變方向，再加速4.5到9公尺。

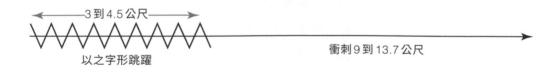

├─3到4.5公尺─┤　　　　　　　　　　　　　衝刺9到13.7公尺

以之字形跳躍

交叉跳（Scissor Splits）

訓練部位：腿部的三個伸展肌群

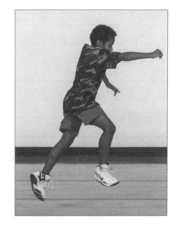

1. 運動員一腳向前，另一腳向後站立。
2. 垂直向上起跳，在空中迅速換腳（右腳向前，左腳向後；落地後換成另一側）。落地後再立即起跳，並在整個練習過程中重複此模式。運動員應注意跳躍的高度，盡量縮短腳與地板接觸的時間。

建議訓練計畫：

　2或3組，每組5到10次連續跳躍；組間休息2分鐘。

變化：

　每次跳躍時，運動員可向特定方向轉身（如向右或向左、稍微向前或向後）。

跳三角錐（Cone Jumps）

訓練部位：腿部的三個伸展肌群、肩膀、髖屈肌（髂腰肌）

1. 將8到10個三角錐擺成一排，每個三角錐之間相隔3到4公尺（10到13英尺）。
2. 運動員在三角錐之間以高頻率跨步跑（即短跨步），並單腳起跳（如跳遠）跳過每個三角錐，盡量減少腳與地面的接觸時間。跳過所有三角錐後，運動員回到起跑線。

建議訓練計畫：

　2到4組（一組即為一段敏捷訓練）；組間休息2到3分鐘。

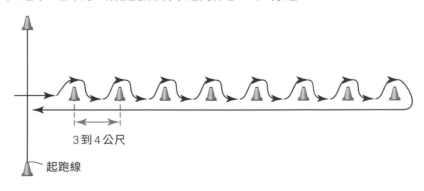

3到4公尺

起跑線

交叉步（Crossover Steps）

訓練部位：小腿肌、股四頭肌（輕度）

1. 運動員右腳交叉到左腳前，向左移動約10公尺（30英尺）。

2. 朝反方向重複上述動作。

建議訓練計畫：

　　每個方向3到5組（一組為10公尺的交叉步）；組間休息1到2分鐘。

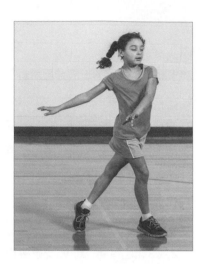

單腳或雙腳跳（Single- or Double-Leg Jumps）

訓練部位：腿部的三個伸展肌群、脛前肌

1. 在地板上用膠帶貼或畫一個50公分乘50公分（20英寸乘20英寸）的大方格。在中間各貼或畫一條垂直線與水平線，分割成四個相等的小方格。

2. 運動員在大方格內的小方格間跳躍。可以單腳跳，也可以雙腳跳。

建議訓練計畫：

　　連續跳2到4組，每組10到12次；組間休息2到3分鐘。

變化：

　　運動員可以跳向前方、後方或側邊的方格。

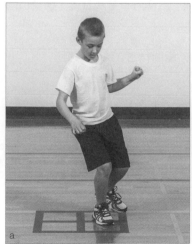
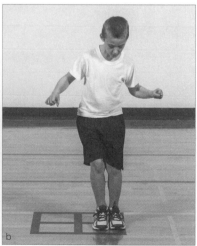

跳進跳出方格（Inside-Out Jumps）

訓練部位：腿部的三個伸展肌群

1. 在地板上用膠帶貼或畫出四個方格，每個方格50公分乘50公分（20英寸乘20英寸），如「單腳或雙腳跳」練習所示。

2. 運動員站在標有「1」的方格上，雙腳併攏，依序跳進跳出到方格中的每一個標有數字的點。

3. 可能的跳躍範例為：從1跳到側邊的2，再跳到前方的3，然後跳到方格中間，再回到側邊的3，跳到前方的4，跳到側邊的5，再跳回中間，然後跳到前方的5，跳到側邊的6，跳到後方的7，然後側跳到方格中間再側跳到7，跳到後方的8，最後側跳回1。

建議訓練計畫：

2到4組（一組指的是跳遍所有四個方格一次）；

組間休息1到2分鐘。

變化：

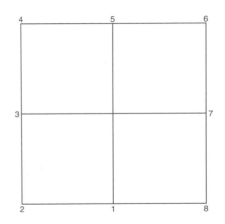

- 運動員以相同順序練習，但只用單腳跳。
- 運動員根據教練的指示改變方向。

繩梯（Ladder）

訓練部位：腿部的三個伸展肌群、脛前肌

1. 在地上畫一條繩梯，或固定一條繩梯在地上。梯子的每個方格約為50公分乘50公分（20英寸乘20英寸）；菁英運動員的方格可以略小一些。

2. 運動員用不同的技巧進出每個方格：可以用側步跨出格子，或用單腳或雙腳跳進跳出格子。每個進出階梯的動作都要用力蹬地。

3. 運動員以前腳掌著地、保持快速的節奏，並避免踩到梯子的線。腳部應盡可能貼近地面，以加速腳步。

4. 雖然繩梯是個非常受歡迎的訓練方法，但如果蹬地無力，便無法有效訓練敏捷性。

變化：

- 開始時，運動員一腳踩在繩梯的第一個方格內，另一腳踏在繩梯外。聽到指令後，運動員用前腳掌，以非常短促、高頻率的步伐向前跑。腳掌離地高度不應超過 10 到 15 公分。

- 運動員側身站在繩梯的一端（即其中一邊肩膀朝向繩梯），在方格之間進行交叉步。

- 運動員站在繩梯的起始端，面向第一格。以前掌著地，動作迅速短促地跑進第一格，轉身跑出後回到起始點，再轉身，重複相同動作穿越第一格並進入第二格，隨後轉身離開，返回起點。遵循這樣的模式，直至完成梯子上的所有格子。

- 運動員以單腳或雙腳進行低頻或高頻跳越，完成第一種和第二種的變化訓練。

- 運動員以單腳或雙腳跳，並在越過每條線時身體旋轉 45 度。

- 運動員可以低跑姿的快速跑，結合單腳或雙腳跳躍，來進行訓練。

- 運動員以向後跑（即倒退）完成以上任一種變化。

建議訓練計畫：

每個繩梯練習做 3 到 5 組，並注重蹬地。最好能分組進行，這樣運動員在兩組之間有 30 到 60 秒的恢復時間。

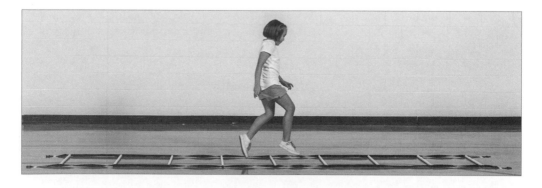

敏捷圈（Agility Wheel）

訓練部位：腿部的三個伸展肌群、手臂、肩膀（以培養快速的手臂推動力）

1. 用三角錐在地上擺出一個「圈」。如圖所示，在距離「圈」的圓心3到5公尺（10到15英尺）處，標出八個站位。

2. 運動員從圈的中心開始，以數字標示順序盡快跑到每個站點，到達每個站點後回到中心。

3. 運動員在繞圈時，可以碰觸三角錐，也可以繞過三角錐。

4. 運動員在做快速變向和快速腳步動作時，應加強訓練肌肉的彈性。動作應看起來輕鬆且流暢。運動員面部肌肉不應收縮（露出猙獰表情）。當露出猙獰表情，代表在練習時感到緊繃，會導致身體和肩膀肌肉不必要的收縮，並使腿部肌肉無法有效收縮，最終降低運動員練習時的敏捷性。

變化：

- 運動員跑步時保持高姿勢，膝蓋或臀部不要彎曲太多。
- 運動員保持低姿勢——踝關節、膝蓋和髖部略微彎曲。
- 運動員向前跑、側跑或後退。
- 運動員進行橫移、交叉步或低高度（30到60公分）的快速跳躍。
- 運動員根據教練的指示改變方向。
- 運動員在圈的各個站點之間運球。在這個訓練變化中，三角錐可以距離圓心4.5到9公尺（15到30英尺）。
- 運動員在一次的練習中，完成所有類型跑步動作。

建議訓練計畫：

做2到4組，並著重技巧及每個折彎點的推蹬。組間休息2到3分鐘，以確保每組都盡最大的力量完成。

接力遊戲

隨著時間推移，訓練可能會漸漸顯得單調乏味。接力賽和遊戲能夠喚起運動員的興趣，尤其是在漫長訓練的最後階段，運動員往往渴望增加競爭性的樂趣。更重要的是，在維持刺激性的環境下，接力賽和遊戲能持續鍛鍊敏捷性、反應速度、速度和力量等訓練目標，同時保持運動員的積極性和興趣。更多有關接力賽和遊戲的資訊，請參閱第五章。

上球接下球（Over-Under Bridge Relay）

訓練部位：軀幹肌肉（豎脊肌和腰肌）、臀大肌、腹肌、股四頭肌

1. 將運動員分為兩或三組，每組人數相同。運動員排成一排，根據腿部和手臂的長度，彼此之間相隔大約0.3到0.6公尺（1到2英尺）。

2. 每隊在隊伍中，將一個4到6公斤（8到12磅）的藥球，向後交替傳過頭頂和兩腿之間。

3. 排在隊伍最後的隊員帶著球，快速跑到隊伍的最前面，重新開始動作。

4. 最先完成的隊伍獲勝。教練可決定完成多少輪才算獲勝。例如，完成兩輪（即隊列中最後一名隊員接球並跑到最前面兩次）的隊伍為獲勝方。

建議訓練計畫：

3至5組（一組為隊中所有球員完成的接力）；組間休息1分鐘。

變化：

- 為了增加肌肉的挑戰，可將隊員之間的距離增加到3至4.5公尺（10到15英尺）。隊員將藥球丟給下一名隊員，而不是將球遞給對方。

- 運動員從頭頂側身丟球，丟球時身體側彎。

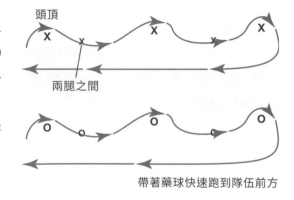

帶著藥球快速跑到隊伍前方

簡單的翻滾練習

　　簡單的翻滾和空間定向運動（如側滾翻和肩滾翻）可以有效培養運動員的敏捷性。您可以試試以下的組合來增加練習的多樣性。

◇◇

前滾翻和垂直跳（Forward Roll and Vertical Jump）

訓練部位：腿部的三個伸展肌群、三頭肌

1. 運動員開始時採低蹲姿勢，手部屈曲至膝蓋高度。
2. 運動員將頭縮到身體下方並開始向前滾，以半蹲姿勢觸地。最後，運動員用力伸直雙腿，在前滾的最後向上跳。
3. 運動員落地後重複翻滾與跳躍的動作。

建議訓練計畫：

　　重複6到10次（每次為翻滾和跳躍兩次）；組間休息30秒到1分鐘。

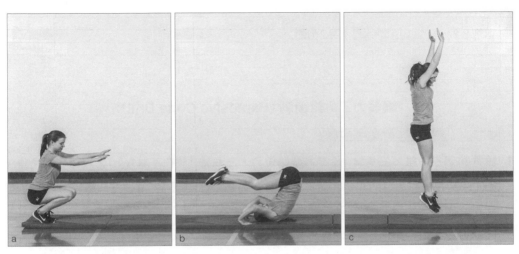

後滾翻後倒立 (Backward Roll Into a Handstand)

訓練部位：軀幹肌肉、三頭肌、斜方肌

1. 運動員以低蹲或屈身姿勢開始，胸部在膝蓋上方。

2. 運動員上半身迅速地向後躺，肩膀觸地，並將雙手手掌放在肩膀下方的地上。

3. 在翻滾過程中接近垂直時，運動員用力伸直手臂成倒立姿勢，並儘可能保持姿勢。

4. 運動員將雙腿放下，回到低蹲姿勢，重複此動作。

建議訓練計畫：

重複6到10次；組間休息30秒到1分鐘。

後滾翻後垂直跳 (Backward Roll Into a Vertical Jump)

訓練部位：軀幹肌肉、三頭肌、腿部的三個伸展肌群

1. 運動員以低蹲姿開始，胸部在膝蓋上方。

2. 運動員上半身迅速地向後躺，肩膀觸地，並將雙手手掌放在肩膀下方的地上。

3. 運動員向後滾動至全蹲姿勢 (膝蓋完全彎曲，雙腳腳跟貼緊臀部)，然後從蹲姿用力垂直跳躍。

4. 運動員落地並重複動作。

建議訓練計畫：

重複8到10次；組間休息1到2分鐘。

爆發力三角錐衝刺 (Explosive Cone Drill)

訓練部位：腿部、手臂和核心肌群

1. 設置四個三角錐。三角錐1設定為起始位置，三角錐2放在正前方10公尺處。三角錐3和4分別在三角錐2的兩個斜前方，距離三角錐2約10公尺。3號三角錐和4號三角錐之間的距離也約為10公尺。

2. 運動員在1號三角錐處俯臥，雙手伸往正前方。

3. 運動員迅速起身，衝到2號三角錐，碰觸錐體頂端後返回1號三角錐，碰觸1號錐體頂端後衝刺到3號三角錐，碰觸3號錐體頂端後轉身衝刺回1號三角錐，碰觸1號錐體頂端後轉身衝刺到4號三角錐，碰觸4號錐體體端後衝刺回1號三角錐。

建議訓練計畫：

重複5到8次；組間休息2分鐘。

CHAPTER 7

肌力與爆發力訓練

　　青少年運動員的父母常常會問，肌力訓練對孩子而言是否安全、必要。答案是肯定的。只要父母、教練能依據此章節所提供的資訊及訓練計畫進行，則肌力訓練不僅安全，也是訓練中不可或缺的項目。

　　過去二十年間，許多研究皆指出，肌力訓練對於青少年運動員的身體、心理素質發展相當重要。肌力訓練帶來的好處包括：增加骨密度、肌力、爆發力、速度、去脂體重，還能幫助運動員達到自我肯定（Dahab 和 McCambridge，2009 年）。由於近期發表、更新的文獻皆明確指出肌力訓練對青少年運動員的效力及助益，故有關運動傷害及生長板的討論逐漸式微（Behm 等人，2008年；Faigenbaum 等人，2009 年）。肌力訓練不只能增進運動表現，還能降低運動傷害，也能幫助我們維持運動的好習慣，亦能在兒童成長時保護其免於疾病侵擾（Barbieri 和 Zaccagni，2013 年）

　　兒童在 7 至 8 歲時就可以開始進行肌力訓練，此時應盡量降低訓練強度。訓練肌力時應該著重在多面向的發展，也要將徒手訓練（body-weight exercises）作為基礎的訓練內容。競技體操、棒球等會出現重複碰撞的運動，常常會造成生長板前端的骨骺板（epiphyseal plate）受傷（Cahill，1998 年）；儘管如此，大部分的孩子在肌力訓練時受的傷都不是訓練本身造成的，而是由於器材使用不當、負重過大、動作過快、指示錯誤、技巧不佳等原因（Caine 等人，2006 年；Ratel，2011 年）。也就是說，只要適當地

監控訓練，並搭配合乎兒童年齡的計畫，則不分年紀、性別，所有孩子都能得益於肌力訓練計畫。

根據訓練層級的不同，青少年運動員可以選擇使用自由重量、彈力帶、藥球、機械式器材。運動員應採用多關節動作（multijoint exercise），以訓練到身體的主肌群；若想做奧林匹克舉重（Olympic lifts）的相關動作，如：挺舉（clean and jerk）、瞬發上搏（power clean），應該要等運動員年紀再大一點才做。最重要的是，肌力訓練的計畫要注重運動員的健康，幫助他們身體成熟，並讓他們在賽場、冰場、球場上或是場下，都對自己的能力更有信心。只要根據經學界證實的身體素質發展原則執行計畫，就能獲得肌力訓練的好處，完全不必跟隨新潮的方法、聽信商業噱頭，或使用最先進的訓練器材。需一再強調，我們不用做新的東西，而是要做運動員真正需要的訓練，以提升訓練成果、運動技巧。

簡單來說，肌力就是對阻力施加力量的能力。肌力能幫助我們執行各種運動技能，也能增進技能表現。改善肌力對於所有在阻力下進行的運動技能都有幫助；在游泳及划船運動中，水是阻力；跑步、跳躍及某些團體運動中，地心引力是阻力；角力、武藝運動及部分團體運動中，對手是阻力。

兒童的肌力訓練是人們爭論不休的話題。過去，因為害怕孩子受傷、停止長高，所以不建議兒童使用負重。許多運動傷害都是韌帶及肌腱受傷造成的；設計良好的漸進式肌力訓練，能強化韌帶（連接關節骨頭的組織）以及肌腱（用來將肌肉和骨頭固定的組織），進而讓運動員能更得心應手地處理訓練及競爭的壓力。肌力訓練不只能在短期內預防的運動傷害，也能為接下來的競技運動員生涯階段打造堅實的基礎。一份著重多面向發展的漸進式訓練計畫中，多樣的訓練項目、動作型態、器材，可以隨著運動員的專項技能進步，刺激身體產生適應、成長。

　　另一個對肌力訓練的迷思就是，只有健美、健力選手才能練肌力。過去幾十年來的實例顯示，許多運動員是透過肌力訓練而快速進步，不只是單純訓練專項運動的技能。對足球、棒球、田徑、划船、划艇、角力、網球等運動而言，肌力訓練都很重要。現在，觀念已經有了大幅的轉變，有些人已經接受「要先變壯才能變快」，唯有透過肌力訓練，才能增加跳躍、起跳的高度，唯有增進手臂及軀幹的肌力才能投球。肌力訓練確實在許多運動中占有一席之地。某個研究中，研究者將7至12歲的男孩、女孩分成三組：其中一組一週會進行一次肌力訓練，另一組一週進行兩次，對照組則不參與訓練計畫。兩組進行肌力訓練的兒童會在一次訓練中做12項運動，每組做10至15下；每項運動都是搭配符合兒童年紀的器材進行的。在八週訓練的前後，研究者會測量兒童胸推及腿推的最大肌力（1RM, one repetition maximum）、握力、跳遠表現、垂直跳躍表現、柔軟度。比起對照組，一週訓練兩次的受試兒童在胸推最大肌力上有顯著進步。兩個肌力訓練組的兒童都有增進腿推的肌力；訓練的頻繁程度則沒有改變其他測量結果。總地來說，一週訓練一次的兒童之肌力進步幅度不如一週訓練兩次者。無關乎年齡，受試兒童的肌力都有所增長。其結果與成人無異，肌力訓練的頻率從一週一次增加為兩次，可以顯著地提升兒童地肌力（Faigenbaum 等人，2002 年）。

　　除了增進運動表現、防止運動傷害，肌力訓練也有助於健康。肌力訓練能增加骨骼中的礦物質，進而預防往後發生骨質疏鬆的情形。醫學數據顯示，女性更容易有骨質疏鬆；因此，肌力訓練應該納入女童的體育教學及訓練計畫中（美國兒科學會，2008 年）。肌力訓練也能帶來社交、心理上的助益，例如加強自律、決策能力、自我肯定、自信等。肌力訓練應該納入健康生活型態的一部分，因為增加瘦體組織的比例亦有助於代謝，進而燃燒更多熱量。

　　肌力訓練可以幫助兒童維持運動的好習慣，但教練也必須謹慎地針對特定年齡或專項運動設計訓練內容（Bompa 和 Buzzichelli，2015 年；Faigenbaum，2000 年）。進行肌力訓練之前，青少年運動員應該在心理、生理方面做好準備，也必須學會正確的舉重姿勢，並了解肌力對運動表現的正面影響。指導人員與運動員都應該注意訓練安全，例如重量輔助（spotting）與各種器材的使用方式。同樣重要的是，負責監控訓練的指導人員應該要有足夠的肌力訓練專業，不只要有重量訓練技巧，也要具備正確的教學觀念。

　　開始肌力訓練計畫之前，兒童應先進行健康檢查，檢測是否有潛在的疾病，如心臟問題等會導致兒童無法進行肌力訓練或任何體能訓練的情形。身心障礙兒童在經過醫師評估之後，仍可以參與安全、由專業人士指導的肌力訓練計畫。由於近年來醫療研究進步，身心狀況受限的兒童參與運動的阻礙已經減少許多。舉例而言，過去氣喘兒的家長都會限制孩子的活動量，以避免氣喘發作；現在，只要有適當的醫療護理、藥物控制，並準備氣喘吸入劑，有氣喘的兒童還是可以運動、玩樂，並參與各種體育活動。其實規律訓練、運動可以強化孩子的呼吸道，改善呼吸功能。

術語介紹

　　學術文獻會將重量訓練（weight training）、阻力訓練（resistance training）、爆發力訓練（power training）、肌力訓練（strength training）等詞彙交替使用。而我們會用肌力訓練一詞來指稱運用肌群發力的運動，因為個體可以不使用負重、不用對阻力施力就增加肌力。

　　肌力也會與速度、耐力等條件結合，肌力與速度會影響爆發力或個體發力的速率，此種發力通常是瞬間發出很大的力量，像是擊球、跳躍等動作。另一種組合就是肌力與耐力，也稱為肌耐

力（muscular endurance），是讓身體能對阻力進行多次重複動作的能力，像是划船、游泳、騎自行車等。第八章會討論到耐力訓練的發展、進展，以及設計耐力訓練計畫的方法。

專項運動的各項技術皆是用特定肌群做出的動作，主動肌群（prime movers）是較大、較有力量的肌肉，主要用來幫助我們執行運動技巧。其他幫助主動肌群完成動作的肌肉則稱為協同肌（synergistic muscles）；拮抗肌主要位在骨骼另一面的位置，與協同肌有相反的作用。所有的動作都會受到協同肌（也稱作用肌）收縮的影響，同時因拮抗肌放鬆而平衡。

運動員做動作的時候仰賴協同肌與拮抗肌的互動，與此同時，其他肌群則負責協助四肢，好讓需要運作的肌肉可以產生動作。舉例來說，投球的時候，腹部的肌肉會收縮，以穩定下半部的軀幹，讓手臂可以將球丟擲出去。這些輔助的肌肉稱作固定肌（fixator）或穩定肌（stabilizer），因為它們能穩定身體及手腳，以便身體的其他部分收縮、做出動作。

肌力訓練的負荷會以磅或公斤數來表示，並且會以1RM的百分比來計算，也就是個體在某項訓練時僅重複一次動作所能承受的最大負荷量之百分比。教練可以使用臥推這項運動，來簡易地測量運動員的1RM。運動員會先從輕的負荷開始，例如27公斤；如果運動員能很輕易地舉起來，教練就在下一組調高負荷，如調至36公斤。運動員在某項訓練時僅重複一次動作所能承受的最大負荷量稱為1RM，或是負荷量達100%；我們可以使用此數值來計算訓練時的負重百分比，在大部分情況下，負重都會落在1RM狀態的30%至95%。

重複的次數會呈現出我們在一組中要重複動作幾次；可以使用以下的判斷方式：

- 在負荷量達100%時，運動員應只能做一下；
- 負荷量為95%時，可做二至三下；
- 負荷量為90%，可做三至四下；
- 若負荷量為85%，運動員可做五至六下；
- 負荷量為80%，可做八至十下；
- 負荷量75%，通常可重複十二下；
- 負荷量為1RM的70%時，運動員可做十二至十五下；
- 負荷量介於60%至70%，有訓練經驗的運動員可輕鬆完成十八至二十下；
- 負荷量50%，運動員在一組中可以做超過二十五下。

　　肌力訓練時，青少年運動員可以每個動作做一至兩組。青春期晚期的運動員可以在訓練時長達二至四年後增加組數，漸進式地增加至三組。青少年運動員進行一項動作時不需要做多於二、三組；如果做較多組數，則動作的數量就要減少，例如：五至六種動作。在做完一組，準備做下一組之前，必須有組間休息的時間，以補充消耗的能量，並放鬆肌肉。本章介紹的訓練計畫中都會安排2至3分鐘的組間休息。

肌力訓練的原則

　　好的肌力訓練計畫要滿足以下的基本原則，這些規則對任何年齡、發展狀態的個體皆適用，但對剛入門競技體育的青少年運動員而言格外重要。

原則一：發展關節柔軟度（joint flexibility）

大部分的肌力訓練運動，特別是自由重量的訓練，會使用到主要關節的完整活動範圍，像是膝蓋、腳踝、臀部等。舉例而言，全蹲深蹲（deep squat）的動作中，槓鈴的重量會對膝蓋造成壓力，如果運動員的膝蓋柔軟度不夠好，可能會造成拉傷、疼痛。如果讓兒童做全蹲，負荷量必須非常低，避免關節拉傷。然而，考量到本書針對的年齡層，即訓練入門階段及形塑運動能力階段的運動員，為了避免運動傷害，我們會建議運動員做半程深蹲（half squat），蹲至大腿平行於地面即可，不必做全蹲深蹲。

在深蹲動作的低位時，如果沒有好的踝關節柔軟度，運動員就會被迫將壓力放到前腳掌及腳趾的位置，但應要將整個腳掌平貼於地面，才能讓身體有良好的支撐及平衡。因此，培養踝關節柔軟度對前青春期和青春期的孩子而言應是首要任務。只要進行跑步、跳躍、上坡跑等運動，就能增進踝關節柔軟度，並增加下肢的整體肌力。我們應該在前青春期及青春期開始培養孩子的柔軟度，並在往後的訓練階段維持之。

原則二：增加肌力前先培養肌腱強度

比起加強肌腱承受張力的能力，以及韌帶避免受傷、保護關節骨頭完整度的功能，肌肉力量提升的速度往往比肌腱、韌帶的成長更快。許多訓練專家、教練會誤用特殊性訓練，缺乏長期規畫訓練的能力，以至於長期著重於特定專項運動中的特定動作。如此一來，他們就無法關注韌帶的整體強韌程度，就算在沒有時間壓力的青少年時期也是如此。

要讓運動員強化肌腱和韌帶，可以使用專為解剖適應期設計的

訓練，此訓練的內容會於本章後半提及。如前所述，肌腱連接了肌肉與骨頭；其主要功能就是傳遞肌肉收縮的力量，將拉力、力量傳遞至骨頭，讓肢體得以產生動作。若沒有強化肌腱及韌帶的解剖適應期訓練，積極的肌力訓練可能會造成肌肉連接的部分（肌腱）或關節（韌帶）受傷。韌帶及肌腱是可以訓練的，讓肌腱、韌帶變厚，即直徑增加，就能增強其對張力（tension）和撕扯（tearing）的承受能力。教練及家長應著重在全身肌力的發展，並使用中低負荷量及多種類的運動，好讓骨骼肌系統全面發展。如果只是照表操課，或讓孩子加入高強度的專項運動訓練營，可能反而會造成運動傷害，並對敏感的青少年造成過大的壓力。並非所有專項運動訓練營都是不好的，訓練營也不一定讓孩子有受傷的風險，這樣的論調太過籠統。我們的堅持是，教練和父母都應該要著眼於長期目標發展，並以批判的角度分析，參考兒童的年齡、生理的準備狀態、眼下的目標，來決定參加專項運動訓練營是否必需。舉例而言，一位正在加強整體肌力及有氧耐力的十二歲足球選手，就不適合、不需要參加以敏捷訓練及爆發力訓練為主的專項訓練營。先是參加某個訓練營，一次做完整套十二個訓練動作，每個動作做兩組；幾週後又參加曲棍球訓練營，以高強度訓練為主，讓青少年運動員精疲力竭；這種訓練方式對於還在發展中的運動員而言並非最佳選擇。要達到解剖適應期，漸進式訓練是關鍵，能以適當的強度讓身體準備好應對未來幾年更大的挑戰。

原則三：發展四肢肌力前先增強核心肌力

訓練專家常常會誤解特殊性原則，並把注意力都放在手臂與下肢的肌力訓練。運動員從事大部分專項運動時都是使用手和腳，因此，許多訓練員都著重在加強這兩個部分，認為四肢肌力越強，

就會表現得越好。

　　雖然所有的運動技術都會使用到手臂與下肢，但軀幹是兩者之間的連結，所以手跟腳是沒辦法比軀幹更強壯的！如果軀幹肌力不足，就無法好好支撐手臂與下肢的發力。

　　因此，長期的肌力訓練計畫不只要加強四肢，更要訓練到腹部、下背、脊柱等肌序（musculature）。特別是前青春期及青春期的運動員，在設計訓練計畫時要從核心區塊的動作開始，再延伸至身體末梢。也就是說，加強四肢力量之前，要先訓練肢體動作的中樞，也就是軀幹的各個核心肌群。

　　腹部及背部有許多不同的肌肉，這些肌肉的肌束方向各異，圍繞著身體的核心區域；這樣的結構讓我們做各種肢體動作時有緊密、有力的支撐。背肌是脊柱附近有長有短的肌肉，會與旋轉肌及斜向肌肉一同運作，幫助我們做出站姿側屈（sideways bend）、軀幹旋轉等動作。腹部肌肉指的是軀幹前側及兩側的部分，可使軀幹向前、向側彎曲，也讓軀幹能做到旋轉、扭轉等動作。許多運動技術中，腹肌都是一大要角；因此，腹肌若不夠強健，就會限制運動員的動作表現。軀幹的所有肌肉可以一同作用，在四肢運動時穩定軀幹，丟球的動作特別是如此。

　　運動員應該要做一連串的核心訓練，不能只做基本的捲腹（crunch）；如彈翻床跳躍、蟹行（crab walks）、手推車（wheelbarro）等動作，或單純在兒童遊樂場玩樂，都有助於訓練腹部肌肉，進而讓腹肌支撐全身，並協助各種肢體動作。

為青少年運動員設計的肌力訓練

　　科學研究指出，男孩及女孩在肌力訓練後皆會變強壯（Bar-Or和Goldberg，1989年；Behringer等人，2010年；Carpinelli等

人，2004年）。兒童的成長及發展三時期為：前青春期、青春期、後青春期；相較之下，後青春期的孩子接受肌力訓練的成效最大，通常是前青春期兒童的二至三倍，青春期孩子的近兩倍。

後青春期孩子的訓練成果大多反應在肌肉量成長，即肌肥大（hypertrophy），以及對訓練的神經肌肉適應，是不屬於肌力成長的成效。雖然前青春期及青春期的兒童也會有肌力成長，但肌肉量的變化不會那麼明顯，因為激素尚未成熟。因此，年紀尚小時的肌力成長並不是來自於肌肉變大（肌肥大）的結果，而是源於中樞神經系統活化、刺激肌肉的能力（Bompa，1993年；Sale，1986年）。從孩子完成運動技術的效率增加，且能在動作時加入力量、爆發力，可以見得肌力訓練的成效。經過訓練後，大部分肌肉能學會合作，讓不同股肌肉的動作同步，並收縮肌力訓練時使用到的肌肉鍊。如此一來，就能在預期的運動方向上施更多力。現在的兒童活動時間越來越少，花更多時間在書桌或螢幕前，因此，將阻力訓練規律地納入生活中是很重要的，孩子們不能再只依賴日常活動來達到適當的神經肌肉發展。對大部分兒童來說，幫乳牛擠奶、提著一桶桶的水、堆乾草、在泥濘的山坡路上走三公里到學校，都已經成為過去式。每週只參加一到兩次的運動社團對孩子的健康是不夠的，更不足以強身健體；我們應該要鼓勵孩子運動、參與有規畫的肌力訓練活動，並適當地監控兒童。

後青春期至成年期間，男性運動員肌力增長大多是因為肌肉肥大，肌肥大的現象則是源於青春期之後睪固酮、雌二醇（estradiol）、生長激素（growth hormone）、類胰島素生長因子（insulin-like growth factor）大量增加（Cooper，1996年）。相較於男性，相同時期的女性運動員則不會有明顯的增肌現象，因為女性體內的睪固酮濃度比男性低十倍（Fox等人，1989年；Hansen等人，1999年）。因此，就算不是運動員，男性肌力增加及肌肥大

的現象仍比女性顯著許多。基於上述，在青春期，男孩與女孩的肌力訓練潛力皆會快速增加，並在接下來的發展階段持平。

　　我們不應該將肌力訓練視為一次性的計畫，也不應只是把一堆沒有進展、變化、長期目標的規畫納入肌力訓練中。如果我們的長期目標是增加最大肌力，就要把短期目標放在用低負荷增強韌帶、肌腱、肌肉、關節，好讓身體可以有復原、成長、發展協調性的機會，有了這些條件才能使用更大的負重。在規畫肌力訓練時，要把眼光放遠，才能讓運動員的表現大幅進步、避免受傷，並對自己的專項運動能力有信心。家長與指導人員應該關注的是孩子的全面成長，並以此規畫多層面、長期的肌力訓練計畫。一份好的計畫，就是父母和教練能為青少年運動員的生涯及健康所做的最好投資。

前青春期的考量

　　前青春期的特色在於，兒童會持續生長，有利於發展基本動作和技能。兒童的動作表現相當多樣，且可能會在短時間內變化。遺傳對個體的表現及差異有非常大的影響，像是肌力、有氧耐力都會因人而異（Bray 等人，2009 年）。

　　男孩的體型與肌力通常有關，體型大小會影響運動的能力；然而，多餘的體脂肪則會在大部分的體育活動中造成相反的效果。

　　孩子的運動能力會隨著年齡有顯著的線性成長，但平均肌力並沒有明顯的性別差異，特別是下肢肌力。比起衝刺等利用下肢肌力的運動，男孩在丟球等需要使用到上肢肌力的活動通常表現得較好；女孩則常在要求平衡、柔軟度的運動表現較佳（Duda，1986 年；Raudsepp 和 Pääsuke，1995 年；Smith，1984 年）。

青春期的考量

在青春期，運動能力會增加（Kakebeeke 等人，2012 年），但發展的方式會隨著年齡、性別、運動項目而有不同（Flatters 等人，2014 年；Malina，1984 年）。在青春期，女孩的肌力表現持平，之後也沒有顯著的變化。男孩的肌力則隨著年齡以普通的速率成長，並於生長加速期陡增，此時肌肉量也會大幅增加；此現象可能是因為睪固酮、生長激素、類胰島素生長因子增加造成。在青春期，生長激素的正常值會決定男孩與女孩的肌力增長幅度及瘦體組織量（Hulthén 等人，2001 年）。從社交的層面來看，同儕壓力通常會促使男孩更想變高大、變壯。特別是在青春期初期的階段，兒童不太可能大幅增肌，因此教練、父母及指導人員應注意，不應讓孩子單純以肌肥大為目標進行肌力訓練，否則可能會造成疲勞、運動傷害、復原緩慢等情形。小時候就要面對運動傷害，對青少年運動員的心理及生理都沒有助益。要等到青春期的成長階段，激素變化產生之後，才有可能出現大幅增肌的情形，因為肌肉量增長與性器官的成長是同時發生的（Bailey 等人，1985 年；Rogol 等人，2002 年）

從青春期開始，男孩的上肢及手臂肌力就會比女孩大上許多；腿部的肌力則沒有那麼大的差異。通常，肌力與體型及瘦體組織量有很大的關係，故男孩在這方面較有優勢，因為他們通常比女孩更常運動（Kraemer 和 Fleck，1993 年）。

在前青春期，以跳遠測量男孩及女孩的爆發力表現，沒有太大的兩性差異；但青春期開始，男孩與女孩的爆發力就會有大幅變化。同時，體脂肪增加也會使某些女孩的運動表現較差。

後青春期的考量

　　在後青春期，男女的運動表現差異會特別明顯。由於男孩子在青春期會經歷生長加速期，故此時期不同性別因為肌力產生的運動表現差異會越來越加劇。在前青春期，兩者的肌力是可以相抗衡的，但在這之後，肌力可以大過男孩的女孩少之又少。上述不同顯示出性別差異，其中一個主因就是男孩的體型較大；此外，社交、動機等因素也是解釋兒童行為的關鍵，舉例而言，男孩通常比女孩更有意願參與體育活動。

　　抽高期時，有些男孩的運動表現會下滑；此時期的兒童每年通常會長高五至十公分，因此會影響運動表現。這個現象也會發生在女孩身上，由於身高的成長、變化，肌力會比男孩下降更多（Bailey等人，1985年；Micheli，1988年；Wild等人，2013年）。快速抽高期過後，大部分兒童的肌力及爆發力都會回升，對較有挑戰性的訓練負荷有更高的適應能力。此時的男孩會穩定地增加體重，身高也會隨之成長，體脂肪則會下降，同時瘦體組織增加。這些體型的變化再加上同儕的壓力，會讓男孩更想達到高壯的體態，最終導致部分人抗拒不了誘惑，使用增肌用藥。家長、教育者、教練們必須說明用藥的危險性，並提供其他替代方案，如週期化肌力訓練。

　　有些兒童較早熟，會比同齡晚熟的兒童成長得更快。於青春期較早初經來潮的女孩，會比起較晚初經的女孩更壯一些。到了後青春期，晚熟的女孩則會比早熟者更壯，因為早熟的女孩上肢的活動會減少，且體脂肪會變多。早熟者通常比晚熟者更體重更重、身高更高。由於生長較快，早熟女孩的上肢及腹部肌力會較差，且因為生長加速期比晚熟者更快速，所以她們依體型展現出的肌力會下降。生長加速期過後，訓練的成效再度回升，此時，早熟的女孩比起晚熟者更有肌力上的優勢，特別是在下肢的部分，

有些人的下肢肌力在成熟後仍會維持。

　　早熟的男孩則普遍比晚熟者有更好的運動表現。於一般時間成熟的男孩會以線性的方式增加肌力，直至青春期晚期。從此發展階段起，早熟男孩與一般時間成熟者的肌力表現差距就微乎其微。性早熟的男孩則會在肌力相關的動作有較好的表現（Borms和 Hebbelinck，1984 年；Malina，1984 年、2006 年；Round，1999 年）。相對於此，晚熟者則較難在肌力及爆發力相關的動作超越早熟者。再次強調，男孩的體型會大幅影響運動表現；然而，在運動員生涯的後半，即競技體育階段，早期生長、發展的優勢及劣勢就會不復存在。因此，了解、使用長期的週期化運動員發展計畫是很重要的，能讓運動員以漸進、完整的方式發展各專項運動必需的能力。

　　總而言之，以兒童為對象的訓練計畫應該要考慮成長的變化及各個階段的發展。在前兩個發展階段中，男孩及女孩的訓練計畫應該保持相似、平衡，但到了後青春期，就要全然分開規畫。肌力是全面訓練理念的一部分，也對整體健康非常重要。從青春期開始，為了讓女孩的上、下半身力量合乎比例，尤其是在後青春期時應強調上半身、軀幹和肩胛帶的力量，因為這些肌群往往是她們較弱的部位。

運動傷害預防

　　在成長期，若使用過重的負荷可能會使兒童受傷，特別是在前青春期及青春期等階段。若指導人員或教練讓孩子做健美、奧林匹克舉重、健力等訓練內容，家長應格外注意，做這些動作的壓力可能會傷害孩子。某些指導人員會執著於特定舉重動作，特別是在使用高負荷的情況，此時，應使其轉而學習低負重的舉重

訓練方式。特別是青春期的兒童，無法如成人一般運用肌肉，因此比成年人更容易產生特定的運動傷害（Dotan 等人，2012 年；Fleck 和 Falkel，1986 年；Rovere，1988 年）。青少年運動員的體型並不直接等同於他們產生肌力、爆發力的能力。兒童較缺乏耐力，也無法像成人一樣迅速恢復疲勞（Dotan 等人，2012 年）。若能了解到青少年運動員在有氧、無氧運動及神經肌肉系統上的限制，教練及父母們就不會讓兒童做全身的瞬發肌力訓練，如挺舉、瞬發上搏等。較年輕、不成熟的身體無法召集較難觸發的第二型肌纖維（Type II muscle fibers），此種肌纖維能幫助我們維持動作的安全，並控制大量、瞬發的負荷。兒童運動傷害通常是因為缺乏訓練知識、沒有漸進式調整負重、舉重時姿勢不良、腹肌力量不足等原因，這樣的青少年運動員會有膝部受傷及下背的問題。

　　生長板受傷（對骨幹造成的壓迫性傷害）是最嚴重的一種運動傷害。兒童時期發生的生長板骨折可能會造成患肢長度較短，此種運動傷害常發生在接觸性運動中。肌力訓練看起來對生長板沒有危害，但還是有骨頭及肌肉受傷的案例（Blimkie，1993 年）。大部分受傷是因為指導不良，或是負重過大、旋轉及瞬間加速動作過多等原因。兒童很容易因為突來的大力碰撞造成嚴重的受傷，因為保護主要關節的韌帶比起生長板更為強壯；因此，會使成人韌帶受傷的衝擊力道，在小孩身上通常會造成生長板骨折。過大的負重只會造成運動傷害，對肌力成長也沒有幫助，因此教練應該著重在動作的重複次數，並選擇多樣的運動、減輕負荷量。對兒童來說，過高的負荷可能造成嚴重運動傷害。肌腱傳遞出極大的肌肉收縮力量可能使成人的肌肉撕扯受傷，在兒童身上則可能造成肌肉及肌腱從骨骼的主結構分離。若此種損傷使患部停止生長，可能造成畸形、功能障礙。

　　拉傷、扭傷、軟組織損傷是較常見的運動傷害，也比起生長板損

傷更難以預防；競技性運動社團的活動中，很常發生此類運動傷害。雖然此類損傷不一定很嚴重，但可能會妨礙運動能力的整體發展。

　　高大、壯碩的青少年更容易發生運動傷害，特別是在17、18歲左右的年紀，因為他們會覺得自己已經準備好使用更大的負荷。這些小大人們不了解的是，身體骨化（骨骼成熟）的過程尚未結束；因此，不應該讓肌肉使用最大的力量拉扯結締組織。

　　如同本章提供的計畫，一份設計良好的肌力訓練計畫會具備長期的週期化訓練內容，能夠確保孩子的安全，其中，最有效的傷害預防技巧如下：

　　採用目標為預防傷害的肌力訓練計畫。正如本章的建議，若能針對解剖適應階段進行完善、長期的規畫，可以幫助運動員避免受傷。與進行重量訓練的運動員相比，沒有重訓的運動員受傷的數量有三倍之多。

　　指導不當、強度過高，或是沒有漸進調整訓練量及強度，都會造成受傷。為預防受傷，可以使用各種訓練模式，例如徒手訓練的伏地挺身、引體向上、捲腹、雙手彎舉（arm curls）等動作，也可以使用藥球或自由重量，即：輕槓鈴、啞鈴、彈力帶，或是負荷量較低的簡易式器械及較輕的訓練用球。

　　開始訓練前，要先做10至15分鐘的暖身運動，如輕鬆的跑步、伸展、徒手訓練等。此外，可以先讓青少年運動員做幾下正式訓練的項目，並使用比訓練時更輕的重量，幫助其準備進入訓練。在每個訓練、比賽開始前做完整的暖身運動，可以有效地降低受傷的情形及嚴重程度，特別是膝蓋及腳踝的運動傷害。

　　為了避免肩膀疼痛，可以設計另一套訓練，以補足其他身體部位的肌力，其中腹肌格外需要加強；如此一來就能平衡下背及旋轉肌的肌力。但我們的訓練常常忽略這些肌群。

　　訓練兒童時，不能濫用特殊性訓練，只練習專項運動的技巧；

年紀小時使用多面向、全面的訓練模式，就能在長大後收穫成效。
小時候做過多的特殊性訓練，很可能會造成過度訓練的運動傷害
（Caine和Maffulli，2005年）。美國運動防護師協會（National
Athletic Trainers' Association）指出，只要先打好體能技巧、運動
的基礎，就能預防超過半數的過度訓練傷害。

　　**不要讓運動員使用超過70%至80%1RM的重量，也不要讓前
青春期、青春期及剛過青春期的少年以自由重量的方式做瞬發舉
重的動作。**對任何人來說，此種訓練都太過激烈，身體尚未成熟
的青少年更是無法負擔。訓練初期不應讓痛苦成為常態！

　　**在18至20歲時，青少年才會達到骨骼成熟（骨化）的狀態，
在此之前，青少年運動員都不應該參與舉重、健力或任何使用最
大負重的競賽。**

　　**特別是做自由重量時，一定要將指導的過程納入肌力訓練計
畫當中。**有遠見的指導人員會利用足夠的時間讓運動員學習重量
訓練技巧，並使用較輕的負重或不加重量。

　　為了避免發生意外，訓練時一定要有人指導、監控。前青春
期及青春期兒童的專注時間通常較短，不一定有高度動力做肌力
訓練。定期維修設備，訓練後把槓片、啞鈴放回安全的地方。

　　不要使用故障或磨損的設備。自由重量訓練使用槓鈴等器材
時，須確保卡扣已扣緊，以防槓片掉落、造成受傷。

　　孩子氣也不要緊。不要全然仰賴現代的肌力訓練模式，堅信
機器會讓孩子動作更快、更強壯、更健康。最適合人體的訓練強
度，要能提升適應，並帶來漸進式的刺激；過度激烈的運動需要
主動的恢復，也會導致肌肉壓力及過度疲勞，不是理想的訓練方
式。我們應該要允許孩子保有追趕跑跳碰、自由玩樂的權利，讓
身體以各種不同方式活動，這樣能刺激他們的肌肉，讓他們跳更
高、肌力更強。要達到這點，就要多鍛鍊身體，並使用個別運動

員的實際年齡及生物年齡來決定力量輸出及肌肉活化的程度。

肌力訓練的週期化模型

表7.1為出肌力的長期週期化模型，綜觀各發展階段、訓練方法、訓練量、訓練強度（負荷）、其他訓練要素等。可以將此種循環訓練（circuit training）計畫當作範例，基於運動員的需求更改其中幾項運動，但也要確保能訓練到全身的各個部位。

表7.1 肌力訓練的長期週期化模型

階段	訓練形式	訓練方法	訓練量	訓練強度	訓練要素
入門階段 （6至10歲）	• 簡單的運動 • 以遊戲的形式進行	非正式的循環訓練	低	非常低	• 自己的身體 • 同伴 • 輕的藥球
形塑運動能力階段 （11至14歲）	• 一般肌力訓練 • 接力、遊戲	循環訓練	低至中	低	• 藥球 • 輕的自由重量
專項化階段 （15至18歲）	• 一般肌力訓練 • 特殊性	• 循環訓練 • 爆發力訓練 • 低強度增強式訓練（plyometrics）	• 中 • 中高	• 低 • 中 • 僅次於最大強度	• 自由重量 • 藥球 • 徒手訓練
菁英運動表現階段 （19歲以上）	特殊性	• 最大肌力 • 爆發力、增強式訓練 • 肌耐力	• 中 • 中高 • 最大力量	• 中高 • 僅次於最大力量	• 自由重量 • 機械式器材

註：訓練量、訓練強度、訓練方法的調整應該在教練的監控下進行，需特別考慮從訓練初期至一般訓練，再到特殊性訓練的轉換。

入門階段的肌力訓練模型

我們可以將上述建議的前青春期肌力訓練模式視為一段準備期，讓運動員在愉快、有趣的環境中為競技運動奠定基礎。運動

員成熟後的傑出表現不完全仰賴前青春期的肌力訓練。在前青春期，身體很容易因為過度的壓力而受傷，使用機器進行過度嚴謹、有壓力的肌力訓練，不只會讓前青春期的運動員有很大的受傷風險，還會造成過度疲勞，並危害其於競技運動生涯的表現。因此，對前青春期的兒童而言，肌力訓練應視為運動技術及一般技能發展的額外補充，並將訓練內容限縮為自重及藥球訓練。

請謹記，青春期的訓練應以多面向發展為主。透過廣泛涉獵不同的運動，兒童可以發展出基本的肌力、足夠的耐力、短跑速度、良好的協調性。舉例而言，兒童參加休閒性質的游泳課程的同時，也能上一些競技體操課，以發展出基本的柔軟度、平衡感。在玩樂時，青少年運動員可以發展出耐力、速度、協調性、敏捷性、空間感，也能表現出各種運動技能。如此一來，就能得到全面、和諧的體能發展，而不是只鑽研狹隘、單一的運動專項。

儘管兒童會花大量的時間練習自己所選的運動，還是需要花每週兩成至三成的訓練時間進行體能訓練，肌力及柔軟度都要加強。此類的訓練應該要以非正式的方式進行，不要過於嚴謹、僵化，強調享受、玩樂的過程。

對前青春期及青春期運動員進行肌力訓練的目的，是為了讓肌肉、肌腱、關節準備好面對往後的競技運動壓力。此計畫的目的是全面、和諧、均衡的身體發展，運動員應該在六至八年的訓練當中漸漸地培養自己的身體素質，在往後的發展階段才不會受傷。

循環訓練

循環訓練因各項動作以循環方式進行而得其名，指導人員可以利用簡單的循環訓練，執行六至九項動作，以發展出基本的肌力。表7.2、表7.3為循環訓練計畫的實例，在設計循環訓練菜單

時，可以參考以下內容：

- 訓練應持續15至20分鐘，進入青春期尾聲後，可以漸進式增加至30分鐘。
- 妥善安排各項動作，以輪流進行四肢、身體各部位、各肌群的訓練。我們所建議的順序如下：腿部、上肢、腹肌、背肌。
- 菜單中應包含六至九項動作。
- 進行新的動作時，應教導正確姿勢。比起重複次數的多寡，應以正確執行動作為優先。
- 進行循環訓練時不要求快。在此發展階段，速度並不重要。為了讓孩子享受循環訓練，要以他們舒適的速度進行。
- 應讓孩子順暢地執行動作，而非讓孩子在訓練時感到不適。在有壓力的活動下，孩子痛苦的表情就是不舒服的表現，此發展階段的訓練應盡量避免壓力。一有壓力訓練就不有趣了！孩子若有不適就要馬上停止訓練，不要強迫他們！請讓孩子們留下愉快的訓練經驗。
- 可以盡量在循環訓練中加入各種有趣、孩子喜歡做的動作。
- 所選的項目應以器材簡易者為主，如：藥球、彈力帶、啞鈴。建議在室外進行循環訓練，並融入遊樂器材及與同伴進行的訓練動作。
- 若孩子表現良好或進步時應持續給予獎賞、鼓勵。循環訓練應是兒童個人進步、自我挑戰、自我實現的環境，而不是同儕間競爭的場合。然而，還是要讓孩子們從一開始就了解，不能期許自己一直都處在進步的狀態。競技運動的路充滿喜悅，也不乏挫敗，而運動表現不可能永遠都在進步。堅持不懈地努力，一定能在未來得到回報。

表7.2 六項動作的循環訓練計畫

動作	時長或重複次數*	組間休息（秒）
伏地挺身	4-6 (8) 下	30秒
藥球拋丟 (Medicine ball scoop throw)	10-12 (15) 下	30秒
啞鈴彎舉 (Dumbbell curl)	8-10 (12) 下	30秒
在單槓上做懸吊髖屈曲 (Hanging hip flexion)	5-8 下	60秒
啞鈴肩推 (Dumbbell shoulder press)	8-12 下	30秒
提膝跳 (Tuck jumps)	60秒	120秒

註：請視運動員的能力調整循環次數，兒童可以進行一至二個循環，青春期晚期的運動員可增至三個循環。可以根據運動員的需求調整、使用其他動作。
*該項目的最大次數標註於括弧中。

表7.3 九項動作的循環訓練計畫

動作	時長或重複次數*	組間休息（秒）
伏地挺身	6-8 (10) 下	30秒
臀推 (Hip thrust)	6-10 下	30秒
單腳波比跳 (Single-leg burpee)	雙腳各8-10下	60秒
藥球轉體 (Medicine ball twist)	6-8 下	30秒
藥球拋丟 (Medicine ball scoop throw)	10-12 (15) 下	30秒
捲腹 (Abdominal crunch)	6-8 下	30秒
躲避繩 (Dodge the rope)	60秒	60秒
啞鈴彎舉 (Dumbbell curl)	8-10 (12) 下	30秒
深蹲 (Squat)	90秒	120秒

註：請從一個循環開始，多次訓練後再漸進式增加為兩、三個循環。如有需要，也可以採用其他動作。
*該項目的最大次數標註於括弧中。

　　請謹記，兒童不應在前青春期使用過大的負荷。孩子們不需要，也不應該知道他們的最大負荷量。所有的肌力訓練計畫都應依年齡調整，由專業的指導人員安排，並因應青少年運動員的發展特質設計訓練計畫（Faigenbaum等人，2009年）。

　　上述的動作及訓練原則能為孩子未來的肌力發展階段奠定堅

實的基礎。孩子們在青春期進行的活動，都會成為少年、成年等訓練階段的養分。若超過此範疇，青少年運動員就會感到倦怠，在身心成熟、達到最佳表現之前，就會失去對運動的興趣。

形塑運動能力階段的肌力訓練模型

　　到了青春期，訓練計畫應該要持續地幫助運動員建立專項運動的基礎。到了競技運動的殿堂後，過去打造的基礎就會帶領運動員迎向成功。因此，青春期是培養高素質運動員的重要階段。

　　青春期少年、少女在此階段會快速成長，每年約長高十至十二公分；而此時期肌力訓練對青少年運動員仍是必要的。近期的研究強烈推廣高強度訓練，並指出高強度的阻力訓練對青少年是安全且有益的。某項研究中，運動員以高強度完成多於十項動作，每項重複8下，進行一至兩組；結果顯示，運動員沒有受傷，且肌力增加了（Ratel，2011年），身體組成亦有改善（Benson等人，2007年）。然而，我們並不建議兒童及青少年使用最大負重。使用最大負荷時，重複次數低，且容易產生各種運動傷害，包括軟組織損傷及關節問題等，皆是因運動員無法在高負荷時維持正確姿勢造成的。美國兒科學會（The American Academy of Pediatrics，2008年）指出，應在青少年的肌力訓練中使用低於最大運動強度的負荷，直到孩子的神經肌肉系統成熟，能夠漸進式地負擔最大負荷，並在使用最大負荷後恢復。

　　從青春期開始，男孩和女孩進行肌力訓練後會得到不同的成果。男童性器官的發展會使得生長激素濃度變高，像是睪固酮的含量就比女孩多上十倍。因此，男孩會長得比女孩更壯、更高大。

肌力訓練的範疇

　　請將肌力訓練視為整體發展的一部分,多邊訓練仍是很重要的目標——可以幫助兒童發展出各式各樣的技巧以及運動能力,像是柔軟度、耐力、速度等。

　　肌力訓練的目標在於身體及肌序能以合乎比例、和諧的方式發展。有些項目的運動員會在後青春期及青少年時期剛開始時就取得優異的成績,但除了這些運動之外,請避免陷入特殊性的陷阱。不要特別強調某個訓練方法,尤其需要避免只適用於專項運動的動作。在發展早期就強調特殊性,會帶來過快的適應,導致運動員在不需要的情況下,過早取得好的表現。由於孩子進步快速,會誘使人想要推進他們的發展,使用更高的負荷,並要求他們有更好的表現。讓孩子進入更激烈的競爭,會使訓練的壓力加劇,這樣做的結果可想而知,就是承受高壓、過度疲勞等後果。青春期肌力訓練的目標應該是增進孩子在競技運動時期的肌力基礎。在 2008 及 2012 年的奧運賽事中,大部分奪牌者年紀都落在 30 歲左右。請避免過度強調特殊性,而是專注多邊發展,為未來打下良好基礎,最重要的是,也要創造一個正向、快樂的環境,讓孩子們留下好的身體經驗。請記得那句古羅馬諺語:「慢慢地趕快(festina lente)」,就是告訴我們欲速則不達。

設計訓練計畫

　　青春期的肌力訓練計畫應持續應用三個肌力訓練的基本原則,持續訓練關節柔軟度,加強肌腱,並鍛鍊身體的核心區域。

　　發展良好的肌力基礎,並搭配協調的肌肉,就是此階段肌力訓練的目標。如此一來,就能讓運動員的身體準備好應對後青春

期及成年後的訓練壓力。此項長期計畫的直接助益就是避免孩子受傷，只要好好地訓練，不受傷的狀態是可及的。

　　青春期訓練計畫能夠幫助運動員準備好面對競技運動的訓練。此時期運動員可能會使用相似的訓練要素，並使用相同的器材，如：徒手訓練、與同伴分組訓練；但是，重複的次數會增加，阻力強度也會更高。為了發展速度及爆發力，我們會讓運動員利用自身體重進行徒手訓練，並且持續搭配藥球進行丟擲、接力等動作。可以增加藥球的重量，從2公斤至4公斤。市面上有許多種類的藥球，有些會附上一至兩個手把。也可以使用融入啞鈴、槓鈴、沙包、彈力帶的動作，或是加入TRX訓練（一種懸吊的訓練系統）及雙槓撐體架（lebert equalizer），以打造肌力的基礎，並加強肌腱、韌帶。這些產品價格相對較低（比起健身房的器材），較為便攜，也能有效融入循環訓練。

　　由於此類運動會增加整體的活動量，故兒童可能會較為疲勞。一天內有專項運動訓練加上30分鐘循環肌力訓練的情況下，疲勞的感受會特別強烈。指導人員應持續觀察青少年運動員，了解他們在身體感到不適前可承受多少訓練。運動員一感到痛，就該停止訓練。

　　正常體能活動的表現是運動員在訓練時看起來不太費力。為了避免肌肉拉傷，兒童應該在專注訓練時仍保持放鬆，就好像協同肌收縮時，拮抗肌應該要放鬆。

　　在此訓練階段，孩子可以使用自由重量，如較輕、簡易的啞鈴、槓鈴；但是能使用負重，不代表可以做奧林匹克舉重的動作。此階段應該要用來讓孩子學習到，哪些動作可以搭配槓鈴完成。使用槓鈴、啞鈴而非特殊器材的主要原因是，運動員可以使用自由重量來做出許多動作，包含不同的姿勢、使用身體的各個解剖學平面等。模仿運動員在後青春期及成年後也會做的動作技巧會較為容易。在思考訓練內容前，指導人員還是要先教導運動員正

確的舉重方法，以避免運動傷害。此外，許多健身器材的尺寸都不符合孩子的四肢長度。

指導舉重技巧時，請思考以下重點：

- 教導正確的基本站姿：兩腳平行，與肩同寬。這樣的姿勢能夠支撐整個身體，讓孩子的身體平衡。
- 每項動作都要教導正確的技巧。要讓運動員知道，如何使用核心的肌肉，讓身體保持穩定，也要能夠正確地呼吸，以最大化肌力及專注力。

大多數的問題都涉及多關節動作，例如需要上半身與下半身同時參與的運動。因為半程深蹲與更低的深蹲是熱門的動作，故以下介紹學習此動作的步驟：

1. 學習正確動作時不要使用任何重量（自由深蹲）。
2. 若要練習未來要使用的槓鈴，可以把一根棍棒放在肩膀上，並把兩隻手放在棍棒末端，嘗試平衡。
3. 一手持一啞鈴，做深蹲的動作，將其從身體側邊舉起。
4. 單純使用槓鈴，不要加任何額外的重量。
5. 在專注於正確動作的階段，只增加些微的負荷。

不了解深蹲正確動作的指導人員應向專業人士學習。任何情況下，深蹲的訓練都是長期的，要讓運動員使用較大的負荷，通常要花上幾年的時間。正常來說，到了後青春期才會使用較大負荷。

兒童發展出較良好的訓練背景之後，就能漸進式地練習更有挑戰性的技巧，以發展出更好的技術、速度、敏捷性、肌力。這樣一來，就能讓他們得到更多適應，因為他們能承受更高的強度，也能漸漸地增加身體素質的潛力。為了達到此目標，訓練的總量、強度應逐漸上升，並遵照原則如下：

1. 增加訓練的時長。確保運動員一週運動兩次，每次一小時。為了稍微增加訓練的耐受程度，指導人員可以每次增加15分鐘的訓練時間。現在，孩子每週訓練兩次，每次75分鐘，於是一週就多運動30分鐘。一段時間後，還可以把時長增加至每次90分鐘；而90分鐘的訓練不只包含肌力訓練，還會納入技巧、戰術、速度、敏捷性，並在訓練的最後進行肌力訓練。

2. 增加每週的訓練次數。90分鐘的訓練時長已經足夠，則新的訓練挑戰就是將訓練次數從兩次增加為三次。

3. 增加每次訓練中每個活動、動作的重複次數，包括技術、戰術、體格的訓練。若有一段特定的時間，教練認為孩子已經可以承受一週訓練三次、每次90分鐘，則下次訓練的挑戰就會是在90分鐘內完成更多項目，也就是說，為了身體素質的發展，需要做更多技術性的訓練動作。因此，要稍微減少組間休息的時間，並讓孩子適應更高的訓練要求。

4. 當前述的三個招數都用盡時，接下來就要增加每組動作的重複次數；於是，新的訓練任務就是漸進式地讓兒童適應，在沒有組間休息的情況下增加重複次數。

　　應用此方法需要長期謹慎監控。把一週兩次60分鐘的訓練，增加至三次90分鐘，可能要花兩至三年的時間。有經驗的指導人員會以流暢、謹慎的方式加入變化。

　　肌力訓練的時長可以從20分鐘增加至30分鐘，甚至於青春期尾聲增加至40分鐘。循環訓練的方法仍然可以滿足肌力發展的需求，不同的是，動作數量可以逐漸增加至10至12項，每個動作的重複次數可以增加至8至15下。

　　請針對個人狀況調整訓練，才能與運動員的個人能力契合。

同理，應該要讓孩子在沒有指導人員壓力的情況下自行選擇訓練的速度，好讓孩子依照個人節奏成長、發展，因為不同個體的訓練步調相當因人而異。

指導人員可以使用獎勵的方式，如口頭讚美孩子達成任務，作為增進動力的方法。但在獎勵時也要注意，不要要求他們成為整個團隊最傑出的運動員，而是要讚許個人的進步。

在青春期，孩子應該要參與各種田徑活動，並減少丟擲物體的重量，如：使用網球替代標槍，也要在縮短衝刺距離，如：將100公尺縮短為50公尺。學習基礎技術及發展速度、爆發力的優點在於，上述基礎會在未來帶來正向的回饋，舉例來說，丟標槍可以讓籃球投球技術進步，衝刺的表現也能對橄欖球、足球、籃球帶來助益。因此，前青春期及青春期的多邊訓練不只是觀念，而是競技運動表現不可或缺的要素。

訓練計畫

青春期的肌力訓練計畫可以使用循環訓練的方法，表7.2及7.3分別呈現出六項及九項運動的循環訓練，可以作為菜單設計的指引。家長或指導人員可以使用此章提到的各種動作來創造出另一份訓練菜單。請根據參與訓練的兒童之個人潛力、能力調整循環的次數及重複次數。

專項化階段的肌力訓練模型

若訓練的主軸是多邊訓練，則從青春期開始，訓練計畫就會與前兩個成長發展階段有所不同。有了前青春期及青春期的基礎，運動員就能在後青春期進行更多符合專項運動需求的訓練。肌力

訓練有很多種內涵，有爆發力訓練，也有每個競賽年度所漸進式使用的週期化模型。

因為生長激素增加，所以男孩們的肌肉大小及肌力會在後青春期成長許多。從此發展階段直至成年，男孩們的肌肉比例會從身體總重量的27%增加至40%（Richmond Rogol，2007年），此情況下，肌力也必然大幅成長；相應地，此時期女孩的肌力也會比原本增加（Faigenbaum等人，2001年；Hebbelinck，1989年；Malina，1984年；Seger & Thorstensson，2000年）。

肌力訓練的範疇

後青春期這個發展階段中，包括了實際年齡相差2到3歲的青少年運動員。因此，指導人員應持續依據專項運動的需求觀察剛開始引入特殊性訓練的成效。

在後青春期仍要維持多邊的訓練模式，此時，多邊與特殊性訓練的比例會逐漸偏向特殊性。另一個重點就是要持續強化肌力，以及身體核心區域的功能。儘管市面上有許多肌力訓練機械，自由重量的器材仍對年輕運動員最有益，如藥球、啞鈴、彈力帶、壺鈴等，因為這些器材能訓練其神經肌肉系統，進而讓運動員在不平衡的環境下訓練、產生適應，增加核心肌肉的訓練潛力。如果在健身房或體能中心訓練，教練就要使用各種器材，包括滑輪機（cable machines）、背部下拉訓練機（lat pull-down machines）、深蹲架（squat racks）、平行槓（dip bars），還有不可或缺的自由重量等。要避免使用史密斯機（the Smith machine），雖然人們普遍認為史密斯機是另一種安全進行深蹲的方式，但使用史密斯機深蹲的動作是不自然的，需要迫使身體以特定的姿勢完成動作，弊大於利。

特殊性肌力訓練可以融入與主動肌群（協同肌）運動方式相似的動作。運動員必須調整動作的角度及身體平面，以符合專項運動的特定技術。儘管如此，指導人員仍要達到特殊性的要件，不要打壞其他肌肉的和諧發展，即拮抗作用。

由於肌力訓練可以根據各項運動的需求進行多樣調整，故運動員能發展出不同種類的肌力，如爆發力和肌耐力等。指導人員應使用特定的訓練方法來滿足此需求，也要在各個競賽年度理解並實踐週期化訓練。

設計訓練計畫

在後青春期的一至兩年後，還是會使用部分的青春期專屬訓練內容，且訓練也會逐漸變複雜。運動員可以使用額外的訓練方法，以及更複雜的器材。隨著訓練越加複雜、肌力的角色越加重要，指導人員就必須監控訓練的壓力。運動員增加負荷量之後，訓練強度就會更高，運動員也會感受到疲勞。為了避免嚴重疲勞及運動傷害，指導人員應該要知道如何正確地增加肌力訓練的強度。我們會建議如以下的方式調整：

將組間休息從每次3分鐘減少至每次2.5分鐘。雖然運動員可能不想坐下、伸展身體，等待下一組，但我們可以告訴他們，休息對於提升肌力、提高運動表現是很重要的。

增加每次訓練的組數，特別是增加較大重量的組數；如此一來，足夠的組間休息就是必不可少的，因為在訓練量及強度都增加的情況下，各能量系統都會疲勞。

增加訓練負荷。根據漸進增加負荷的原則，負荷要逐步地增加，通常是分為三次增加，隨後安排一週作為恢復期（此逐步方法可參考第一章的解釋）。適應新負荷時，運動員一定要於前一週維

持相似的訓練強度,再增加至新的負荷量。

　　圖7.1呈現出四週內負荷增加的模擬圖。訓練負荷一開始會逐漸增加10%,到了恢復期則減少20%負荷量。請注意,每階段的負荷是指一天的訓練計畫之負荷量,運動員每週需重複訓練二至三次,依每週的訓練次數決定。以同樣的訓練負荷練習二至三次後,運動員就能增加至下一個負荷量級,以增進適應。

　　請長期使用此訓練進程,這樣一來,就能讓運動員在後青春期的尾聲及成年時期得以使用近乎最大負荷量的負重。同樣地,訓練的組數可以增加至三、四或更多組,以促進肌肉產生適應、進步。

　　隨著訓練的複雜性提升,指導人員可能會想使用複雜的肌力訓練器材或奧林匹克舉重的動作,如挺舉、抓舉等,認為使用這些器材、動作可以迅速增進專項運動所需的肌力。我們並不鼓勵此方法,因為技術性過高可能造成危險,也不符合運動特殊性。

　　運動員接近競技運動階段時,在肌力訓練時使用具運動特殊性的動作及方法,是非常重要的。因此,指導人員應該選擇最符合專項運動需求的運動,雖然某些器材可以用在特定的訓練階段(即最大肌力期),自由重量仍是最實際的選擇。自由重量的訓練在力學上更接近大部分的運動技巧,也可以幫助協調不同的肌群。雖然自由重量的技巧難度較高,卻能讓運動員做出多個方向、運

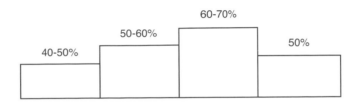

圖7.1 四週循環內訓練負荷增加之比例圖。

用各身體平面的動作。透過自由重量，運動員能在關節活動時，做出大多數較為動態、靈活的動作，有助於其做出符合專項運動特殊性的加速運動，這也是自由重量的最大優點之一。

　　自由重量是熱門的訓練方式，但訓練不當仍可能造成受傷。除了指導技巧之外，指導人員也要確定訓練補手（spotter）有持續觀察訓練者，重量輔助的主要目標就是保障安全、避免受傷。

　　指導新動作時，指導人員應做到以下幾點：

- 解釋舉重的要素。
- 展示正確動作。
- 讓運動員以低負荷量執行動作，並評論其動作是否正確。
- 解釋並演示補手的角色。

補手通常是其中一位指導人員，或有經驗的運動員，而有效的補手要做到以下幾點：

- 知道舉重與重量輔助的技巧。
- 給予訓練者必要的動作提示。
- 訓練時，要了解訓練內容，如重複次數等，才是周到、稱職的補手。

　　發展肌力的方法會隨著運動員邁向成年而變得更困難，因為運動員屆時的目標是最大肌力，或是發展肌力的其中一個要件，如：爆發力、肌耐力等，而不是著眼於一般肌力。

訓練計畫

　　後青春期包括13至18歲的青少年，或是開始邁向成熟階段者。由於此時其青少年的身、心皆狀態各異，故我們會將訓練計畫分為兩部分：後青春期的早期及晚期訓練。

後青春期早期的訓練菜單

後青春期早期的運動員約落在14至15歲的年紀，由於其身心狀態較接近青春期兒童，而非成人，故訓練計畫可以繼續使用循環訓練，以帶來持續的進步。後青春期早期及青春期之循環訓練的差異如下：

- 動作更加困難。
- 某些動作的負荷較高。
- 動作的組間休息較短。

表7.4及7.5為兩份循環訓練計畫的內容。表7.5的內容較為困難，有較多爆發力運動，也有增強式訓練的動作，如：跳三角錐（cone jump）、垂直跳（vertical hop）、交叉跳（scissors jump）。

可以彈性使用以下建議的負荷及重複次數，因為動作的難度可能因人而異，故請依據個人能力調整計畫。

表7.4　後青春期早期的循環訓練

動作	時長或重複次數*	組間休息（秒）
引體向上	4-8下	30秒
啞鈴深蹲或腿推	10-12下	30秒
藥球轉體 (Medicine ball twist)	8-10下	30秒
背部滑輪下拉 (Lat pull-down)	8-10下	30秒
之字跳 (Slalom jump)	30秒	60秒
斜板啞鈴彎舉 (Dumbbell preacher curl)	6-8 (10) 下	30秒
藥球俯臥舉體 (Medicine ball trunk raise)	6-8下	60秒
伏地挺身	6-8 (10) 下	30秒
跳三角錐	30秒	120秒

注意：請做兩個循環。請依據個人能力調整計畫。
*該項目的最大次數標註於括弧中。

表7.5 後青春期早期的循環訓練（難度較高）

動作	時長或重複次數 *	組間休息（秒）
腿推	12-15下	20秒
引體向上	4-6下	30秒
V字捲腹（V-sit）	4-6（8）下	30秒
垂直跳	30秒	30秒
啞鈴或槓鈴胸推	6-8下	20秒
超人式（Supermans）	6-8（10）下	20秒
交叉跳	30秒	30秒
背部滑輪下拉	6-8（10）下	20秒
跳三角錐	30秒	120秒

注意：請做兩個循環。請依據個人能力調整計畫。
* 該項目的最大次數標註於括弧中。

後青春期晚期的訓練計畫

　　後青春期晚期的運動員年紀約落在16至17歲。假定肌力訓練安排在技術訓練之後，則肌力訓練就應作為額外補充的活動，時長可介於30至60分鐘之間，在比賽期間更應如此安排。在準備期的某些部分，肌力訓練可以與技術或戰術訓練分開進行。不管肌力訓練何時進行，指導人員都要確保運動員有完整地暖身。

　　表7.6是賽事於夏季舉辦的年度訓練計畫。教練們能依據此模型創建出不同的計畫，例如賽事舉辦於秋季（如：橄欖球）或冬季（如：滑雪、籃球等）的計畫。表7.6可以應用在耐力型運動上，因為此種運動的訓練量較高，但訓練強度（負荷）屬於中、低強度。請注意，在各個訓練階段，都有標記出該階段所訓練的肌力種類。

　　表7.7為此年紀適合的最大肌力訓練計畫。如上所述，解剖適應期是唯一能讓教練安排循環訓練的肌力訓練階段。本章後段會

討論到爆發力訓練，屆時就要使用特定的爆發力訓練計畫。也要留意，19歲以上運動員的肌力訓練計畫並不包含在本書範圍。由於此年紀的訓練內容特殊性較強，也屬於競技運動的範疇，故建議閱讀《週期化肌力訓練》（Bompa Buzzichelli，2015年）。

教練們應根據自身的訓練環境、可用的器材，以及運動員的背景、能力來修改表7.7的計畫。若是自行安排訓練計畫的家長或教練，則應仔細考慮以下幾個重點：

- 訓練的負荷量若是以1RM的百分比呈現，就要在計算訓練

表7.6 肌力訓練的週期化模型：後青春期晚期的年度計畫

	月份											
	11月	12月	1月	2月	3月	4月	5月	6月	7月	8月	9月	10月
訓練階段	準備期							比賽期			過渡期	
肌力分期	解剖適應期		負重小於80%最大肌力					最大肌力及爆發力			解剖適應期	

表7.7 最大肌力的訓練計畫（訓練負荷小於1RM的80%）

動作	負荷 （1RM的百分比）	重複次數*	組數	組間休息（分）
腿推	70%-80%	6-8下	2組	2分鐘
啞鈴或槓鈴胸推	70%	8下	2組	2分鐘
啞鈴擺盪 (Dumbbell swing)	—	8-10 (12) 下	1組	1分鐘
超人式	—	12-15下	1組	1分鐘
啞鈴深蹲 (Dumbbell squat)	60%-70%	10-12下	2組	2分鐘
下落伏地挺身 (Drop push-up)	—	6-10下	1組	1分鐘
雙腿彎舉 (Leg curl)	50%	10-12下	2組	3分鐘
引體向上	—	至力竭	2組	2分鐘
V字捲腹	—	8-10下	1組	2分鐘

若無顯示負重，就代表利用自身體重作為負荷。
*該項目的最大次數標註於括弧中。

時的實際負重前，先利用特定動作進行1RM測試，以得知
最大負荷量。

- 此時期請不要使用比80%1RM更高的負荷量，因為運動員
  可能尚未準備好。
- 可以更換每週的動作，以提升最大肌力及爆發力。
- 每個計畫都要盡量包含兩個上肢動作及兩個下肢動作。
- 進行爆發力訓練時，一定要瞬間、大量發力。
- 要減少組間休息時間。如果有任何狀況，就增加休息時長！
  想要最大程度地增加肌力、防止受傷或過度訓練，就需要
  足夠的恢復時間。
- 不要揠苗助長！運動員還尚未到達使用大重量（大於1RM
  的80%）的年紀，也還無法進行強度過大的動作。

　　訓練日誌是記錄訓練內容、監控進步幅度的好方法。訓練日
誌的範本請見表7.8。

表7.8　訓練日誌

		組數					
	動作	1	2	3	4	5	6

寫下動作的負荷以及每組的重複次數，例如：80×6。

表引自：T. Bompa and M. Carrera, 2015, *Conditioning young athletes* (Champaign, IL: Human Kinetics).

為青少年運動員設計的爆發力訓練

　　隨著青少年運動員逐漸成熟，訓練計畫的特殊性也應增加，以精進專項運動所需的能力。從後青春期開始（約17、18歲），教練就可以在訓練計畫中增加爆發力訓練的內容。爆發力是優秀運動員的基本條件。更重要的是，比賽期應該要從事特定的爆發力訓練（見表7.9）。爆發力訓練的目的，就是把運動員增加的肌力轉換為爆發力。爆發力訓練的要點就是快速、有力，才能提高神經系統及肌肉收縮時的放電頻率（discharge rate），進而強化專項運動的技術動作表現。

　　青少年運動員進行爆發力訓練有幾個好處：

- 改善肌肉內協調（intramuscular coordination），以增進運動員爆發力。透過爆發力訓練，收縮的肌肉能夠學會一致地運動，讓身體能在爆發力訓練或運動技巧上有更好的表現。
- 改善肌間協調（intermuscular coordination），即負責執行動作的協同肌（如：手肘彎曲時的二頭肌）會在拮抗肌（如：三頭肌）放鬆時收縮，做出更有效率、快速、流暢的收縮動作。執行技術動作的主要肌肉稱為主動肌群，肌力及爆發

表7.9　後青春期晚期團體運動員之肌力、爆發力訓練週期化模型

	月份											
	11月	12月	1月	2月	3月	4月	5月	6月	7月	8月	9月	10月
訓練階段	過渡期		準備期				比賽期					過渡期
肌力分期	解剖適應期		負重小於80%最大肌力				爆發力					解剖適應期

力訓練主要關注的就是這些肌肉。

- 對任何需要高速移動、動作反應速度的運動專項而言，爆發力都是不可或缺的要素。許多團隊運動、持拍運動、武藝運動也會強調敏捷性。敏捷性與速度的要素相同，都需要足夠的肌力以及爆發力發展。如果沒有強壯、有爆發力的身體，就沒有快速、敏捷的運動員。

研究指出，爆發力增加並不是因為訓練的速度提升，而是因為肌力成長（Bompa 和 Carrera，2005 年；Enoka，2002 年）。也就是說，在訓練速度、敏捷性之前，運動員應該要利用較大的負重發展出足夠的肌力及爆發力。

爆發力訓練會得益於準備期間的肌力訓練。為了最大程度增強爆發力，應該以某種漸進的方式安排訓練時使用的器材及方法。請注意，週期化訓練指的是對各個訓練階段的規畫，而爆發力週期化訓練所建議的器材，如圖 7.2 的藥球、重球等，通常會在肌力訓練期後、準備期間使用。因此，一開始應使用較重的藥球及重球作為爆發力訓練器材（準備期後半），比賽期前、比賽期間則使用較輕的負荷。較輕的負荷可以幫助運動員對專項運動中的阻力（像是水、重力、技術用具、對手等）更快速地施力，因此可以增加爆發力。但比賽期如果超過四至五個月，就應該將爆發力訓練的負荷調整為高負荷訓練占四成、低負荷訓練占六成的比例。

安全第一，教練應確保運動員在做胸前擲藥球（medicine

準備期後半	比賽期
較重的藥球：3-6公斤	較輕的藥球：2-3公斤
重球：6-10公斤	較輕的重球：3-6公斤

圖7.2 後青春期晚期運動員使用藥球及重球的週期化爆發力訓練。

ball chest throw）的動作時，手肘不會過度伸展，或發出彈響（snapping）的聲音。所有的爆發力訓練都要盡可能以順暢的動作進行，避免太多突發、不受控制的動作。教練可以考慮以下幾點，以增加爆發力訓練的效果：

- 爆發力訓練的動作不須太多，且要盡可能符合運動專項的需求。一次做太多動作可能會導致疲勞程度增加，對反應速度及高速運動而言，疲勞就是最大的敵人。
- 因此，如果訓練時的速度或反應速度開始降低，就要停止爆發力訓練。爆發力訓練時若產生疲勞，會阻礙爆發力、速度、敏捷性的進步。
- 同理，在形塑運動能力階段及專項化階段，應該以低組數為主。在競技運動階段，也就是 19 歲以上，就可以根據專項運動或運動員的能力選擇較高的組數。
- 爆發力訓練的關鍵要素就是組間休息，為了讓運動員有發展出爆發力的能力，組間休息時間應至少 2 至 3 分鐘。足夠的休息時間能讓運動員大致恢復前一組消耗掉的能量，接下來的組數才能以同樣的施力速度進行訓練。

選擇爆發力訓練方法

爆發力訓練的目標就是讓運動員能在短時間對阻力施加最大力量，所謂的阻力包括運動器材、地心引力以及對手。如果運動員施加的力量沒有遠超過器材的重量，身體動作會較緩慢。反之，若運動員施加的力量明顯大過器材的重量，動作就會很快速、很有爆發力。對器材施力，使肌肉充滿力量地收縮，這樣的動作就具有彈震（ballistic）的性質。在這裡，我們就會提及各種高效爆發力訓練方法。

彈震式訓練方法 (ballistic training)

為了增強爆發力，教練們應在訓練時使用各種器材，像是藥球、重球、田徑用鉛球、彈力帶 (通常用來訓練腿部，如：深蹲跳)，以及其他較輕的球。彈震式運動意味著運動員會對器材施加爆發性的力量；動作執行過程中需全程持續加速，直至運動員釋放器材。要將器材丟到最遠，就要在釋放器材的瞬間達到最大加速度。器材丟擲的距離會與施加的爆發力呈現比例關係。知道丟擲距離的涵義，並觀察每次的結果，可以讓教練及運動員更有動力，因為距離增加就代表爆發力有所進步！最終，增加的距離就會成為運動表現提升的基石。

擬定訓練計畫

彈震式訓練可以在訓練剛開始時進行，也可以在暖身後或是技術、戰術訓練之後。對某些運動或身體姿勢而言，爆發力是最重要的身體素質，田徑運動的丟擲及跳躍、跳水、跳臺滑雪 (ski jumping)、武藝運動、棒球或橄欖球中強調速度及爆發力的姿勢皆屬此列；彈震式訓練應在暖身後進行，才不會讓疲勞影響爆發力表現。對大部分的團體運動、角力、拳擊、持拍運動而言，彈震式訓練則可安排為 (一) 暖身後立即進行，以強化爆發力的訓練效果，或是 (二) 在技術或戰術訓練後執行，以同時增進專項運動所需的爆發力及爆發耐力 (power endurance)，也可以增進運動員在整場比賽中持續做出爆發力動作的能力。

彈震式運動裡，動作速度是最關鍵的。為此，在參與動作的肌肉中，運動員需要徵召大部分的肌肉纖維，也就是快縮肌纖維，以對藥球、鐵餅、鉛球或任何器材施加最大力量。爆發力的重點

不在於運動員一組能做幾下，而是每下動作的收縮速度。因此，我們應該要先分析專項運動的需求，再選擇要不要著重於爆發力、爆發耐力或兩者兼具。

彈震式訓練的負荷量是固定的，即重球、藥球的標準重量會寫在球上。藥球的正常重量是2至6公斤，重球則是10至32公斤。

彈震式運動也需要足夠的組間休息，休息時間應該要長達2至4分鐘，或是依照運動員完全恢復所需的時間延長休息，這樣一來運動員才能以最好的狀態完成動作。若是爆發耐力訓練，組間休息時間則要縮短為30秒至1分鐘。

訓練計畫

每週進行彈震式訓練的頻率約為一至三次，可依照專項運動需求、運動員發展及訓練階段調整。爆發力訓練通常會與戰術、技術訓練一同規畫，或融入其他肌力、爆發力、速度、敏捷訓練的方法。

表7.10為後青春期早期女性籃球選手的三週爆發力訓練計畫，其他運動專項的計畫也可以參考此範例。

表7.11為後青春期運動員的三週爆發力訓練計畫，此計畫結合彈震式動作及最大加速度動作。

表7.10 後青春期早期女性籃球選手的三週爆發力訓練計畫

動作	第一週	第二週	第三週	組間休息（分）
藥球過頭前丟 (Medicine ball forward overhead throw)	2×8	3×8	3×10	2-3分鐘
垂直跳及胸前擲藥球	2×6	3×6	3×8	2-3分鐘
藥球反向過頭丟 (Medicine ball backward overhead throw)	2×10	3×12	3×15	2-3分鐘
藥球轉體拋投 (Medicine ball twist throw)	3×10	3×12	4×10	2-3分鐘

表7.11 結合彈震式動作及最大加速度動作的三週爆發力訓練計畫

動作	第一週	第二週	第三週	組間休息（分）
藥球過頭前丟	2×10	3×12	3×15	2分鐘
垂直跳及胸前擲藥球	2×8	3×10	3×15	3分鐘
藥球反向過頭丟	2×10	3×12	3×15-20	3分鐘
藥球側丟 (Medicine ball side throw)（分為左右兩邊）	2×12	3×15	3×20	3分鐘
藥球過頭前丟	2×12	3×10-12	3×12-15	2-3分鐘
藥球拋丟 (Medicine ball scoop throw) 後15公尺最高速衝刺	4組	6組	6-8組	3-5分鐘
拍手伏地挺身 (Clap push-up) 後25公尺最高速衝刺	4組，拍手伏地挺身每組重複6-8下	6組，拍手伏地挺身每組重複6-8下	8組，拍手伏地挺身每組重複4-6下	3-5分鐘

用增強式訓練加強爆發力

　　對兒童或某些人而言，增強式訓練是很危險的！有些指導人員會很謹慎地使用此種訓練方法。你有沒有看過孩子從樹上或盪鞦韆上跳下來的動作？在訓練的領域，我們會把此種跳躍稱為著地反彈跳（drop jump）。著地反彈跳也是增強式訓練的一種，可以增加肌肉張力，進而提升腿部的肌力及爆發力。剛開始增強式訓練者應以極低強度進行，再緩慢地增加難度、強度。現實生活中，孩子們每次在公園玩樂、玩跳房子、跳繩或從攀玩架上往下跳，都會做出類似增強式訓練的動作。若有適當的訓練及指導，孩子們就能得益於此種跑跳的動作，增進肌力及爆發力。

　　增強式訓練主要強調肌肉纖維的反射收縮，跳躍前，肌肉會先離心伸展、蓄積能量，再立即向心收縮，此種拉長再縮短的活

動就是跳躍的要素。舉例而言，如果運動員在跳躍前先站姿彎曲膝蓋，就能跳得更高，因為屈膝可以拉長肌肉、活化快縮肌纖維，而離地時肌肉則會縮短。此種伸長、縮短的動作可以活化肌纖維，進而讓肌力轉換為瞬間的爆發力。

先有幾年的肌力訓練背景，可以讓青少年運動員更容易適應增強式訓練、避免受傷，達到進步的成效。從形塑運動能力階段（11至14歲）開始，兒童就可以漸漸地做一些簡單、低強度的增強式訓練動作，並以玩樂、遊戲的方式進行。教練不應躁進地傳授所有增強式訓練的動作，因為訓練兒童最需要的就是耐心。為了良好適應爆發力及增強式訓練，教練們應設計長期的訓練計畫，並以漸進的方式增加強度。到了形塑運動能力階段尾聲及專項化階段（15至18歲），運動員就可以開始做較高強度的動作，增加負重及時長，特別是在肌力訓練階段的尾聲進行。我們也要特別注意疲勞的情形，在增強式訓練當中，疲勞者會有起跳時間拉長、落地動作多餘等表現。

入門階段應該讓孩子在公園自由玩樂，這樣一來，他們就能以舒適的方式依照自己的速度發展出運動必不可少的肌力、爆發力、耐力。玩樂對運動訓練而言是很好的預備活動，對形塑運動能力階段的運動員有很大的影響。

教練也要在規畫增強式訓練時考量到以下幾點：

- 如要避免15歲以下的兒童發生運動傷害，可以在地板鋪上軟墊，再進行訓練。但年紀較長、經過長期肌力及體能訓練的青少年運動員，就建議使用較硬的地板。硬地可以提高地面的反作用力以及神經肌肉系統的反應，也可以增加肌肉的力量，進而提升運動表現。
- 青少年運動員較不建議配戴腳踝負重沙袋或負重背心，因為額外負荷可能會使青少年運動員的腿部壓力過大，也會

阻礙神經肌肉系統的反應能力，最終對速度及敏捷性的發展造成負面影響。

　　增強式訓練可以依照強度及其對神經肌肉系統的效應分為三種。教練及家長可以參考此分類，規畫增強式訓練的強度，並調整一週練習的內容及需求。表7.12為增強式訓練及爆發力訓練的強度規畫原則，訓練中使用藥球及重球作為負荷。專項化階段（年齡為15至18歲）及菁英運動表現階段（年齡為19歲以上）的運動員皆適合此訓練計畫。

　　在年度計畫的各個訓練階段，運動員可以使用不同的器材及方法訓練。表7.13為肌力及爆發力的週期化訓練，其中肌力及爆發力訓練動作可供教練參考、納入年度計畫。此表清楚地描繪出從基礎肌力（解剖適應期）進步到最大肌力、再到爆發力的過程，其內容也很容易遵循。有了漸進式的規畫，就能確保運動員能在比賽期之前達到最好的身體素質，到了賽前，運動員與教練就能看到一整年來訓練、備賽的成效。表7.13是專項化階段及菁英運動表現的建議訓練原則，請留意一整年的訓練中，肌力訓練的種類及器材的重量如何變化、進展。

表7.12　專項化階段晚期建議使用的增強式訓練計畫

訓練強度	第一級	第二級	第三級
動作種類	雙腳及單腳彈跳訓練	高度20至40公分之低強度跳躍（low reactive jumps）	低衝擊跳躍、丟擲負重器材
訓練要求	僅次於最大運動強度	中強度	低強度
重複次數/組數	8-15下×5-8組	6-10下×5-8組	8-15下×6-8組
每次練習的重複次數	50-75下	40-60下	40-75下
組間休息（分）	3-5分鐘	3-6分鐘	2-3分鐘

表7.13 肌力及爆發力週期化訓練

融合的 週期化模型	訓練階段			
	準備期前半	準備期後半	比賽期前半	比賽期後半
肌力分期	解剖適應期	最大肌力期	轉換為爆發力維持 最大肌力	維持最大肌力及 爆發力
藥球及重球訓練分期 (器材的重量)	中負荷 高負荷	高負荷	中 低至中負荷	低至中負荷
增強式訓練強度分期	第三級(低強度)	第三級(低強度)及 第二級(中強度)	第二級(中強度)及 第一級(高強度)	三種強度皆有 (低、中、高強度)

　　表7.12所建議的計畫應只是最低要求，如果運動員的肌力訓練經驗深厚，就應該挑戰更高強度的訓練。要實踐我們所建議的計畫，必須先確立各個訓練的時長(以月份為單位)及訓練的方法(表7.13)。

　　除了表7.12所建議的運動之外，我們也建議使用以下動作：

- 強度第一級(僅次於最大運動強度)：重複立定跳遠(standing long jump)和三級跳遠(triple jump)；跳躍時使用離地較多、移動距離較長的跨步跳(step)、單足跳(hop)及跳遠動作；跳過繩子或較高的台子(高於35公分)；跳上、跳過、跳下跳箱(高於35公分)。
- 強度第二級(中等強度)以及第三級(低強度)：跳繩；跳過高臺(25至35公分高)；丟藥球或重球。

　　個人及團體運動都需要爆發力訓練，因為這些運動項目都要求移動速度、反應速度及瞬發的力量。但是運動員要先變強壯才能變更快，所以若要進行使用藥球、重球的爆發力訓練計畫或增強式訓練，都要先讓運動員經歷完整的肌力訓練，使用較大的負荷量，並訓練好專項運動的主動肌群。肌力訓練的種類並不是越多越好，而是要專注於特定幾個能夠滿足專項運動需求的動作。

前青春期的訓練

　　以下的訓練動作僅作為建議、指引，而非絕對的限制。教練們也可以根據訓練環境及現有器材替換為其他動作。

◇◇

啞鈴深蹲 (Dumbbell Squat)

訓練部位：腿部

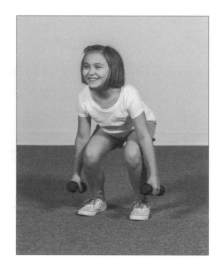

1. 雙腳與肩同寬站立，手放在身體兩側，雙手各拿一只啞鈴。
2. 屈膝並將臀部向後延伸，直至大腿與地板平行。
3. 回到起始動作。

變化：

　　只使用身體的重量，屈膝、臀部向後移動，接著用手觸碰腳踝側邊，再回到起始動作。

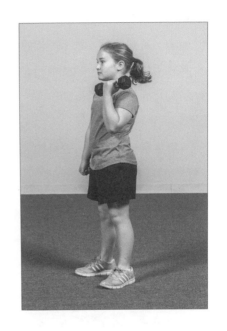

啞鈴彎舉（Dumbbell Curl）

訓練部位：二頭肌

1. 站姿，雙手自然垂放在大腿根部前方，手心朝上。手握啞鈴。
2. 右手肘彎曲，將啞鈴舉向右肩前方。
3. 回到起始動作。使用左手持啞鈴重複相同動作。

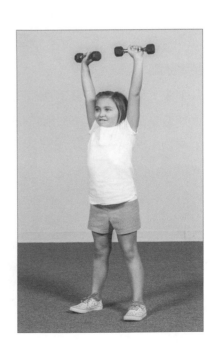

啞鈴肩推（Dumbbell Shoulder Press）

訓練部位：肩膀（特別針對斜方肌）

1. 站姿，雙手在肩膀的位置各握一只啞鈴。
2. 將啞鈴向肩膀正上方推舉。
3. 手臂回到起始動作。

啞鈴直臂上提（Dumbbell Pullover）

訓練部位：背部、肩膀

1. 躺姿，背部朝地，雙手一起握住一只啞鈴的單邊。

2. 將雙手向後延伸，貼於地面（圖a）。

3. 回到起始位置並重複動作。

變化：

　　一隻手拿一只啞鈴，雙手輪流重複動作（圖b）。

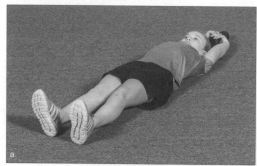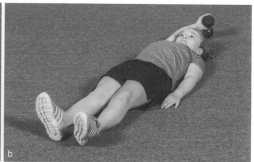

啞鈴飛鳥（Dumbbell Fly）

訓練部位：胸部、肩膀

1. 躺姿，背部朝地，雙手張開平放在地，兩手各拿一只啞鈴。

2. 將兩隻手臂舉至垂直於地面，高度位於胸口之上。

3. 回到起始動作。

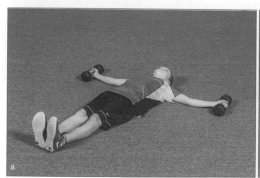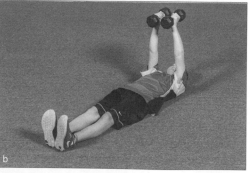

彈力帶划船（Band Row）

訓練部位：背部、手臂

1. 雙手握住彈力帶，雙膝微屈坐在地面上，手放在身體前方。彈力帶抵住雙腳腳底，如圖所示。若以站姿進行，則由另一人抓住彈力帶的一端，也可以將彈力帶繞過穩固的柱子，或是使用門扣。

2. 將彈力帶向後拉，直至手位於身體中線，或是到達肚臍的位置。手臂完全向後伸展時，掌根要在肚臍的高度，並將肩胛後收。動作中保持腹部收緊。

3. 慢慢回到起始位置並重複動作。

4. 身體盡量避免搖晃，需控制自己的動作。

變化：

使用不同的握法（掌心對掌心、掌心朝下、掌心朝上）；兩人一組，由一人拉住彈力帶，另一人做動作，也可以使用門扣完成此動作。

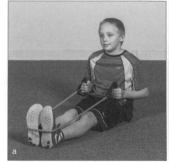
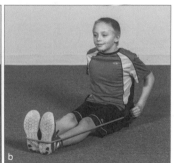

　　運動員大部分的藥球訓練都是丟與接的動作。而丟球動作可以逐漸加快，在動作完成時達到最大加速度。接球的動作則要強調將手臂往前伸，並在接球的同時把手臂屈曲，吸收衝擊的力量。吸收衝擊力之後，運動員的手臂就可以以畫半圓的動作維持動態，讓球加速，最後再把球丟出手。藥球的建議重量為：前青春期運動員使用2公斤，青春期運動員使用3至4公斤，後青春期運動員使用4至6公斤的重量。

胸前擲藥球（Medicine Ball Chest Throw）

訓練部位：肩膀、上臂伸肌（三頭肌）

1. 兩人面對面，站在距離2.5至3公尺遠處。持球者將藥球放在胸前。
2. 持球者將手臂向上、向前伸出，將球丟到對方胸前。
3. 接到球之後，換接球者將球丟回給對方。

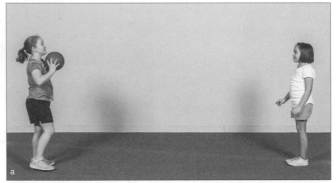

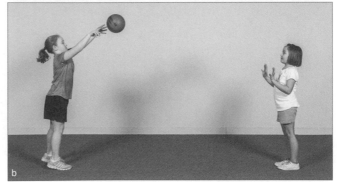

藥球轉體拋投 (Medicine Ball Twist Throw)

訓練部位：手臂、軀幹、腹斜肌

1. 持球者以身體左側面向接球者，持球位置為臀部的高度。

2. 接球者面向持球者，手臂往前伸準備接球。

3. 持球者將身體往自己的左邊轉，一邊讓手臂伸展，並將球往接球者的方向丟出。

4. 接球者拿到球後轉身，讓身體右側面向對方，再以同樣的方式轉體將球丟回給對方。

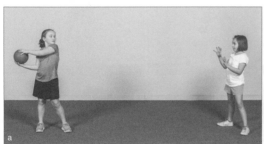
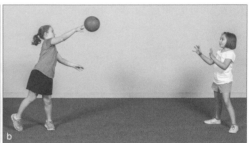

藥球過頭前丟 (Medicine Ball Forward Overhead Throw)

訓練部位：胸部、肩膀、手臂、腹肌

1. 兩人面對面，距離2.5至3公尺遠，一人持球高舉過頭。

2. 持球者手臂先向後，接著手臂立即過頭向前伸，將球拋至接球者的胸前。

3. 接球者拿到球，再以相同方式將球丟回給對方。

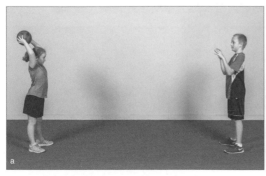
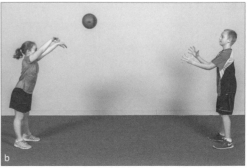

藥球拋丟（Medicine Ball Scoop Throw）

訓練部位：腳踝、膝蓋、大腿後側肌肉、肩膀、手臂、背肌

1. 雙腳與肩同寬站立，把球拿在雙腳之間的位置。
2. 屈膝後迅速伸展膝蓋部位，手臂將球垂直丟出。
3. 手臂向上伸展接球，再回到起始動作。

變化：

　　兩人一組做動作。

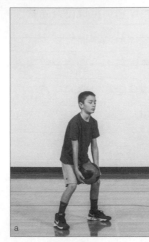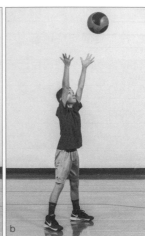

藥球反向捲腹（Medicine Ball Back Roll）

訓練部位：腹肌、髖部屈肌

1. 躺姿，背部朝地，雙手放在身體側邊。藥球拿在雙腿之間，膝蓋微彎。
2. 將膝蓋舉至胸前。
3. 放下雙腿，回到起始動作。

變化：

　　兩人一組做動作，將藥球過頭往後丟。*

注意：球出現在臉上方的時候，掌心向上放在臉前方接球，以防球打到臉、頭部。

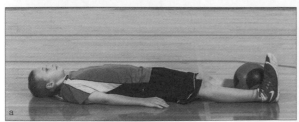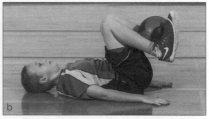

＊譯註：作者的文字描述是用雙手拿藥球往後丟向另一人，另一人接到球後再將球拿到雙腿之間，而非如圖片用雙腳夾住球直接往後丟。

藥球轉體（Medicine Ball Twist）

訓練部位：腹斜肌

1. 躺姿，背部朝地，膝蓋彎曲呈 90 度角。將一顆輕藥球放在雙膝之間。
2. 將雙腿旋轉至身體其中一側，再回到原位。換邊重複相同動作。

變化：

1. 雙腿旋轉至身體其中一側後，直接旋轉至另一側，略過回到原位的步驟。控制自己的動作。
2. 坐姿，身體微微後傾，軀幹維持斜向的姿勢。將身體盡可能轉向左邊。回到起始動作，再將身體盡可能轉向右邊。

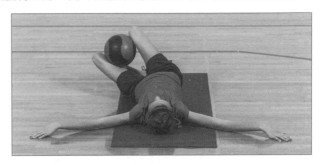

藥球 Z 字丟（Medicine Ball Zigzag Throw）

訓練部位：手臂、肩膀

1. 四到六人站在對方的斜對角，每個人距離三公尺遠。指導人員把球給其中一人。
2. 持球者把球丟給斜對角的人，接到球的人再丟給下一個站在斜對角的人。
3. 持續以 Z 字的形狀丟接球，可以使用過頭丟、手在低位傳球，也可以從側邊丟。
4. 持球者可以往對方的方向對地板丟球，或是將球丟給對方，而接球者要先讓球落地一次再拿球。

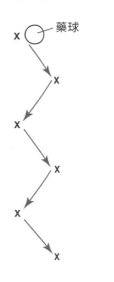
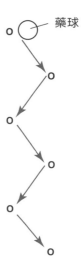

變化：

丟球者可以用單手丟、雙手過頭丟、側向丟球等方式。

側向接力傳藥球（Medicine Ball Side Pass Relay）

訓練部位：腹斜肌、肩膀（三角肌）

1. 將全部的人分成兩組，各組的人分別坐成一排，腳張開。此項動作要坐著進行，以便傳球給隔壁的人。第一個持球者轉體到右邊，將球遞給下一個人。

2. 傳球的速度越快越好，盡速傳到隊伍末端。

3. 最後一個人站起來，拿著球以最快的速度奔跑到隊伍最前面的位子，接著坐下來，再度開始傳球。

4. 第一個持球的人輪到隊伍末端時，接力結束。

5. 先做完的隊伍就贏了。

變化：

- 球往身體的兩邊傳。
- 過頭向後傳藥球。
- 將球放在兩腳之間，前滾翻，接著再傳球。

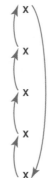
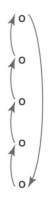

趴姿單腿向上

（Single-Leg Back Raise）

訓練部位：大腿後側肌肉、靠近脊椎的深層肌群

1. 趴姿，手臂向前伸直。

2. 左腳盡量向上舉高。

3. 腳放回地面，右腳盡量向上舉高。

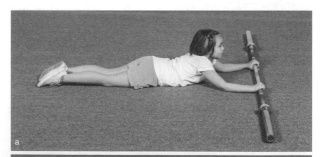

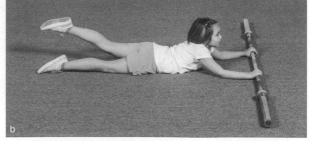

直臂趴姿拉背 (back extension) 後拍手 (Chest Raise and Clap)

訓練部位：下背肌

1. 趴姿，手臂向前延伸，平放於地面。

2. 手臂向前延伸，將上半身舉起，再拍手兩下或三下。

3. 放鬆軀幹，雙手放回地面。

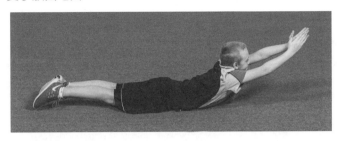

雙腳上跳 (Double-Leg Skip)

訓練部位：小腿肌、膝部伸肌

1. 兩人各拿跳繩的一端，第三人站在預備位置，準備跳繩。

2. 拿繩子的人開始甩繩。跳繩者往上跳，避免被繩子碰到腳。

3. 5至20秒後停止動作，換人。

變化：

- 原地單腳上跳
- 雙腳往前跳
- 單腳往前跳
- 雙腳往後跳
- 單腳往後跳
- 在單腳、雙腳、往前跳、往後跳之間變換

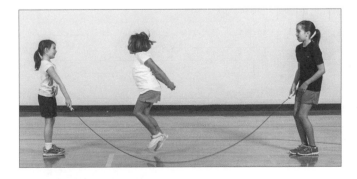

跑動折返跳繩（Loop Skip）

訓練部位：小腿肌、膝部伸肌

1. 分成兩隊，各自在起跑線後排隊。把角錐放在各隊伍前方15公尺處。

2. 發令起跑後，孩子要持續跳繩前進，盡快到達角錐處，繞過角錐，以同樣的方式回到起點處。

3. 將繩子交給下一人，再回到隊伍末端。

4. 最快讓所有人都跳繩繞過角錐、回到終點的隊伍即為勝隊。

變化：

幫每個人計時，計算從起點到終點所需的時間。

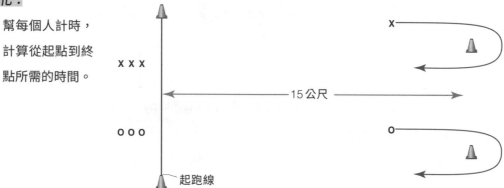

躲避繩（Dodge the Rope）

訓練部位：小腿肌、膝部伸肌

1. 一組人圍成一圈。圓圈中心有一個人，手拿跳繩的一端。站在中心、手拿跳繩的人跟圓周的距離要等同於繩子的長度。

2. 站在圓周上的人要跳過甩來的繩子。

3. 如果繩子打到人，就換被打到的人到圓的中心甩繩。

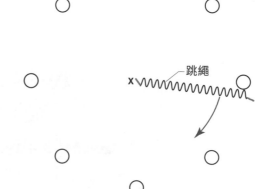

捲腹（Abdominal Crunch）

訓練部位：腹肌、髖部屈肌

1. 躺在地上，雙手抱胸，雙足平放地面，雙膝微彎。

2. 將上半身抬起、向前傾，讓手肘碰到膝蓋。雙足應全程平放地面，避免抬起。

3. 放鬆，讓軀幹慢慢回到起始動作。盡量維持正確動作。

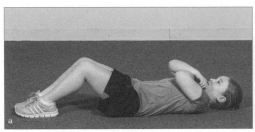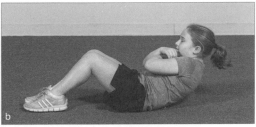

青春期運動員的訓練

　　青春期運動員的肌力訓練動作主要以玩樂、遊戲的形式進行。透過各式各樣的動作，可以幫助孩子培養出基本的協調、敏捷性，也能讓他們知道肌肉如何在不同姿勢中運作。

單腳波比跳（Single-Leg Burpee）

訓練部位：肩膀、背肌

1. 先做出伏地挺身的起始動作，即兩隻手平放在地面，掌根在肩膀正下方。右腳彎曲至胸下，左腳向後延伸。
2. 接下來一口氣兩腳位置對調，即左腳彎曲至胸下，右腳向後延伸。
3. 重複動作直至疲勞。

變化：

　　做雙腳波比跳（double-leg burpee）：身體呈現伏地挺身起始動作，雙腳皆向後延伸，接著將雙腳彎曲至胸下，再跳回到起始動作。

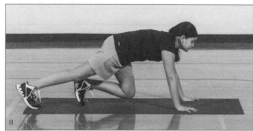 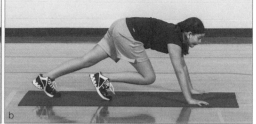

伏地挺身 (Push-Up)

訓練部位：肩膀、三頭肌、背肌

1. 一開始先做出伏地挺身的起始動作，手肘伸直，雙腳向後延伸。

2. 接著手肘彎曲，身體向地板方向壓低。

3. 手肘伸直，回到起始動作。

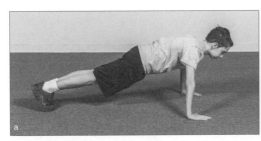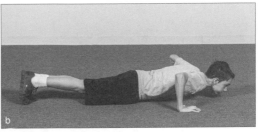

拍手伏地挺身 (Clap Push-Up)

訓練部位：肩膀、三頭肌、伸腕肌群、背肌

1. 一開始先做出伏地挺身的起始動作，手肘伸直，雙腳向後延伸。身體的重量放在手掌及腳趾。

2. 接著手肘彎曲，身體向地板方向壓低。

3. 猛力伸直手肘。身體處在最高位置時，將掌心推離地面，快速拍手。

4. 身體落向地面時，將掌心放回地面。挺身時動作要夠強勁，以持續完成動作。

5. 做完指定重複次數之後，回到起始動作。

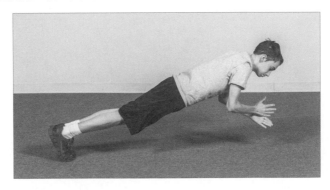

藥球反向過頭丟（Medicine Ball Backward Overhead Throw）

訓練部位：大腿後側肌肉、膝部伸肌、背肌、肩膀

1. 站姿，雙腳張開，手將藥球拿在雙腿之間。
2. 伸展膝部、臀部及上半身，向上、向後擺臂，並將藥球向後過頭丟出。
3. 拿回球，重複動作。

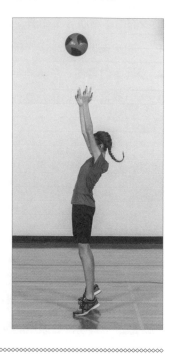

藥球側丟（Medicine Ball Side Throw）

訓練部位：腹斜肌、腿部伸肌（leg extensor）、肩膀

1. 一人先將藥球拿在臀部右側，並背向另一人。
2. 持球者快速旋轉軀幹、臀部、肩膀，將球丟給另一人。
3. 另一人接到球後背向對方，重複上述動作。

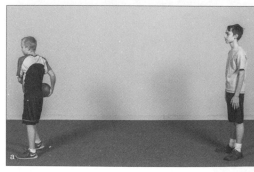
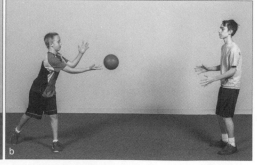

藥球或鉛球前丟 (Medicine Ball or Shot Forward Throw)

訓練部位：腿部伸肌、臀部、背部、手臂、肩膀

1. 雙手持藥球或鉛球，手臂完全伸直。

2. 從雙腿間向後擺臂。上半身抬起，向前擺臂，膝蓋、臀部伸直，向前拋出藥球或鉛球。

3. 拿回球，重複動作。

變化：

兩人一組完成動作，站在彼此距離4.5公尺處。

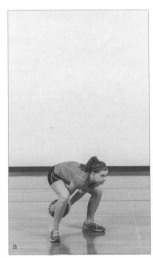
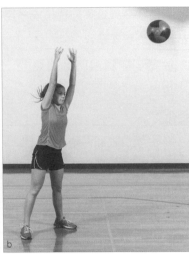

臀推 (Hip Thrust)

訓練部位：腹肌、髖部屈肌、手臂、肩膀

1. 坐姿，雙腳放在離地面30公分高的凳子或檯子上。雙手放在臀部後的地面上。

2. 將臀部推至水平或更高的位置，身體完全伸展。

3. 放鬆，臀部放下，回到起始動作。

變化：

躺在地上，雙膝彎曲，雙腳放在凳子上，雙手向身體兩側延伸。將臀部向上推，再回到起始動作。若要增加動作強度，可以將一顆藥球放在雙膝之間，再做臀推的動作。

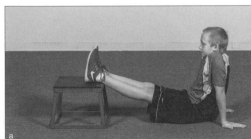
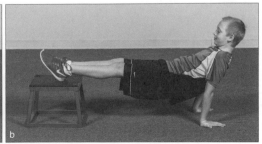

懸吊髖屈曲 (Hanging Hip Flexion)

訓練部位：腹肌、髖部屈肌、手指屈肌 (finger flexor muscle)

1. 手抓在高於身高的單槓或吊環上，身體自然地懸吊。

2. 雙膝向腹部舉起。

3. 放鬆，讓腿部回到起始
位置。

變化：

- 一次只舉起一隻腳。
- 腿部舉起時膝蓋伸直。

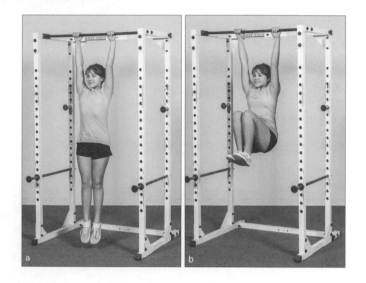

仰臥起坐藥球丟擲 (Medicine Ball Sit-Up Throw)

訓練部位：腹肌、肩膀

1. 持藥球者呈站姿，雙腳微張。另一人坐姿，雙腳微張，膝蓋微彎。

2. 持球者將球丟向另一人胸前，接到球之後向後躺平。接著，用身體往前抬起的動力，將
球丟回給對方。

3. 兩人回到起始動作，角色對調。

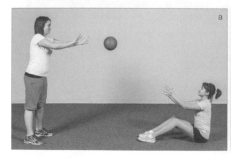
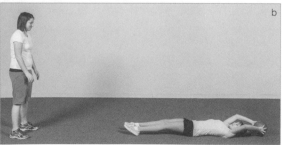

藥球腿間向後丟擲（Medicine Ball Between-Legs Backward Throw）

訓練部位：腹肌、肩膀

1. 持藥球者將球舉過頭，呈站姿，雙腳微張。另一人面向持球者的背部。

2. 持球者髖部快速屈曲，擺動手臂到雙腳之間，接著對著另一人向後丟擲藥球。

3. 另一人接到球後，再以相同的動作將球丟還給對方。

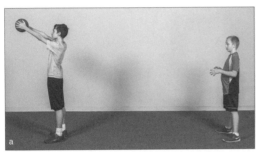 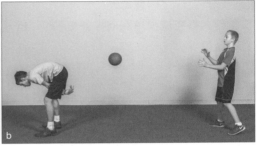

側向抬腿（Double-Leg Side Lift）

訓練部位：腹斜肌

1. 一人呈站姿，雙腳微張。另一人躺在地面，頭位在站立者腳邊，雙手抓住站立者的腳踝。

2. 躺臥者將雙腳舉至垂直，接著雙腳放到身體左右其中一側地面，再將雙腳舉至垂直，再將雙腳放到身體另一側。

3. 躺臥者雙腳回到起始位置。角色對調。

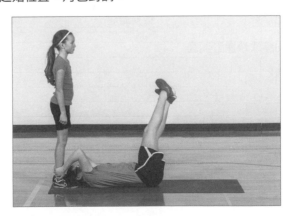

藥球胸前推接力 (Medicine Ball Chest Pass Relay)

訓練部位：手臂、腿部、核心及加速度

1. 分成兩隊或兩隊以上，各隊成員排成一列，面向隊長。

2. 隊長將球傳給第一個人，第一個人拿到球將球傳回給隊長，再跑到隊伍最後面。

3. 隊長將球傳給下一位成員，再如上將球傳回去，並移動到隊伍後端坐下。

4. 全部人都完成藥球胸前推並坐下的隊伍獲勝。

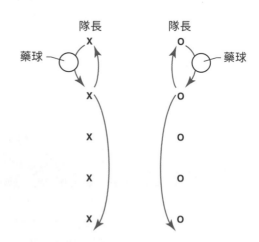

橋上橋下接力 (Over-Under Bridge Relay)

訓練部位：膝部伸肌、腹肌、
軀幹伸肌 (trunk extensor)

1. 隊伍排成一列，並將藥球輪流從頭上、雙腿之間傳遞。

2. 隊伍末端的成員拿著球快速跑到最前面，再次開始傳球。

3. 如果隊伍所有人都已經拿著球跑到隊伍最前方並坐下，遊戲就結束。

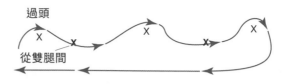

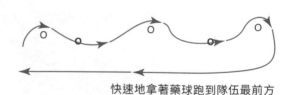

快速地拿著藥球跑到隊伍最前方

橋下滾藥球 (Medicine Ball Roll Under the Bridge)

訓練部位：肩膀、腿部

1. 各隊排成一列，雙腳微張。隊伍第一位成員將球從所有人的雙腿間滾到隊伍最後一人手中。
2. 隊伍最後一人接到球後快速跑到隊伍最前面，繼續上述動作。
3. 最先讓所有人拿到球並跑回隊伍最前端的隊伍獲勝。

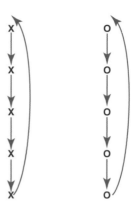

障礙跑接力 (Obstacle Run Relay)

訓練部位：平衡感、腿部爆發力 (衝刺)

1. 使用手邊的物品或器材安排障礙賽跑道。
2. 畫下路線圖以統一跑法。
3. 記錄每位運動員所花的時間，以觀察個人的進步。

變化：

以比賽的方式分隊進行，並計算各隊總共花費多少時間。

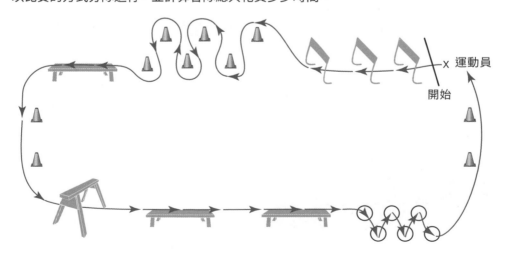

後青春期早期的訓練

此節大部分的運動都不需要太多器材，因此可以於家中或健身房訓練。

<hr />

伏地挺身漸進訓練（Push-Up Progression）

訓練部位：肩膀、手肘伸肌（三頭肌、斜方肌）

1. 在牆上做伏地挺身（離牆壁一隻腳的距離，用力推牆，讓身體與地板呈垂直狀）。
2. 在斜面上做伏地挺身，手掌放在椅子或箱子上。
3. 在地上做伏地挺身（雙膝著地）。如果一般的伏地挺身太困難，可以先以雙膝著地的方式進行，再慢慢調整為一般伏地挺身。運動員也可以先做一般的伏地挺身，直至無法以正確姿勢完成動作，再改為雙膝著地的伏地挺身，重複動作至完全力竭。
4. 做一般伏地挺身（圖a和b）。
5. 做拍手伏地挺身。
6. 做斜面伏地挺身，將腳放在椅子或箱子上，手掌放在地面（圖c）。
7. 以同第六點的姿勢做拍手伏地挺身。

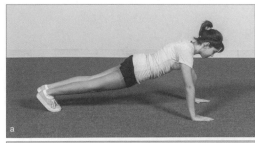
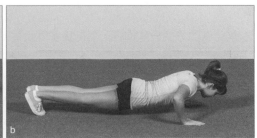
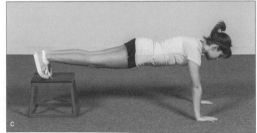

啞鈴或槓鈴胸推（Dumbbell or Barbell Chest Press）

訓練部位：*肩膀、手肘伸肌（三頭肌）、胸肌*

1. 躺姿，手拿啞鈴、槓鈴，或使用胸推器材。屈膝，將雙腳放在臥推椅上，或讓雙腳放下，踩在地面。如果雙腳在地面上，需避免過度伸展背部。

2. 向上推出負重或手把。

3. 慢慢放下負重或手把，回到起始動作。

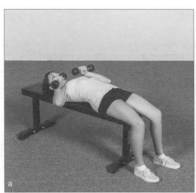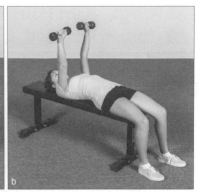

三頭肌滑輪下拉（Cable Triceps Extension）

訓練部位：*手肘伸肌（三頭肌）*

1. 站姿，面向三頭肌滑輪訓練手把，雙腳微張。手心向下，雙手抓住手把，手肘彎曲，手放在胸口高度。

2. 將手把下壓至臀部高度。

3. 慢慢回到起始動作。

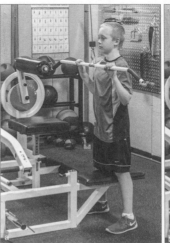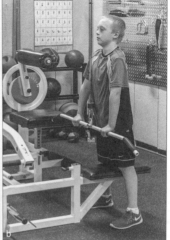

啞鈴或機械式器材肩推（Dumbbell or Machine Shoulder Press）

訓練部位：肩膀、手肘伸肌（三頭肌、斜方肌）

1. 如果使用機器，則坐姿將雙手放在手把上，手心朝上。如果使用啞鈴，則將啞鈴放在耳朵的高度，雙手手心向前。

2. 如果使用機器，請將手把垂直向上推，手肘不要鎖死。如果使用啞鈴，則將啞鈴向上推，並稍微向內，讓兩支啞鈴在最高點碰在一起。想像自己的動作是一個三角形，底邊是肩膀，頂點則在頭頂之上。

3. 慢慢地回到起始動作。

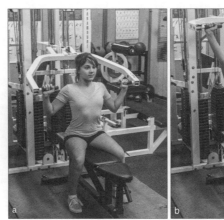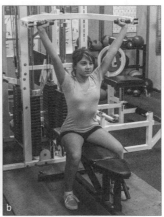

背部滑輪下拉（Lat Pull-Down）

訓練部位：手臂屈肌、闊背肌

1. 面對滑輪下拉機器坐下。雙手抓住手把。

2. 身體微微向後傾，將手把下拉至胸前。

3. 回到起始動作。

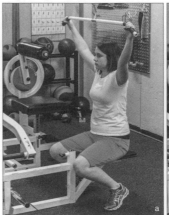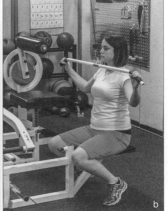

斜板啞鈴彎舉（Dumbbell Preacher Curl）

訓練部位：手肘屈肌（大多訓練二頭肌）

1. 坐姿，手臂伸直，手肘放在斜板上。雙手各拿一只啞鈴，手心朝上。斜板應位於胸口的高度，動作全程身體皆需靠近斜板。也可以使用斜板啞鈴彎舉器材。
2. 手肘彎曲，將啞鈴或手把舉至胸前。
3. 回到起始動作。

V字捲腹（V-Sit）

訓練部位：腹肌、髖部屈肌

1. 躺姿，手臂於頭頂上方伸直，平放地面。
2. 將雙臂與雙腳抬起，做出 V 字捲腹的動作。
3. 回到起始動作。

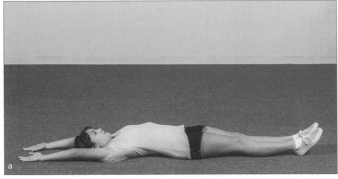
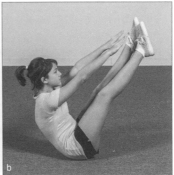

仰臥抬腿（Abdominal Rainbow）

訓練部位：腹斜肌、臀部肌肉

1. 躺姿，頭部靠近肋木架（stall bar）最低的橫桿。
   雙手抓住橫桿。

2. 雙腿舉起，接著放下雙腿至身體右側。將雙腿從
   右側舉起，並放下至身體另一側。

3. 最後將雙腿放回地面。

變化：

若不使用器材，也可以將手放在另一人的腳踝
上，以穩定身體，也可以讓雙手向兩側伸展，平
放地面，身體呈現 T 形。軀幹旋轉時雙手不應離
開地面。

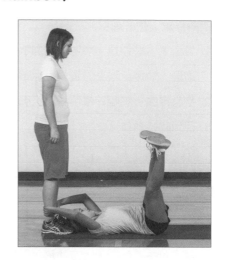

腿推（Leg Press）

訓練部位：膝部伸肌（股四頭肌）

1. 坐在腿推椅上，將前腳掌放在腿推板的上半部。

2. 雙腳用力推板子，讓雙腿完全伸直。

3. 回到起始動作。請避免讓膝蓋靠近胸口位置，雙腿與身體呈直角即可。

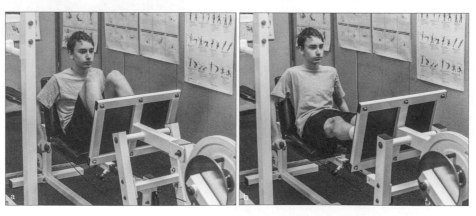

雙腿彎舉 (Leg Curl)

訓練部位：膝部伸肌 (大腿後側肌肉)

1. 趴姿，腹部貼在臥推椅上，將腳踝放在大腿後勾機 (hamstring machine) 的腿部靠墊上，膝蓋伸直。

2. 雙膝彎曲，讓靠墊盡可能靠近臀部。

3. 回到起始動作。

變化：

可以使用坐姿或站姿的雙腿彎舉機器。

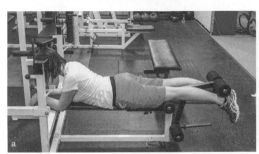 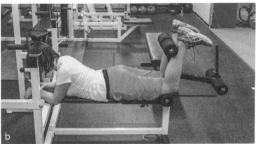

槓鈴半程深蹲 (Barbell Half Squat)

訓練部位：膝部伸肌、大腿後側肌肉

1. 使用深蹲架，將肩膀放在槓鈴正下方，雙手抓住槓鈴。雙腳與肩同寬，雙膝微彎，背部打直。

2. 屈膝並將臀部向後延伸，直至大腿與地板平行。

3. 回到起始動作。

變化：

可以使用特定重量的長槓或啞鈴執行動作。

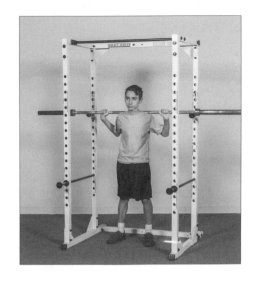

之字跳（Slalom Jump）

訓練部位：小腿肌、膝部伸肌

1. 起始動作為站姿。

2. 雙腳持續向斜前方跳躍，以彎曲的路線前進。

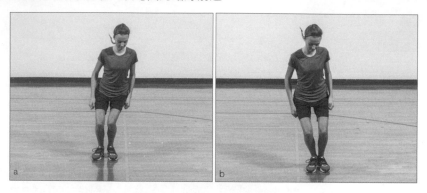

交叉跳（Scissors Splits）

訓練部位：小腿肌、膝部伸肌

1. 站姿，一腳在前一腳在後。

2. 垂直跳起，並快速在空中交換雙腳的位置。落地後立即起跳，再次於空中交換雙腳的位置。

3. 持續進行跳躍動作。

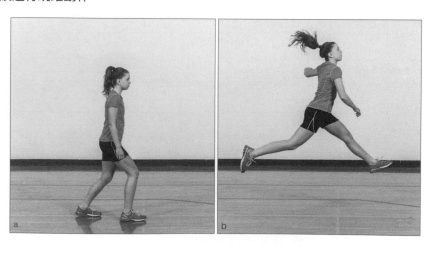

垂直跳 (Vertical Hop)

訓練部位：小腿肌、膝部伸肌

1. 起始動作為站姿。
2. 向上擺臂，雙腳用力推蹬地面，垂直起跳。
3. 落地時雙膝彎曲、核心收緊、手臂向下擺至臀部高度，以吸收衝力。
4. 重複動作。

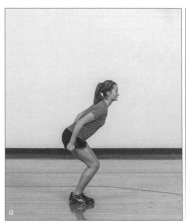
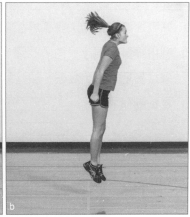

跳三角錐 (Cone Jump)

訓練部位：小腿肌、膝部、大腿後側肌肉

1. 每隔2公尺擺放一角錐，共7至10個角錐。
2. 面向角錐奔跑，並跳過每個角錐。
3. 回到起點。

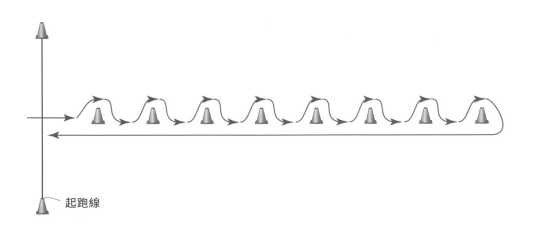

起跑線

<<<<<<<<<<<<<<<<<<<<<<<<<<<<<<<<<<<<<<<<<<<<<<<<<<<<

連續深蹲跳（Continuous Squat Jump）

訓練部位：小腿肌、膝部、大腿後側肌肉

1. 站姿，雙腳張開，雙手放在後腦杓。
2. 利用爆發力向上、向前跳躍，盡可能跳高，且落地時立即再次瞬發向上跳躍。落地時以
   腳趾著地、腳跟放低、膝蓋微彎，以吸收衝力。
3. 重複動作。

<<<<<<<<<<<<<<<<<<<<<<<<<<<<<<<<<<<<<<<<<<<<<<<<<<<<

精準丟擲棒球或網球（Baseball or Tennis Ball Throw for Accuracy）

訓練部位：肩膀

1. 兩組人間隔10至15公尺，各自站成一排。兩隊並肩站立，面對距離眼前5至8公尺的
   目標。在體育館或球場中央放置兩顆球或保齡球瓶、倒置的角錐等被球擊中後易移動的
   物品當作目標。
2. 各隊會有3至4顆網球或棒球可丟擲。第一位隊員向目標丟擲，接著移動到隊伍最末端。
   若成功擊中目標，站在一旁的指導人員或協助者可以將球拾起或重新擺放目標。
3. 各隊的成員若擊中目標，則可以得到分數。

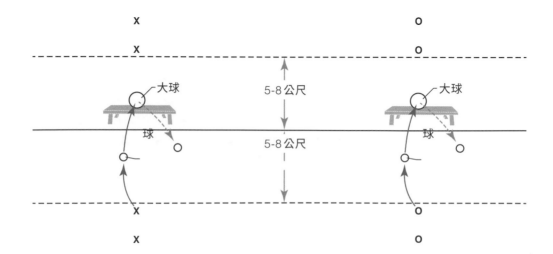

後青春期晚期的訓練

後青春期晚期的訓練計畫會比起前青春期時的訓練更接近競技運動的範疇。此節的運動大多具專項運動特殊性。此外，也可以延用後青春期早期的某些動作，如胸推、三頭肌滑輪下拉、肩推、背部滑輪下拉、斜板啞鈴彎舉等。

輔助式引體向上（Assisted Pull-Up）

訓練部位：手肘屈肌、胸肌、背闊肌

1. 手抓在橫桿的握把處，雙腳放在凳子或低台上。
2. 手臂屈曲，將身體向上拉。
3. 將手臂伸直，回到起始動作。

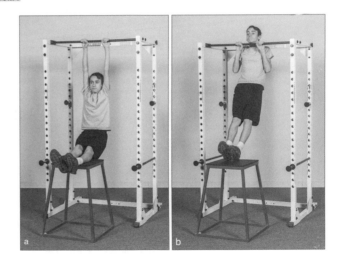

引體向上（Pull-Up）

訓練部位：手肘屈肌、胸肌、背闊肌

1. 手抓住橫桿或握把，手心向外、手臂伸直、身體懸掛。
2. 手臂屈曲，將身體向上拉。
3. 將手臂伸直，回到起始動作。

變化：

手抓住橫桿或握把，手心朝向身體，即反手引體向上（reverse pull-up）（如圖）。

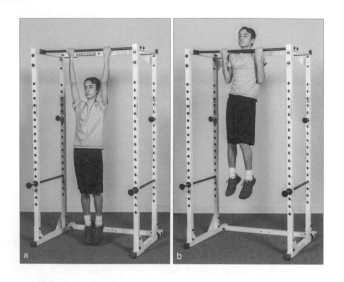

俯臥爬行加伏地挺身（Caterpillar Push-Up）

訓練部位：手部、手肘伸肌、肩膀、背肌

1. 髖部屈曲，雙腳著地，兩腿打直。雙手放在地面，與肩同寬。
2. 手肘彎曲，肩膀向地面移動。抬起頭部、伸直雙臂往前爬行。
3. 雙腳向手部移動（形成如起始動作的姿勢），並重複動作。

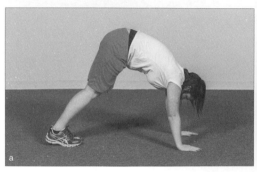
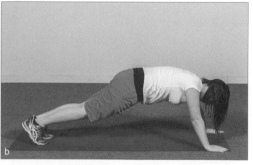

雙槓撐體（Dips）

訓練部位：手肘伸肌、胸肌

1. 抓住雙槓撐體機器的把手，雙手手心朝內。
2. 手肘彎曲，胸口朝向把手下移。
3. 回到起始動作。

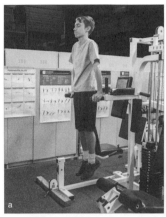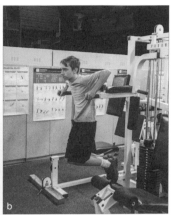

伏牆挺身（Wall Push-Up）

訓練部位：手肘伸肌、胸肌、肩膀

1. 一人站離牆一公尺遠。另一人將掌心放在對方的上背，並將對方推向牆面。
2. 被推者手肘微彎，以吸收被推向牆的衝力。
3. 若動作流暢、快速地執行，被推者就會迅速推牆，以回到起始動作。兩人會不間斷地做多下伏牆挺身。

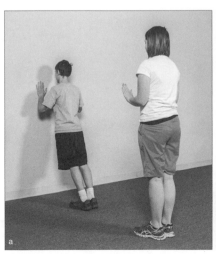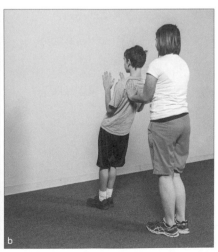

下落伏地挺身（Drop Push-Up）

訓練部位：手臂屈肌及伸肌、胸肌、背肌

1. 雙膝跪地，手肘彎曲呈90度。

2. 身體朝向地面落下，手肘保持90度。

3. 落地時快速做一下伏地挺身以回到起始動作。

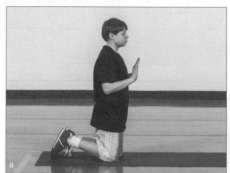
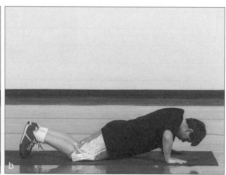

啞鈴深蹲加肩推（Dumbell Squat to Press）

訓練部位：腿部、肩膀、核心肌群

1. 站姿，雙腳與肩同寬，雙手各拿一只啞鈴，置於肩膀高度。

2. 雙膝屈曲，直至大腿與地面平行。

3. 停止動作，臀部往前移動，回到起始位置，並將啞鈴過頭舉起。

4. 將啞鈴放回起始位置，接著從深蹲開始重複整組動作。

變化：

一開始先將啞鈴放在身體兩側，完成一下深蹲後各做一下二頭彎舉及肩推，三個動作連續一次完成。接著將啞鈴放回起始位置，再重複動作。

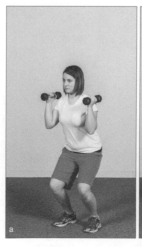
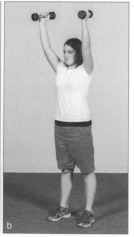

仰臥抬腿加推腿（Abdominal Thrust）

訓練部位：腹肌、腹斜肌

1. 一人呈躺姿，雙腳觸地，兩手抓住站立者的腳踝。

2. 躺臥者將雙腿舉至站姿者胸前。站立者將抬起的雙腿下壓或推向左右其中一邊，對腹部肌肉造成高度張力。

3. 躺臥者將腳放下，回到起始動作。角色對調。

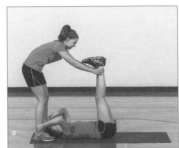
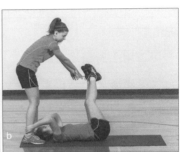

藥球砍劈（Medicine Ball Chops）

訓練部位：腹肌、腹斜肌、腿部、肩膀

1. 站姿，雙腳與肩同寬，手拿藥球，置於肩膀高度。

2. 身體向前彎曲，將重心移到左腳，進而讓右腳稍微離地，此時，藥球順勢移動到左膝。

3. 將重心放到右腳，左腳稍微離地，順勢將藥球舉至右肩處。

4. 換邊重複相同動作。

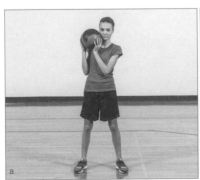
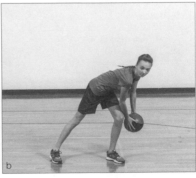

手撐式棒式 (Push-Up Plank) *

訓練部位：手臂、腹肌、下背部

1. 先做出伏地挺身的預備動作，即掌心在肩膀正下方撐地，雙腿併攏。

2. 維持此姿勢，時間越久越好。

3. 若要增加強度，可以將槓片或藥球放在上背部。

變化：

可以用手肘撐地，讓上
半身處於更低的位置，
做一般的棒式動作。

*譯註：此處原文雖使用伏地挺身
的英文單字，實際上則是指以伏
地挺身的預備動作進行的棒式，
因此不須做伏地挺身的動作。

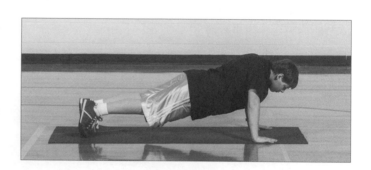

超人式 (Superman)

1. 趴姿，手臂向前伸直。

2. 同時將上肢及下肢盡可能舉高。

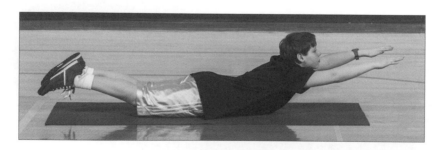

<><><><><><><><><><><><><><><><><><><><><><><><><><><><><><><><><><><><><><><><><><><><><><><>

雙腳跳藥球前拋（Medicine Ball Double-Leg Foward Toss）

訓練部位：腿部伸肌、腹肌

1. 兩人距離3公尺面對面站立。其中一人拿藥球，放在雙腳之間，稍微高於腳趾的位置。

2. 持球者雙腳起跳。即將跳躍至最高點時，持球者髖屈，同時使雙腳背屈，並用力收縮腹部肌肉，讓雙腳往前將球朝對方的胸口丟出。

3. 接球者接球者拿到球，再以相同方式將球丟回給對方。

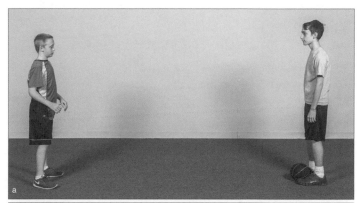

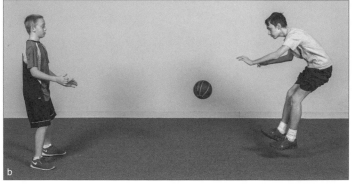

直腿上擺（Reverse Hyperextension）

訓練部位：背部、大腿後側肌肉

1. 趴姿，臀部放在器材的靠墊上，雙手抓住器材把手。

2. 將雙腿舉起。

3. 雙腿放下，回到起始位置並重複動作。

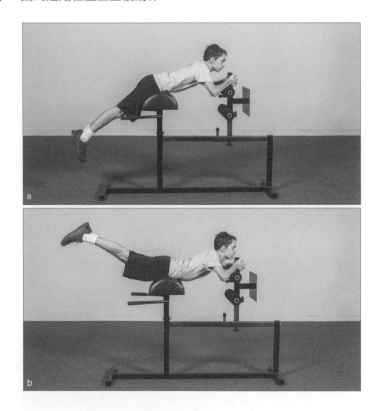

接下來的動作大多著重在腿部的爆發力，也通常是運動員訓練中較不完善的部分。指導人員也可以使用後青春期早期的訓練動作來訓練腿部肌力。

提膝跳（Knee-Tuck Jump）

訓練部位：小腿肌、膝部、大腿後側肌肉

1. 起始動作為站姿。
2. 向上擺臂，雙腳用力推蹬地面，垂直提膝跳。盡可能跳高，並將雙膝抬至胸口。
3. 落地時以雙腳腳趾著地，向下擺臂。瞬間向上擺臂，再次往上起跳。
4. 落地時雙膝彎曲以吸收衝力，並停止跳躍動作。

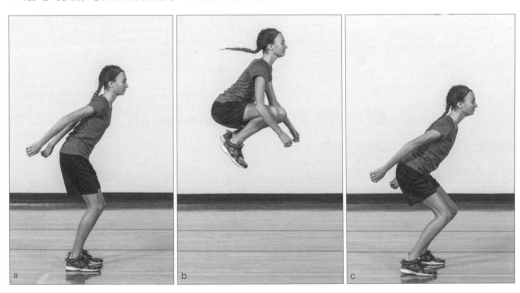

弓身跳（Back Kick）

訓練部位：小腿肌、膝部、大腿後側肌肉

1. 起始動作為站姿。
2. 向上垂直跳躍，讓雙腳腳踝靠近臀部。
3. 落地時雙膝彎曲以吸收衝力，可以選擇停止或繼續跳躍動作。

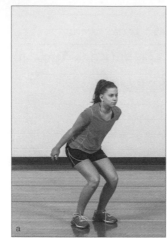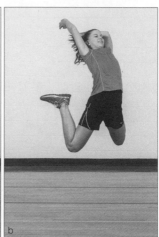

啞鈴側向擺盪（Dumbbell Side Swing）

訓練部位：核心肌群、肩膀、腿部

1. 雙手手指一起扣住一只啞鈴的橫槓。
2. 站姿，雙腳與肩同寬，雙膝微彎，將啞鈴放在身體右側，位於臀部高度，身體微微向前傾。
3. 雙手伸直（但手肘不要過度伸直），將啞鈴擺盪至左肩，身體微微轉向左方，執行動作時核心須全程收緊。慢慢將啞鈴放下，回到起始位置並重複動作。
4. 換邊重複相同動作。將啞鈴放在身體左側，位於臀部高度，接著將啞鈴向上擺盪至右肩處。
5. 一邊各重複 12 至 15 下，須維持動作正確。

前滾翻和垂直跳 (Forward Roll and Vertical Jump)

訓練部位：小腿肌、膝部、大腿後側肌肉、肩膀、手臂

1. 起始動作為低的蹲姿，雙手屈曲至膝蓋高度。

2. 低頭收緊下巴，團身快速滾動，最後呈現半蹲的姿式。雙腳觸地時，瞬間用力伸直雙腿，完成垂直跳。

3. 落地，重複動作。

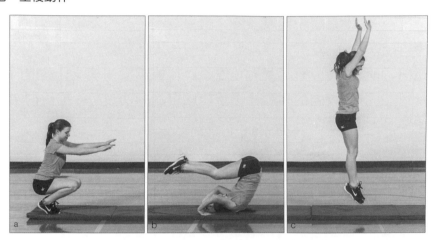

快速丟擲藥球 (Medicine Ball Speed Throw)

訓練部位：肩膀、手肘伸肌、背肌

1. 所有人分成兩排，距離4.5公尺面對面站立。其中一排先拿藥球。

2. 接著使用教練指定的方式將球丟給對方，再接球。目標就是在30秒內 (或者60、90、120秒) 丟接最多下。

注意：若是從雙腳之間向前或向後丟，需將兩排人的距離增加至10至12公尺。

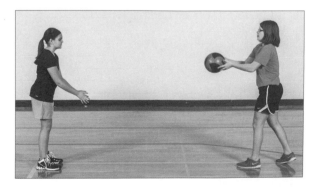

CHAPTER 8

耐力訓練

　　長時間維持身體活動的能力通常稱為耐力，此項身體素質對於時長超過一分鐘的運動非常重要。耐力並不是長距離跑者、泳將、賽艇運動員、越野滑雪運動員的專利，對多數運動員而言，耐力都是不可或缺的。有了耐力，運動員才能承受訓練及比賽的張力。此外，耐力較強的運動員也較能應對訓練的疲勞、繁重的課業及行程滿檔的生活。

　　幾乎所有運動員都視疲勞為最大公敵！如果無法好好處理疲勞，就很有可能造成運動表現差、輸掉比賽等結果。疲勞也會降低專注力，使技術或戰術發生失誤，丟擲、投球等動作的準度也會降低。這就是為什麼在比賽尾聲會出現更多失誤。也就是說，要提升比賽整體表現，就必須增進耐力。

　　通常我們會把耐力分為兩種。有氧耐力（aerobic endurance）指的是運動員會在有氧的情況下活動；無氧耐力（anaerobic endurance）則是指較快、較短、瞬發的活動，因此心臟無法及時將氧氣泵入正在使用的肌肉，以產生能量。無氧耐力通常會出現在團隊運動、網球、武藝運動中；有氧耐力則較常體現在時長較長的運動，如：自行車、游泳、鐵人三項、長跑、越野滑雪等。在我們關注屬於運動專項的無氧耐力之前，要先打好有氧耐力的基礎。

　　耐力訓練對身體健康也有許多好處，較常訓練耐力的人，心臟會更為強健，心率及血壓都較低。研究指出，耐力訓練的分量、

強度與其對身體健康的益處是並存的，兩者之間就像藥物的劑量與身體反應的關係。適量的耐力訓練可以改善心率、血壓及其他與心臟健康有關的指數，而過量、強度過高的耐力訓練反而沒有好處（Iwasaki等人，2003年）。有趣的是，如果在非賽季期間沒有維持耐力，心血管功能就會下降，這點在競技運動員身上也觀察得到。因此，運動員必須將耐力訓練納入訓練計畫中，以增進身體健康和運動表現，也要在非賽季期間維持耐力。與久坐族相比，規律運動者患心肺疾病、死於心臟病的人數較少（Prasad和Das，2009年）。因此，請規律地訓練耐力，並讓耐力運動與日常的阻力訓練計畫相輔相成。

　　耐力表現跟速度一樣，會大幅受到遺傳及個體的性狀表現影響，因為個體快縮肌纖維及慢縮肌纖維的比例會決定運動員發展耐力的潛能。在強調耐力的專項運動或活動當中，遺傳可能會對個體的運動表現產生高達七成的影響（Bouchard等人，1984年；Matsui，1983年）。大多數人快縮及慢縮肌纖維的比例約為1:1，有天賦的耐力型運動員則有較高比例的慢縮肌纖維，天生很會短跑的人體內則以快縮肌纖維占多數。慢縮肌纖維也稱為I型肌纖維（type I fiber），可以幫助人體進行耐力型運動，如長跑、越野滑雪及其他有氧活動。II型肌纖維則分成兩種：IIA型及IIX型。這兩種肌纖維會幫助我們完成時長較短的無氧活動，讓身體產生快速、具有爆發力的動作，像是衝刺及擲鐵餅等。許多團體運動都需要同時動用快、慢縮肌纖維，以達最佳表現。舉例來說，足球運動員要不斷來回衝刺，使用快縮肌纖維；同時也要運用慢縮肌纖維，在整場比賽中維持一定的恢復及有氧輸出（aerobic output）。

　　對研究人員而言，運動員能否透過訓練轉換快、慢縮肌纖維是值得探討的問題。也就是說，研究試圖探討一位天生快、慢縮肌纖維比例為1:1的運動員，能否藉由訓練將肌纖維的比例調整

至符合專項運動需求。耐力訓練有辦法將 II 型肌纖維轉換為 I 型肌纖維嗎？爆發力訓練能將 I 型肌纖維轉換為 II 型肌纖維嗎？雖然部分研究指出，肌纖維有可能在同一個分類下產生轉變（如：IIA 型轉換為 IIX 型），但幾乎沒有證據顯示 I 型肌纖維能否變成 II 型肌纖維，反之亦然。儘管如此，運動科學家仍試圖研究肌纖維類型的轉變，也堅信長時間、高強度的耐力訓練有可能將 II 型肌纖維轉換為 I 型肌纖維，進而增進耐力型運動員的表現（Wilson 等人，2012 年）。等待科學實證出現的同時，身為教練的我們也持續倡導提升耐力的訓練方法，希望使用最安全、有效的方式提升運動員的耐力，並試圖達到我們所期望的適應反應。

然而，天生擅長耐力型運動的運動員不一定能永遠遙遙領先，動機、意志力、競爭意識等心理因素都會影響耐力運動的表現。正向的心態、堅定的決心和努力鍛鍊的動力，往往可以彌補天賦之不足。無論天賦如何，所有運動員都能在成長的各個階段增進耐力。年紀較小的孩子可以每年增進一成至兩成的耐力。隨著運動員技術成熟，耐力的進步幅度就會減少至每年 5% 至 10%；儘管如此，奧運選手通常仍可以以 3% 至 7% 的進步幅度增強耐力。

以耐力為主的運動當中，運動員的表現會在前青春期早期到後青春期、成年之前持續進步。到了成年後，運動員就能達到競技運動的水準。女性運動員可能會比起男性稍早達到耐力表現的巔峰，有可能是因為女孩較早成熟的緣故。縱觀所有成長階段，男孩的運動表現都優於女孩（Baxter-Jones 和 Maffulli，2003 年；Hughson，1986 年）。

對孩子而言，除了游泳之外，大部分以耐力為主的運動（如：長跑、自行車、划船、越野滑雪）都不如團體運動熱門。但是，醫學界和體適能專家都會強調耐力型運動與各種健康益處有關，並鼓勵我們多多從事耐力型運動。與團體運動的區別在於，孩子可

以以自己的步調，單獨或與幾位同伴一起完成耐力型活動。從事耐力型運動可以幫助我們解鎖一生中享受體能訓練及健康益處的大門。要享有耐力運動的好處，不用每天訓練三四個小時之久。短時間的運動也可以增進耐力，且在年紀尚小時特別有用（Baxter-Jones和Maffulli，2003年）。

兒童身體的器官及系統對耐力訓練產生適應後，可以增進心肺功能，也可以增加紅血球數量，加速將氧氣運輸至運動肌肉。在有氧氣的情況下，糖原及脂肪酸才能燃燒產能，幫助我們完成耐力活動。運動員在接受訓練後，也會更能運用能量，進而增加運動表現。

入門階段的耐力訓練模型

對許多人來說，前青春期是運動員生涯的開端。剛開始訓練時，孩子們的技巧還不太好，因為他們還不太會運用自己的身體，對熱負荷（heat stress）的耐受度也較低。前青春期的兒童心輸出量（cardiac output）較差，即心臟於一分鐘內擠出的總血量較低；此外，兒童血液的攝氧能力較差，最大攝氧量（VO_2 max）也較低。儘管如此，運動選手的表現還是普遍比非運動員的表現佳，代表過程中有訓練適應發生（Rowland和Boyajian，1995年）。

一般處於前青春期的男孩，其耐力會優於同齡女孩，部分原因是由於青春期結束以前女孩的最大攝氧量會比男孩低約10%至15%。最大攝氧量與瘦體組織、肌肉系統、低體脂息息相關，而男孩在這幾個方面的表現都較佳。平均而言，男孩在耐力活動的表現會比女孩好一成至兩成。但在青春期以前，由於訓練及心肺臟尺寸、肌肉系統的成長，兩性的最大攝氧量和耐力表現都會進步（Baxter-Jones和Maffulli，2003年；Hughson，1986年；

Roberts 等人，1987年）。

　　氧氣供給系統裡的肺功能相當重要，然而，若使用不當的呼吸方法，呼吸效率及氣體的流通量就不會因為肺功能的成長而增加。相較於成人運動員呼吸較長、較深，兒童較容易過度換氣（hyperventilate），也就是出現頻率高而淺的呼吸。舉例而言，5歲兒童的最大換氣量（maximum ventilation）大約為每分鐘40升，成人則是每分鐘110升（Kenney等人，2011年）。呼吸的頻率會隨著年齡增長而下降。前青春期兒童的靜止呼吸次數約為每分鐘18至20次；到了後青春期，每分鐘呼吸次數就會減少3至4次。兒童的心血管系統（即心臟、動脈、靜脈）與成人的不同，不論是靜止或活動的狀態，前青春期兒童的心率都會比較高，每分鐘的心跳約為200至215下，年齡增長後心率則會逐漸下降（Young等人，1995年）。隨著孩子長大，心率會下降，呼吸效率也會提升；此時肺活量（進入肺部供身體使用的氣體量）亦會增加。

　　透過運動，紅血球細胞及血紅素會增加，而血紅素是紅血球裡一種複雜的分子，含有鐵質，可以提升紅血球運輸氧氣的能力。這樣一來，氧氣運送量就會增加，進而增進有氧耐力。兩性在前青春期的血紅素濃度相近，故兩性間的耐力差距是來自前述的其他原因。

耐力訓練的範疇

　　前青春期兒童的主要訓練內容，就是要漸進地讓孩子在達到疲勞前完成更長時間的身體活動。無氧或有氧耐力訓練可以利用活動（如玩樂）、遊戲與耐力相關的運動達成，田徑、游泳、自行車、越野滑雪都是適合的運動項目。也可以加長訓練動作的時長或增加重複次數，以達到耐力發展的成效。

　　前青春期兒童的耐力不需要以軍事化的方式訓練，不用讓孩子跑完固定的圈數或以特定的速度跑步，此種訓練其實對兒童是有害的。孩子的注意力持續時間較短，因此不能將他們看作小大人（Reider，2011年）。兒童並不適合傳統的耐力訓練，如跑操場、騎自行車、連續運球等，他們會很快地失去興趣、開始抱怨。如果訓練內容不好玩，孩子就會想放棄運動，或把運動跟疲勞畫上等號。孩子們越早感受到訓練的痛苦，就會越快受傷、經歷過度疲勞，甚至興起放棄運動的念頭。透過玩有趣的遊戲、提倡良性競爭，就能讓孩子們想跑更快、跳更高，並享受突破自我的過程。我們已經多次驗證這點。如果要求孩子跑三圈操場，他們就會開始走路、抱怨，也會因為疲累而想停下來。反之，若我們創造一個活動，畫出兩條線讓他們用衝刺、變換方向、跳躍、翻滾等方式到達終點，那麼孩子就會甘之如飴地奔跑三十圈操場的長度，而且運動強度也更高。訓練兒童的不二法則，就是讓有趣、刺激的活動優於井井有條的訓練。

　　對此階段的孩子而言，耐力活動應該成為多邊發展的其中一部分，且耐力訓練往往可以融入或附加於運動技術的訓練。耐力相關的活動應該要有趣、好玩，才能讓孩子在多樣化、愉快的訓練下發展心肺能力。

設計訓練計畫

　　前青春期的孩子似乎較擅長時間短、快速的活動，或者長於2分鐘且慢速進行的活動。距離介於200至800公尺之間的競技項目並不適合前青春期及青春期兒童。青少年運動員的田徑項目不應該納入上述距離，因為孩子還沒辦法承受此種高強度活動特有的乳酸堆積反應。一直到青春期晚期，運動員才能將此類距離納入

比賽項目中。此發展階段的孩子已經可以訓練出強健的有氧、無氧基礎，也能增進心肺系統的力量及效率，進而有助於乳酸耐受度（lactic acid tolerance）提升。

前青春期的兒童處於心、肺、關節、肌肉解剖適應期剛開始的階段，正在培養長時間進行身體活動的能力。此時應該要讓運動員發展出有氧及無氧耐力，為競技體育的特殊性作準備。

規畫男女童一起進行的訓練計畫（即男女混合訓練）需特別小心，應依照開始訓練該項運動的年紀決定，以至少二至三年的時間漸進式地增加負荷。設計這類計畫時，要隨時注意個人需求，因為每個孩子對訓練、疲勞的耐受力都不同，動機的強度也各異。

前青春期適合讓孩子們嘗試不同的遊戲及玩樂的方式，也可以讓他們用較簡單的規則從事團體運動，不要過於嚴謹。此外，為了不要讓孩子受到束縛，孩子們應該玩得開心且沒有壓力。

也可以利用有趣的方式讓孩子在不同的地面上奔跑，以發展出基本耐力。指導人員要運用想像力來安排各個小組的賽跑活動，可以指定各種任務、玩鬼抓人。重點不應只放在奔跑之上，也要讓孩子在進行活動時完成不同的任務。透過讓孩子做不同強度、角度的動作，使用到全身的肌群，可以幫助孩子達到多面向的訓練目標。

也可以使用游泳、跑步、自行車、越野滑雪等個人活動幫助孩子發展出基本耐力。請不要讓此種活動變成傳統的競爭，我們只需要燃起他們心中好勝的火苗，就能讓孩子享受這些活動及訓練。

規畫前青春期運動員的耐力活動，可以使用表8.1作為指引。第一種訓練是玩樂及遊戲，能讓孩子在短時間內以快速的動作活動，或是以較長時間、較慢的方式完成。重複次數指的是總共要玩多少遊戲，以及一次訓練中孩子要玩一項遊戲幾次，確切的數字約為二至四次。組間休息視需要調整，應讓孩子們再次開始遊

表8.1　前青春期耐力訓練的週期化模型

間歇訓練 (interval triaining) 的形式	距離或時長	速度	重複次數	組間休息 （分）
遊戲、玩樂	—	中至高速（遊戲時間較短的情況下）	2-4次	可自行調整
連續接力跑 (continuous relays)	40-200公尺	中速	2-4次	2-3分鐘
輕鬆的有氧活動（如：跑步、游泳、划船、越野滑雪）	20-60分鐘	慢且穩定的速度	1-2次 （依距離調整）	—

戲前完整休息。

　　如果讓孩子做長距離的接力跑，即單趟至多200公尺，則速度不能超過中速。這個年紀的兒童尚無法以高速跑200公尺。接力跑可以重複二至四次，但再次起跑前一定要休息兩三分鐘。

　　如果速度夠慢，孩子們就能輕易地完成20至60分鐘的長時間活動，如：慢跑、游泳、越野滑雪等。做此類活動時，請不要對孩子要求太高、太嚴苛。應讓他們找到自己適合的速度，讓孩子挑戰完成更長的距離。比起快速、短距離的運動，孩子們更適合以較慢的步調完成長時間活動。

形塑運動能力階段的耐力訓練模型

　　進入青春期後，孩子的耐力會提升。如果青春期代表正式訓練的開始，那麼訓練前耐力普遍較差的青少年運動員應有大幅的進步，孩子們可以在青春期增加最大攝氧量，且此時的耐力成長在整個生長加速期間最為顯著。雖然前青春期兩性最大攝氧量的進步幅度幾乎相同，但男孩到了青春期後，耐力的成長會大幅加速。可能是因為男孩比較容易增加肌肉量，而女孩較易增加體脂

肪。因此,男孩的有氧能力、心肺適能較強(Hughson,1986年;Kenney等人,2011年;Shephard,1982年)。

青春期運動員的身體變化大多是遺傳造成的,青春期劇烈變化的身體功能有些會展現在有氧耐力方面。而青少年運動員則會在耐力發展的過程中經歷明顯的停滯期。有時候,教練會發現即使持續訓練,運動員的有氧耐力仍會暫時停滯不前,甚至退步。

青春期運動員的訓練潛力也會發生暫時變化。經歷大幅成長期的一年半之後,運動員的耐力訓練潛力也可能明顯下降。生長加速期前後,耐力的成長反而會更加快速。因此,我們可以說,孩子有氧能力的進步主要來自於成長變化及生理成熟等因素。

青春期應是女孩耐力表現成長最快、最多的時期,但如上所述,男孩的進步幅度更大。如果沒有受正式訓練,女孩的最佳耐力表現可能會停留在青春期,往後無法再次達到相同水準。女孩表現下滑的主因是後青春期總體脂肪增加。

心、肺臟的尺寸會直接影響氧氣供給系統,即心肺系統。因為肺臟尺寸及活動量增加,男孩的身體較適合從事耐力運動。兩性的靜止呼吸次數皆約為每分鐘18次;然而,比起成年人,孩子的呼吸型態會較淺、較快。因此,兒童可能會在運動時發生過度換氣的情形,導致呼吸頻率變高、氧氣使用效率變差。青春期也會出現其他性別差異。由於身體活動量增加,男孩的紅血球量及血紅素濃度明顯較高。

從青春期開始到成年,男孩的心率皆較低,因為他們的心臟較大、較有力。到了青春期,最大心率就會開始下降,約每年下降一至兩下。青春期前及青春期間記錄的最高運動心率約是195至215下(Kenney等人,2011年;Malina,1984年)。體能差、肥胖、焦慮、熱負荷等原因也會影響心率,且對未受訓練的個體影響尤其顯著。

　　生長加速期間，孩子可能會容易因長距離活動發生運動傷害，此時青少年運動員如果繼續訓練，不顧傷勢，就可能發生過度使用症候群（overuse syndrome）。在堅硬的地面長跑更容易發生運動傷害。因此，進行規律有氧訓練的同時，也要考量可能的負面結果。家長及教練在使用嚴格的訓練方法時，也要注意孩子們承受疼痛、健康風險的可能性。長距離的活動需要更長的訓練時間，也會讓孩子無法享受玩樂、學習其他技能等社交活動。

耐力訓練的範疇

　　所有青春期運動員的耐力訓練都應著重於增加其有氧及無氧耐力，讓前青春期打下的基礎更上一層樓。另一個同樣重要的目標就是持續發展、強化心肺系統，以幫助心臟更有效率地將血液泵入正在運作的肌肉。若能做到這點，心率就會逐漸下降；心臟每分鐘擠出的血液量，即心輸出量也會增加。

　　從青春期開始，兩性的耐力就有明顯差異。因此，訓練計畫應針對個別需求設計。

　　青春期應作為正式耐力訓練的開始。耐力的發展能增進體能、緩衝疲勞。到了青春期及後青春期，每週訓練時數及訓練要求都會增加，此時運動員耐力越強，就越能承受。耐力增強也會讓運動員在訓練後較快恢復，因此較能應付漸增的訓練負荷。

設計訓練計畫

　　青春期的耐力訓練應以特殊性為主，如表 8.2 所示，此時的訓練計畫可以納入中距離的田徑活動，也可以增加距離至 800 到 2000 公尺。由於跑步對大多數運動專項而言都是很重要的能力，

因此青春期就是孩子們最適合學習跑步技巧的時期。為了達到這點，運動員應該要先確保動作正確，才能完成指定的距離或重複次數。一旦疲勞產生，動作就會失準，在這樣的情況下持續訓練會造成反效果。

可以把耐力訓練的時間主要安排在體能訓練時進行，但有時也要讓體能及耐力兩者分開訓練。在這樣的情況下，耐力訓練會同時是一項技術訓練，也是特定的耐力、體能訓練，此時教練必須記住，每個訓練動作都是很累人的，因此計算訓練負荷時，需考慮整體的疲勞狀況，並將體能訓練納入計算。

在逐步增加耐力訓練負荷時，請注意以下步驟。

1. 將訓練時長從45分鐘增加至60分鐘，從60分鐘增加至75分鐘，再從75分鐘增加至90分鐘。
2. 將每週的訓練天數逐步增加，從兩、三天至四、五天，跑步、越野滑雪等運動則可以訓練更多天。
3. 訓練的時長、次數達到最高峰之後，就可以增加訓練動作的數量及重複次數，以增加訓練強度，進而協助體能進步。

表8.2　青春期耐力訓練的週期化模型

訓練形式	距離	速度	重複次數	組間休息（分）
遊戲及接力	40-200公尺	高至中速	3-5次	可自行調整
間歇跑訓練	200-400公尺	中速	3-5次（若距離為400公尺，應僅重複3次）	2-3分鐘
有氧活動（長距離）	800-2000公尺	中速，保持速度穩定，維持在偶爾會感到較艱難的速度。	1-3次	3-5分鐘

4. 增加每次做動作的時長，若某個動作本來要維持45秒，就
　　將時長增加至60或70秒以上。

訓練時長增加，會使孩子流更多汗，因此訓練前、中、後都要補充水分。特別是環境濕熱的狀態下，家長及教練應讓兒童多喝水休息，以維持體溫恆定，並避免流失過多水分。

訓練計畫

青春期運動員的訓練計畫應該包含各種玩樂、遊戲的內容，作為正式耐力訓練的補充。教練應盡可能將自己設計的耐力活動變得有趣、有變化。儘管耐力訓練不外乎就是堅持做同一件事、持續很長的時間，我們仍應避免死板、僵化的訓練模式。

重複做特定一種耐力訓練不代表一定是無聊的內容，教練可以改變距離或地形、安排有趣的路線，讓孩子更喜歡訓練。指導團體運動時，可以在訓練技術、戰術時加入指定的時長，以增進選手們的耐力。一個持續60秒的訓練動作，可以讓選手學習技術及策略，也能發展出對運動專項具特殊性的耐力。

耐力訓練的計畫應包含不同的距離及時長，因為不同的訓練方式能培養出耐力的不同要素。舉例而言，長距離、定速的活動可以增進心臟擠壓的力量及搏出量，即每次心跳擠出的血液量，最終就能減少靜止時的心率。以有氧訓練為主的某些訓練可以幫助微血管網路（靜脈與動脈的分支）增生，讓氧氣運送到身體上所有地方。

間歇訓練則是指重複某種距離或時間數次的訓練，有固定的強度、時長、組間休息時間，此類訓練可以加強心肺功能。如果某項訓練的時長為2到3分鐘，則有助於運動員增加最大攝氧量。

若時長較短，運動員就會逐漸對有氧耐力產生適應。此類訓練會使人體產生乳酸，即有氧訓練的副產物，會造成人體疲勞，因此設計訓練內容時應特別留意，並以漸進的方式安排。後青春期是較常使用間歇訓練的年紀，且大多會安排在競技運動的準備期。由此可知，青春期後半就可以開始使用間歇訓練。

　　青春期運動員最適合的耐力訓練，應將目標設為增進解剖適應，而不是純粹讓身體素質或運動表現增加。因此，較適合設計中距離、中時長、中等強度的訓練，組間休息時間亦要讓運動員完整恢復。應讓兒童接受長達二至四年的初階訓練，讓孩子經歷解剖適應期，再專門加強各項身體素質。某些時長較短的高強度間歇訓練會造成某種特定的勞損，即心率會高達、甚至超過每分鐘兩百次；但其實孩子可以完成間歇訓練的解剖適應階段，而無需經歷勞損的過程。且在此心率之下，搏出量較低，擠壓血液、運送氧氣及產能用葡萄糖的效率也較低。間歇訓練一定要時長短、一定會造成痛苦是錯誤的觀念。

　　青春期耐力訓練的要點就是「訓練肌肉、強化身體素質前，先經歷解剖適應期」。也就是說，應先訓練心肺系統，再訓練心血管系統的生理機能。青春期運動員的身體在承受高強度運動、得益於生理適應之前，心、肺、血管的功能都要足夠強健，才能應付高負荷對身體帶來的壓力。

專項性的考量

　　耐力及其表現會隨著年齡增長而穩定進步。青少年時期，男性的耐力會出現些微進展，女性則較不顯著。隨著運動員更加適應訓練，其能量消耗會更有效率，運動表現也會持續進步。到了後青春期，生理及運動表現上的差異也會增加。女性較難完整

發揮自身潛力主要是由於社會因素，而非生理上的阻礙。社會大眾相當習慣男性在體育活動中占主要地位。如今，社會已逐漸接受運動場上的性別平等觀念，女性運動的能見度亦明顯成長（Berstein，2002年），但大眾仍較關注男性運動。儘管如此，強大的女性運動員們仍吸引許多女孩參與體育活動，如：網球員莎拉波娃（Maria Sharapova）、小威廉絲（Serena Williams），美國女子職業高爾夫協會的球員魏聖美（Michelle Wie）、史黛西‧路易斯（Stacey Lewis）等。此外，現在有多位傑出女性足球球星，像是來自美籍的艾比‧溫巴赫（Amy Wambach）、加拿大籍的克里斯汀‧辛克萊爾（Christine Sinclair）等，也讓女孩對足球運動的興趣逐漸增加，另外，2012年的倫敦奧運，美國派出的女性運動員數量史上第一次超越男性運動員，前者為269位，後者261位。可以見得，時代正在改變。

耐力訓練的範疇

有了前青春期及青春期打下的耐力基礎，就可以讓訓練更具特殊性，以符合專項運動的需求。此階段，需要逐漸窄化原本多元的訓練方式，特別是邁向競技體育階段者。耐力訓練的多元性來自於有氧及無氧訓練的總時長變化。

前青春期及青春期的長時間耐力訓練，會在後青春期達到強度巔峰，且更強調無氧訓練及高強度有、無氧訓練。後青春期運動員若有足夠的時間成長、培養出好的心肺系統，以應對更高的負荷量，就能準備好足夠的身體素質及生理狀態，以進入更具特殊性的長期訓練計畫。從後青春期開始，教練就需設計年度計畫，納入有氧及無氧訓練，並加入功能生成訓練（ergogenesis training）。

功能生成（ergogenesis）一詞來自古希臘文；「Ergon」一詞代表功能、工作，「Genesis」則是生成、創造的意思。在運動領域當中，功能生成一詞代表培養出符合運動專項需求的耐力。因此，功能生成指的是無氧及有氧耐力對運動表現的貢獻值，以百分比呈現。舉例而言，划船的功能生成值中有83%為有氧耐力，17%為無氧耐力。800公尺中距離跑的功能生成值為有氧耐力51%，無氧耐力49%。200公尺游泳項目的分配則為有氧耐力70%，無氧耐力30%。籃球運動則為有氧40%，無氧60%。因此，在設計年度訓練時，必須安排以功能生成為主的訓練，並搭配正確的有氧、無氧耐力組合。若能依此設計訓練計畫，就能逐漸提升運動表現。

設計訓練計畫

青春期是運動員開始邁向特殊性的階段，會開始專注於某個運動、項目或團體運動的位置，因此訓練特殊性相當重要。但教練不應在此階段完全排除多邊訓練。運動員還是要培養有氧能力，讓自己能在有氧運動的狀態下產生能量。有氧訓練的目標應是完成心肺系統的解剖適應期，強化心臟及氧氣運送系統。後青春期的訓練計畫應持續發展有氧能力，以有效地生產、消耗心肺系統供給的氧氣。

在後青春期的前兩、三年，無論團體或個人運動皆應將發展有氧能力視為訓練的主要目標。到了後青春期的最後階段，耐力訓練就會因應專項運動的需求增加特殊性。如前所述，從此時期開始，運動員就要使用無氧耐力及功能生成兩個概念打造強健的有氧運動基礎。

持續地增進有氧能力、達到自己的極限有諸多益處：

• 能強化氧氣運輸系統，其中心臟扮演的角色舉足輕重。

- 運動員能專注於主動呼吸，讓肺部填滿新鮮、充滿氧氣的空氣，並學會使用穩定、深層的呼吸方式，進而預防過度換氣。
- 有氧能力可以延後運動員開始感到疲倦的時間點，因此好的有氧能力也會對無氧能力產生正向影響。有氧能力若強，就可以承受無氧運動及導致高度疲勞的乳酸堆積現象。
- 好的有氧能力也能讓運動員快速地從辛苦的練習及反覆的訓練動作中恢復。若恢復速度夠快，運動員就可以稍微減少組間休息時間，完成更多訓練。訓練量增加通常也能幫助表現提升。

後青春期的訓練計畫中，也應於第二階段特別強調無氧能力。無氧能力指的是運動員是否能在無氧的狀態下產生能量，並承受漸增的無氧訓練副產物，即乳酸堆積。

我們應依照現有的訓練方式發展有氧及無氧能力。長距離的訓練方式會使用長距離一致慢跑（穩定狀態）訓練、單次時間較長的間歇訓練、特定的競速耐力訓練，以發展有氧耐力。若是團體運動，指導人員則應記得，運動員也可以透過特定的訓練菜單、特別是戰術菜單來發展兩種耐力。時長大於三分鐘的訓練動作會強化有氧能力，30至60秒的動作則有助於無氧能力。訓練時應兼具兩種方法，以打造良好的耐力基礎。

表8.3提到的訓練方法並沒有窮盡專項運動訓練的所有方法。後青春期早期的發展尤為重要，我們應於此段時間聚焦於有氧訓練，兼顧長距離的一致慢跑訓練或單次時間較長的間歇訓練。此階段若有了堅實的有氧基礎，就能毫無疑問地增進成年階段的運動表現。畢竟運動員們的巔峰是在成年後，而不是後青春期早期階段！對青少年運動員揠苗助長，反而會讓他們過度疲勞，最終，青少年運動員就會放棄運動，錯過運動參與帶來的各種好處，沒

辦法享受體育對青少年邁入成年階段的正面助益。不是每一位孩子都會在田徑場、冰上、球場上拔得頭籌，但所有孩子都能藉由自己在運動中習得的寶貴經驗，成為人生的贏家。

　　表8.3為組間休息的建議時長。其內容僅為指引，若要計算每個重複次數間的組間休息，請觀察心率。

1. 可以在剛結束單次動作後馬上測量心率，並持續監測心率變化。
2. 若心率降至每分鐘低於120下，就結束組間休息。

表8.3　後青春期耐力訓練的週期化模型

訓練形式	距離或時長	速度	重複次數	組間休息（分）
長距離一致慢跑訓練 (uniform training)	2000-5000公尺	低至中速	1次	─
間歇訓練（單次長時間）	800-1500公尺	中速	2-4次（至多6次）	2-3分鐘
間歇訓練（單次短時間）	200-400公尺	中速	4-6次	3-5分鐘
團體運動的戰術訓練項目（長時間）	2-5分鐘	中速	3-6次	2-3分鐘
團體運動的戰術訓練項目（短時間）	30-60秒	快速	4-6次（至多8次）	3-5分鐘

預測最大心率

前、後青春期的心率變化較大，因此很難在未測量心率的情況下預測最大心率（HRmax）。由於測量每個運動員的最大心率要花費很多時間，結果也可能不精確，故教練會使用自覺運動強度量表，讓運動員將其訓練強度分為低強度、中等強度、高強度、極高強度等。此外，「220 減去年齡」的最大心率預測公式主要針對 19 歲至 65 歲人群，無法準確預測較年輕的運動員之平均最大心率。

近期，學界採用新的最大心率公式作為預測兒童最大心率的有效方式。此公式可以幫助教練更準確地評估練習及技術、戰術訓練的強度。下列的公式是目前公認測量 7 至 17 歲兒童最大心率最精確的方式：

$$208 - (0.7 \times 年齡)$$

有研究指出，此方法確實能有效預測 7 至 17 歲孩子的最大心率（Mahon 等人，2010 年），類似的研究也證實此公式對 10 至 16 歲孩子有效（Machado Denadai，2011 年）。兩份文獻皆認同此公式並非完美，但對於前、後青春期的運動員來說是很好的最大心率指標。

以 16 歲的足球選手為例，最大心率的計算方式如下：

$$208 - (0.7 \times 年齡)$$
$$208 - (0.7 \times 16) = 208 - (11.2) = 196.8 （預測最大心率）$$

如果特定幾種有氧訓練項目（時長約 90 秒至 3 分鐘）的強度約落在最大心率的 85% 至 90%，則訓練的心率區間計算如下：

$$196.8 \times 0.85 = 167 \text{ 次／每分鐘}$$
$$196.8 \times 0.9 = 177 \text{ 次／每分鐘}$$

教練們可以使用此公式規畫訓練的強度，也可以調整最大心率的區間、百分比，以合乎運動員個人需求。

前青春期運動員的訓練

接下來的四個動作適合納入前青春期運動員的訓練中。

速度控制訓練 (Controlled Speed Exercise)

目標：加強基本耐力

1. 用角錐排出一個三角形的空間，或請運動員站在三角形的頂點，依照三角形的三邊將跑步距離區分為三段。將參與者分為幾個小組。各組分別站在各端點開始的位置。

2. 三個區間都要在15秒內跑完。接著選擇繞著三角形跑的方向，即順、逆時鐘。讓每個小組同時從各自的區間開始進行跑走。

3. 此項訓練包含不同的速度，如：第一區慢跑40公尺；第二區快跑60公尺；第三區走20公尺作為恢復時間，再重複動作。

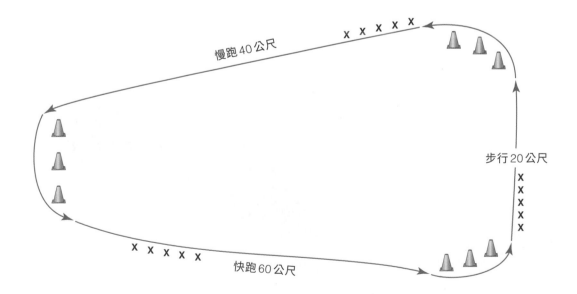

方形跑（Square）

目標：加強基本耐力

1. 圍出一個邊長50公尺的正方形，方形頂點擺上角錐，使其成為圓角。每組各自從其中一個頂點出發。

2. 四個路徑分別為：第一區走40至50秒，第二區慢跑18至20秒，第三區走40至50秒，第四區慢跑18至20秒。也可以使用向後跑等方式增加變化，同時加強運動員的空間感。

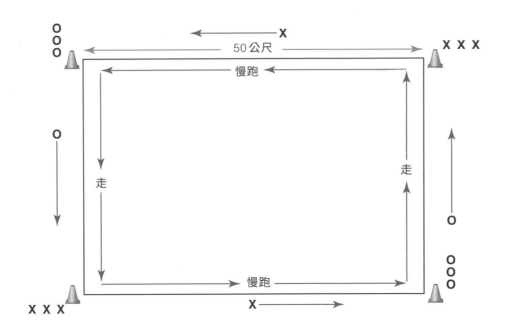

方形自由跑走（Quad）

目標：加強基本耐力

1. 將運動員分為四組，各自從方形的四個頂點出發。方形範圍的邊長為50公尺。

2. 運動員以走路、快走、慢跑、跑步等方式，依照自己的速度移動。

3. 運動員一次要完成2至4圈。

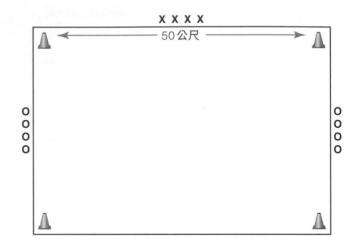

戶外跑

（Outdoor Course）

目標：加強基本耐力

1. 在戶外規畫出包含不同地形的300至500公尺長路徑，

2. 將路程分為每50或100公尺一個區間，並使用自然的地標劃分。

3. 運動員於50公尺長的區段走路，於100公尺長的區段慢跑。此項目應完成整個路程二至四次。

變化：

程度更佳的運動員可以全程以跑步方式進行，並變換各區間的速度。

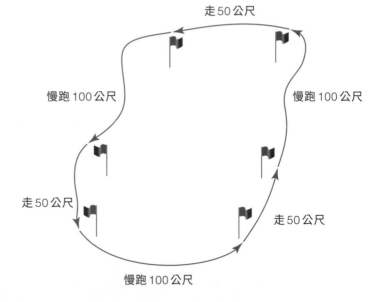

青春期運動員的訓練

接下來的五個耐力訓練動作都適合納入青春期運動員的訓練中。

有氧技術跑（Aerobic Technical Run）

目標：加強跑步技術

1. 在長跑時，運動員上半身直立、不要低頭，肩膀放鬆自然下垂，手臂隨腿部動作前後擺動。

2. 長跑的前導（knee drive）及恢復（recovery）動作比衝刺小＊；且運動員會以腳跟著地，再到前掌腳趾觸地，以進入新的推進期（propulsion phase）。

3. 跑步時的穩定度及跑速判斷對耐力跑而言相當重要。

＊譯註：學界跑姿理論將跑步動作分為四個階段：推蹬（push off）、恢復（recovery）、前導（knee drive）、扒地（paw back）；其中恢復指的是從支撐腳離地、小腿收起直至腳跟離地最遠的時間點，前導則是恢復後大腿前擺至離地最遠的時間。

單次長距離訓練，加強配速判斷（Long Repetitions for Pace Judgment）

目標：加強有氧耐力及配速判斷

1. 運動員會以穩定的節奏、平均的配速完成800至2000公尺的長跑。

2. 為了確保配速判斷適當，每次都須計時，並給予每個運動員回饋、建議。如此一來，能幫助運動員了解自己的配速，並讓他們注意配速、心率變化、呼吸頻率等數值。請避免計時的狀況造成相互競爭的環境。

間歇跑（Interval Training Runs）

目標：加強有氧、無氧耐力

1. 運動員單次以中等、平均的配速於操場或戶外開放空間跑200至400公尺。應專注於正確姿勢，並以放鬆、穩定的配速進行。

2. 每次重複都以相同的配速進行。

3. 運動員應以中速（即全速之六成）進行，不應勉強自己。

~~~~~~

十分鐘三角跑（10-Minute Triangle Run）

目標：加強有氧耐力

1. 將運動員分為三組，每組各自從一個頂點出發。三角形的邊長分別是50公尺、40公尺、30公尺，依序分別以跑步、慢跑、走路的方式進行

2. 運動員可以依照自己的能力完成走路、慢跑、跑步。

3. 每位運動員皆應一次完成2至4圈，並以舒適的配速進行。有氧能力較好的運動員可以以較快的速度完成4圈。

4. 應記錄運動員完成一趟訓練的時間，單圈花費時間或指定圈數的總時間皆須記錄，多次測試的結果可幫助指導人員評估有氧能力之進步幅度。運動員可以在組間休息或整圈之間走路2至3分鐘，繞三角形一次即構成一次重複或一個整圈。

變化：

- 將三角形擴大。

- 擴大後須重新定義慢跑、跑步和步行的次數。舉例而言，三角形擴大後，教練可以先讓運動員只慢跑一邊，另外兩邊步行。接下來再逐漸調整為走路、慢跑、跑步的組合。最終可以調整為兩邊跑步，一邊走路或慢跑。目標就是漸漸地增加各邊之間的距離、強度，以及進行有氧動作的時間，也就是此項訓練的總時長。

- 可以逐漸將時長增至12、15、20、30分鐘。

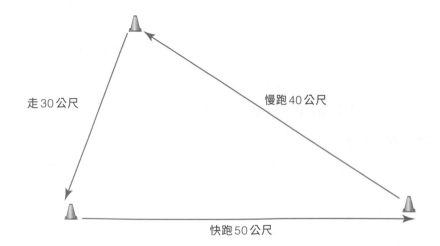

變速跑走（Passing on the Right）

目標：加強有氧、無氧耐力

1. 跑者排成一列。各隊皆從橢圓形跑道的一個標記點出發。

2. 各隊呈單列前進。每10步，隊伍最後一個人就要從其他人的右側經過，往前移動至第一位。

3. 每次跑者的隊伍經過出發點，指導人員就吹口哨請他們開始衝刺。

4. 指導人員再次吹口哨後，跑者就回到最初的配速。

5. 繼續相同動作，直至完成指定圈數。

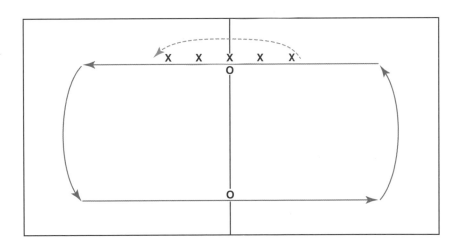

後青春期運動員的訓練

　　有了前青春期及青春期的有氧、無氧訓練基礎，後青春期的運動員就可以專注在具專項運動特殊性的耐力訓練。此時，運動員會使用運動專項中的器材（如：球類）進行大部分的訓練。圖8.1及8.2為後青春期運動員的週期化耐力訓練計畫。訓練計畫的內容會隨著階段而有變化，從有氧（10至11月）進展至混合訓練，其中有一半的訓練時間是間歇訓練，以在有氧訓練持續的狀況下發展無氧耐力。在比賽期間，耐力訓練應該以專項運動的內容為主：功能生成值應至少50%。

　　另外，比賽期的訓練也可以參考以下例子，進行包含有氧和無氧耐力的技術、戰術訓練。

有氧訓練

- 90秒至3分鐘的運動專項訓練動作。
- 組間休息1至2分鐘。
- 目標心率為每分鐘166至174下，即約85%至90%之最大心率。

無氧訓練

- 20至60秒的高強度運動專項訓練動作。
- 組間休息2至3分鐘。
- 目標心率為每分鐘176至186下，即約90%至95%之最大心率。

　　教練可以根據運動員能力、賽程、比賽內容決定每個動作的重複次數。

圖8.1　後青春期早期運動員的年度週期化訓練計畫

月份	訓練階段	訓練類型
10月		
11月	準備期	有氧耐力
12月	準備期	有氧耐力
1月	準備期	有氧耐力
2月	準備期	有氧長間歇
3月	準備期	有氧長間歇
4月	準備期	有氧、無氧混合訓練
5月	準備期	有氧、無氧混合訓練
6月	比賽期	混合之特殊性耐力訓練，加入功能生成概念
7月	比賽期	混合之特殊性耐力訓練，加入功能生成概念
8月	過渡期	有氧訓練
9月	過渡期	有氧訓練

注意：請漸進式調整各訓練類型及內容。訓練類型會根據不同訓練階段的目標調整。

圖8.2　後青春期晚期運動員的年度週期化訓練計畫

月份	訓練階段	訓練類型
10月	準備期	有氧訓練
11月	準備期	有氧訓練
12月	準備期	混合式功能生成訓練
1月	比賽期	具專項運動特殊性之耐力、功能生成訓練
2月	比賽期	具專項運動特殊性之耐力、功能生成訓練
3月	過渡期	有氧訓練
4月	準備期	有氧訓練
5月	準備期	混合式功能生成訓練
6月	比賽期	具專項運動特殊性之耐力、功能生成訓練
7月	比賽期	具專項運動特殊性之耐力、功能生成訓練
8月	比賽期	具專項運動特殊性之耐力、功能生成訓練
9月	過渡期	有氧訓練

CHAPTER 9

在比賽中脫穎而出

　　對兒童而言，有良性競爭，或有機會和同伴一起玩耍、感受自己為團隊的一份子非常重要。因為這有助於培養兒童的性格，如毅力、團隊合作精神、運動家精神和生理成熟度等，讓兒童在體育方面有更好的發展。良性的競賽不但能幫助兒童的全面發展，也有益於培養兒童與社會的關係。比賽讓兒童有機會可以應用在練習中學到的技能和戰術，體驗輸贏，並培養有利於將來生活的技能與價值觀。然而，仍有許多體育競賽對兒童的生理及心理要求過高。這些早期的壓力可能有害兒童成長，並可能讓他們對運動失去興趣，在能夠充分發展自己的潛能之前就放棄運動。因此，教練及家長應把比賽視作培養兒童運動技能及社交技能的一種方式，來幫助孩子與其他同儕互動交流，而不是把輸贏放在第一位。正向的運動及比賽經驗可以讓孩子在未來積極地面對生活，這比成為冠軍運動員還要重要得多。

兒童為何會放棄體育運動？

　　僅僅在美國，就有超過4500萬的兒童會參加任一形式的競技體育。然而到15歲時，這些孩子中有70%到80%完全放棄了體育（Merkel，2013 年）。體育及比賽對兒童的社交、心理及生理都非常有益，因此我們應該盡可能地讓孩子對體育保有長期的興趣及熱忱，讓他們對體育的愛好能延續到成年。

　　當然，有些孩子從事體育活動只是出於興趣或為了鍛鍊身體，並無意將自己的運動技能發展到最高水準。我們應該為這些孩子創造一個安全的環境，讓他們可以安心享受自己喜歡的運動。此外，對於那些希望在比賽中提升技能的孩子，我們也需要提供適當的訓練計畫和機會。目前的問題在於我們對孩子的要求太過嚴格，使得體育活動的氛圍變得只重勝負，而失去了樂趣。這樣的環境下，許多本可以很有競爭力的運動員會因為無法承受比賽的壓力而放棄運動。此外，有些孩子運動是為了排解生活壓力，或為了更健康的身體和更充沛的體力。這些孩子在過於競爭的環境中都會被排除在外，漸漸地失去運動的興趣，最終可能過上缺乏運動的生活，而這都有害他們的健康。

　　競爭固然重要，獲勝也很重要。然而，太早讓競爭意識取代享受樂趣的心，會導致更多孩子放棄運動，70%的放棄率也會繼續居高不下。

　　孩子們放棄運動的原因包含以下幾種：

　　失去興趣。孩子對某項運動失去興趣很正常，尤其是那種父母幫忙報名參加的運動。有些孩子喜歡運動和玩耍，但不見得喜歡有組織的運動訓練，這也很好理解。不過，一旦孩子報名參加了運動隊，教練就應該透過多樣化的訓練來增加訓練及比賽的樂趣，而最重要的是不要過分強調勝利。建立團隊凝聚力、為所有隊員加油、多給予鼓勵，像是「跑得不錯！」、「打得好！」或「太厲害了！」，這些都能讓孩子感受到更多樂趣和團隊合作的價值，而不是僅僅專注於勝利。單一重複的活動容易讓人失去興趣，而團隊精神則能夠讓興趣更長久。

　　不再有趣。孩子對運動的感覺，若從「好玩！」變成「我受夠

了！」，唯有一種可能：競爭和壓力取代了運動的樂趣。孩子不應該在接觸體育競賽的最初幾年就有這種感覺。即便孩子想要在比賽中獲勝、或希望能感受贏的快感，8到13歲兒童的運動仍應以樂趣為主，而這些都取決於教練及家長的態度。我們有責任讓孩子體會到運動的樂趣，並提供一個安心的運動環境，讓不擅長運動的孩子也能感受到團隊的歸屬感，相信自己對團隊成功的重要性。

耗時太多。這也是很常見的抱怨，尤其在更高層級的比賽中。一旦運動員加入一支球隊——一支在場上場下都同甘共苦的球隊——她就必須遵守特定的準則及嚴格的訓練課表。例如，一名10歲的曲棍球運動員，每週參加兩場比賽、進行兩天的冰上訓練和一次冰下訓練很常見。對一個還在上學的10歲孩子來說，每週打五天的曲棍球確實非常辛苦，但對於曲棍球運動員而言，這些課表早已是家常便飯。對於年齡更小或沒有參加高層級比賽的孩子來說，一週一場比賽或一次訓練就足夠了。在某些情況下，特別是對5到7歲的孩子，他們也可以在比賽前練習30分鐘。家長必須了解孩子真正的需求，安排適當的活動，並同時給予孩子自由的成長空間。

過於強調勝利。團隊往往視勝利為一切，有時甚至不惜犧牲正確的技巧或團隊合作精神。尤其在早期的比賽中，進球或上籃得分的運動員會得到歡呼和擊掌，而負責傳球或防守的運動員卻容易被忽視。我們往往過於強調勝利及得分。作為父母，可以確信的是，我們自然希望自己的孩子成為進球的那個人！但是，過於強調進球或勝利會忽略高層級比賽所需的重要技能。進球固然重要，但若沒有及時的助攻，也不會有進球的機會。父母和教練

通常都希望自己的隊伍能贏球，因此我們建議教練在比賽後或練習前花一些時間來回顧比賽，討論如何開創得分機會的戰術。教練能在討論中藉追求勝利為名，來強調技術、戰術演練和團隊合作的重要性。贏球固然重要，但通往勝利的路也同樣重要。這段旅程才是促使孩子成長的關鍵，讓他們在球場內外都成為冠軍。

最近我們與一對父母聊天，他們的孩子受邀參加高層級曲棍球隊的選拔。聽說教練要求嚴格，對孩子抱有極高的期望，讓孩子們聽了很害怕。其中一名教練更是出了名的「狠角色」，會讓表現不達標的球員坐冷板凳。我們問這對父母選拔賽進行得如何，他們都露出了欣慰的笑容，因為兩個孩子都入選了球隊，而孩子們也是彼此多年的好友。讓家長們又驚又喜的還有教練的態度，他們既熱情又懂得鼓勵球員。他們會與隊員們溝通，也會在場上幫助隊員，不會把球員逼得太緊。然而家長們還是有兩個擔憂。首先，教練規定孩子每週要練習兩天、打兩場比賽，每個月還要參加一到兩次的週末比賽，有些比賽甚至在城外舉行。其次，家長們希望孩子不會因高層級球賽的競爭壓力而氣餒。其中一位家長說：「我不希望我的兒子放棄冰上曲棍球，因為他非常喜歡這項運動。但我知道，因為他的個子比隊上其他男孩還小，所以有些力不從心。」我們聽起來像是在討論青少年男孩的問題，但事實上這兩個男孩都剛滿10歲而已！

高度組織化的兒童競技運動尚存在一些爭議。接下來，我們將探討教練和家長如何透過比賽來促進孩子的全面發展，包括對運動的熱愛、身體健康、社交技巧、建立友誼，以及培養生活中的價值觀，如輸贏觀念、奉獻、尊重和良好的運動家精神。

競爭帶來的問題

孩子們喜歡競爭，但家長們更喜歡競爭！為了滿足自己對競爭的渴望，家長和教練可能會讓孩子接觸過於激烈或過於高階的運動項目。即使孩子在體能上尚可負荷，他們也難以在心理上應對訓練和比賽中的情緒壓力。教練和家長常因下列兩種安排帶給青少年運動員壓力，一是太早讓兒童接受高壓的訓練和比賽日程，二則是「比賽／訓練」的比例過高。

過早參與競爭

大多數兒童第一次參加的體育活動都是組織化的競賽。通常4歲的兒童可能就參加過有組織的聯賽，這些聯賽有正式的規則、裁判和正式隊服，而這些競賽的主要目標都是獲勝。

在美國，3到5歲的兒童已經會參加游泳和體操比賽，而5到6歲的兒童就會參加田徑、角力、棒球和足球比賽了！在巴西，6歲的兒童已經會參加足球和游泳比賽；在加拿大，6至8歲的兒童也已經會參加省（州）級比賽了（Passer，1988年；Passer和Wilson，2002年）。

當然，也有一些令人震驚的故事。在1980年代末，一名9歲的女孩在美國亞利桑那州鳳凰城參加了馬拉松比賽。幾年後，在舊金山，一名12歲的女孩也跑完了類似的距離。這些賽事的主辦單位，特別是家長，難道沒有考慮到過早訓練、疲勞、熱傷害的風險、心臟損傷、生殖系統的變化和營養不良等健康問題嗎？在另一個案例中，我們訪問了一位父親，他的兒子被曲棍球隊開除。該隊從8月開始訓練，比賽則從9月中旬開始一直持續到次年3月中旬。教練在12月告訴這名小男孩去尋找另一支球隊，因為他明

年將會被現隊開除。教練認為這是為了孩子好，給他時間和機會去尋找另一支球隊。事實上，如果這名男孩不是一個11歲的孩子，教練的行為確實可以被視為是負責任的。但不幸的是，根據他父親的說法，這名男孩最終選擇退出比賽，並開始對自己失去信心。在體育運動中，這種教練的行為其實很常見（Bigelow，2000年）。

　　早點開始參加比賽是逼迫兒童進步的其中一種方式。從訓練的第一年或第二年開始，有些家長或教練就會帶孩子去參加重要的州、省或國家級比賽。高要求的訓練和高挑戰性的比賽會讓教練不得不想辦法增進運動員適應高強度運動的能力。這種方法在很多情況下確實會讓孩子在很小的時候就達到巔峰，也確實能取得優異的成績。然而，等到孩子身心靈都成熟，可以再度突破自我之時，他們也都早已筋疲力盡。到了這時，有些人已經會開始放棄運動，有些人則難以在青少年時期重返巔峰。更糟的是，他們的身體因為在發育階段時就受到太多重複性的壓迫，上半身及下半身都會出現軟組織損傷。這些軟組織損傷都是源自他們在一年之中進行太多劇烈運動，而沒有時間休息及恢復體力的結果（Mariscalco和Salvan，2011年）。此外，有大量的研究顯示，若孩子沒有競爭及取勝的壓力，而是在父母的鼓勵下享受運動的樂趣，他們會覺得運動更有趣（MacPhail等人，2003年；Mulvihill等人，2000年）。

　　此外，400公尺、800公尺和1500公尺等田徑比賽項目，對孩子的生理和心理都會造成負擔。因為這些項目對速度、速耐力、無氧耐力和有氧耐力的要求很高，因此需要良好的訓練基礎才可以進行。如果兒童過早參與三級跳遠，也可能出現類似的不良後果。這是因為三級跳遠會對身體產生一連串的重複性衝擊力。這些衝擊力不會像跳遠那樣被沙子和屈膝著地的動作吸收掉，而是直接衝擊到孩子的脊柱。孩子的肌肉和韌帶穩定系統尚不成熟，可能無

法承受太大的地面反作用力，從而導致背部疼痛（MacDonald 和 D'Hemecourt，2007 年）。約有 30% 的青少年曾因劇烈活動或運動而感受過某種形式的背痛（Cupisti 等人，2004 年）。8 歲及 8 歲以上的兒童從事三級跳遠時，需要有足夠的力量起跳，也要能負荷著陸時的衝擊力。在歐洲許多國家，兒童在 16 歲之前禁止參加 400 公尺田徑以及三級跳遠比賽，必須要接受足夠的訓練才可以。

　　兒童過早參加不適合的運動，罪魁禍首往往是教練、家長和比賽的主辦單位。為了展現自己的能力，教練們往往會保留自己帶領的輸贏紀錄，對這些人來說，孩子們只是統計數字而已！兒童不應為教練的野心付出代價。有些雄心勃勃的家長也會希望看到自己的孩子在運動賽事中嶄露頭角、成為冠軍，但他們缺乏耐心，只想立即看到成果而不願意等上四到六年的培養期。如果比賽的主辦單位和教育委員會能夠根據兒童的潛力來安排比賽，並規範兒童參加高層級競賽的相關年齡限制，那兒童的運動環境就有機會因他們而變得更好。

比賽過於頻繁

　　教練通常會希望孩子的比賽經驗和專業運動員一樣多。以加拿大的冰上曲棍球和美國的足球為例：冰球比賽中，8 到 10 歲的兒童每個賽季要打 60 到 80 場比賽。教練的邏輯是：職業球員每個賽季要打 80 場比賽，所以如果兒童長大後想成為職業球員，就必須打一樣多場比賽！我們甚至聽說有一些家長會根據職業運動員的訓練時數來規畫孩子一週的訓練課表。更糟的是，我們還聽過有位父親對自己的兒子說：「你當然可以去派對玩，但要知道，你在放鬆的時候，也有人正在努力練習。」

　　相比之下，蘇聯團隊運動訓練系統正值黃金發展期時（1950 年

代到 1980 年代），其團隊運動訓練和比賽的比例是 4 比 1。在北美，有些兒童團隊運動訓練和比賽的比例能達到 1 比 1 就不錯了。而在冰球中，訓練和比賽的比例更是高得離譜：是三場比賽對一場訓練！如此，這些孩子哪有時間練習運動技能和培養體能？通常參加冰球、棒球、足球或籃球等團隊運動的孩子還會參加週末的錦標賽。在此情況下，訓練和比賽的比例可能比 1 比 1 還要更低。難怪這些孩子在技能、體能及賽後恢復方面都進步較慢，情緒上也承受著遠遠超乎他們能負荷的壓力。

田徑、體操或滑雪（不一定是游泳）等單人運動的情況就好多了。這些項目的訓練和比賽比例往往是 8 比 1 或 10 比 1。

我們必須明白，兒童早期的成功並不能保證他們將來的成功，也不一定意味著他們會成為明日之星。童年時期的成功可能帶來更多競爭，從而導致兒童承受更大的心理壓力和技能熟練度不足。孩子參加比賽的次數越多，專注於訓練的機會就越少，技能熟練度和場上表現也可能隨之退步。對兒童而言，多練習少比賽非常重要，這不僅是成功的祕訣，也是作為運動員成功的關鍵，即使這種成功不一定意味著職業生涯的成功，但無疑是運動員生涯的成功！

強調獲勝

如果我們的首要目標是培養有天賦的運動員，那就必須在兒童體育中著重技能的發展，而非強調獲勝。強調獲勝會帶給兒童壓力，阻礙他們培養運動技能，甚至進一步發展出錯誤的技能。

兒童發展技能的最佳方式是在有趣、無壓力、無威脅的環境中練習。這樣的環境在競技體育項目中很少見。多數情況下，孩子們都是比太多賽，而幾乎沒有時間去練習能幫助他們成為更優

秀運動員的技能。

舉例來說，在像曲棍球這樣的聯賽中，孩子一季就要參加多達80場比賽，因而花較少時間練習技能。比賽是運用技能的場合，而非培養技能的過程。如果沒有在比賽前適當培養技能，孩子就可能不斷應用那些錯誤的技巧。不好的習慣一旦養成就難以糾正回來。這些錯誤技巧可能可以在早期發展階段帶來成功，但絕對無法勝任更高層級的比賽。

例如，如果有名教練想培養一名10歲的一流業餘角力選手，他可能會鼓勵孩子學一些花式投擲技巧，因為這能為孩子帶來更多發光發熱的機會。然而等孩子到了14歲，他的投擲技巧可能就會顯得不足，因為他沒有在早期就培養出足夠的肌力和力量來學習正確的技巧。這位年輕角力選手花了太多時間練習花式投擲，卻沒有打下足夠堅實的技術基礎。因此他到14歲時可能會開始感到氣餒，因為其他孩子都能在角力的基本功（如腿部攻擊）上表現得更好。

歧視發育較晚的兒童

渴望勝利的教練通常會派最優秀的球員上場，而他們往往都是那些發育比較早的球員，因為他們個頭更大、更強壯、速度更快也更有耐力。所以發育較早的兒童在隊上通常都是先發，而發育較晚的兒童都得坐冷板凳。

童年時期，發育較早的兒童無疑是更好的運動員。然而許多研究也顯示，發育較晚的兒童可能更有潛力在成年後達到某項運動的國際水準。事實上，1980年代東歐的前共產國家為了在體育界占有主導地位，他們挑選潛力運動員的標準從發育較早的兒童改為了發育較晚的兒童。因為根據經驗，他們發現發育較早的兒童表現頂多符合他們的期望；而發育較晚的兒童表現則更穩定，

多數情況下甚至有更好的成績。我們也可以在足球比賽中見到這種差別，也就是發育較晚的兒童會在高層級的比賽中取得更好的成績（Ostojic 等人，2014 年）。

　　發育晚兒童的青春期生長高峰來得比發育早的兒童晚，然而其持續的時間也比發育早的兒童長。因此，發育晚的兒童成年後的體育發展通常比發育早的兒童更好。很可惜的是，許多兒童體育項目中通常因為太強調勝利，而讓發育晚的兒童無法擁有平等的參賽機會。這些兒童在很多情況下都會受到歧視。

受傷的風險

　　由於高強度訓練對身心的要求較高，因此不僅容易導致運動員倦怠，還經常會帶來運動傷害。多數孩子的訓練計畫都缺乏遠見，家長及教練都希望能儘早看到成果。為此，教練可能就不會重視增強兒童的生理結構。如果教練忽視韌帶、肌腱、軟骨和肌肉組織的狀況，孩子等於缺乏能預防受傷的基礎。如果再加上高強度訓練，那受傷只是遲早的事。多元化發展真的至關重要，尤其是對運動員早期階段而言。運動員此時期的生理結構其實已經準備好適應各種適當的力量和壓力。花時間強化韌帶、肌腱、關節和軟骨，並遵照能夠鍛鍊身體所有肌群的計畫來訓練，可以為肌力打下堅實的基礎，進一步提升運動員未來的速度、耐力、力量以及肌力！

　　記得教導運動員正確的熱身方式，並告訴他們為比賽做好生理準備的重要性。強化生理結構並預防受傷，所需要的正是那些看似簡單又無益的動作。有項研究（Wingfield，2013 年）的研究員與瑞典足球協會八個地區的俱樂部合作，測試了讓青少女足球員進行15分鐘神經肌肉練習（包括簡單的跳躍練習）的效果。練習

是每週兩次。在278,298小時的比賽中，兩組共有21個前十字韌帶受傷的案例；其中實驗組（完成練習者）有7例，對照組則是14例。僅僅透過幾個簡單的練習，嚴重受傷的人數便減少了50%。所以，請花點時間做這些必要的訓練，以提升運動表現並延長運動壽命！

　　我們可以先從必要的練習做起，如此青少年運動員之後就能自行應對新的壓力，並有個能預防受傷的穩定基礎，必要時還能有效地從傷害中復原。受傷是運動的一部分，尤其是接觸性運動。不過如果有打下堅實的基礎而非急於投入高強度訓練，運動員對比賽及訓練強度的耐受度也會越高。

兒童何時才能準備好參加比賽？

　　多數情況下，要求參加比賽的並不是兒童，而是家長和教練。決定讓孩子參加比賽的人應牢記以下準則。

- 只有在兒童做好準備時，才讓他們參加比賽。這包括心態上的準備（即兒童自己想參加比賽）、確保兒童運動技能達到一定程度以及具備參加比賽所需的運動能力。
- 確保主要目標是享受樂趣、學習技能以及達成特定的技能、戰術或體能目標，像是在比賽中傳出五次好球。
- 對於單項運動（如跑步、游泳、划船或滑雪），讓比賽變成技能方面的競賽，即誰的技能最好，誰就獲勝。強調技能不但有益於運動員日後的發展，還能消除比賽帶來的生理壓力，無需刻苦訓練也能參賽。
- 盡量避免讓7至8歲以下的孩子參加正式計畫的比賽。他們可以先在非競爭性的環境中測試自己的技能。如果他們參加了正式計畫的比賽，記得提醒他們玩得開心最重要！

- 孩子要到12到13歲才會明白競爭的意義及懂得如何體會成功及接受失敗。因此，孩子應該從11或12歲再開始參加正式計畫的比賽。

　　表9.1列出了兒童參賽年齡的一些準則，並建議了運動員每年應參加的比賽次數。請注意團體項目和個人項目之間的差別。個人項目方面，數字指的是預賽次數（即分組比賽），而不是整場比賽的次數。例如，在100公尺短跑比賽中，每場比賽可能有三次分組賽：初賽、準決賽和決賽。

表9.1　建議的競賽類型與數量

年齡（歲）	競賽類型	每年可參加的正式競賽數量
4-7	不用參加正式比賽——以享受樂趣為主	——
8-11	可參與非正式競賽——比賽主要強調運動技能而非勝利；可參與看看不同運動，享受不同樂趣	團隊運動：5-10
12-13	可參與正式競賽，目標是達成某些體能、技術或戰術目標，而非勝利	團隊運動：10-15 個人運動：5-8
14-16	參與競賽但不需有拿出最佳表現的壓力	團隊運動：15-20 個人運動：8-10
17-19	參與青少年競賽以取得參加州和全國錦標賽的資格；準備在成年組競賽中達到巔峰表現	團隊運動：20-35 個人運動：短期賽事20-30； 長期賽事6-8

預防壓力和運動倦怠

　　壓力是人在情況危急或未能達到預期成績時，會產生的一種負面情緒反應。青少年運動員在面對比賽的時候常常會有壓力，尤其是個人的運動項目，因為沒有隊友能分擔壓力。無論比賽的

層級為何,過度的壓力都會帶來負面影響,如失眠、食慾不振或在賽前生病等。

父母和教練對勝利的期待也會加重兒童承受的壓力。如果父母對孩子的愛及認可取決於孩子的表現,那孩子承受的壓力就會更大。這類來自父母、教練和同儕的壓力在多數情況下都難以承受,對年幼的孩子而言更是如此。儘管訓練專家及研究人員都會提及比賽壓力對兒童造成的負面影響,他們卻很少討論到比賽前的訓練所帶來的壓力及痛苦。這些高壓的訓練往往會產生與類似於比賽壓力的負面影響。然而,適當的壓力可以提高兒童的積極度和運動表現。

比賽造成的壓力會表現在賽前、賽中及賽後:

- 賽前壓力表現:擔心表現不佳、擔心自己對團隊的貢獻達不到隊友的期望、睡眠障礙、焦躁不安、頻尿和腹瀉。
- 賽中壓力表現:害怕犯錯、擔心把握不住機會、因高度焦慮而表現不佳、對教練或隊友的批評敏感、缺乏活力、面色蒼白和身體顫抖。
- 賽後壓力表現:可能發生在輸掉比賽或表現不佳之後,表現為嗜睡、抑鬱、情緒低落、易怒、自我孤立、食慾不振、睡眠障礙以及缺乏訓練意願。

運動倦怠是長期承受訓練及比賽壓力的結果。倦怠的症狀包括精力不足、精疲力竭、失眠、易怒、身體不適、頭痛、憤怒、失去信心、抑鬱和表現退步。有些倦怠的運動員可能會放棄體育運動。

以下方法可以大大地降低運動員的壓力值及倦怠感(Rotella等人,1991年):

- 創造美好的訓練及比賽時光。享受與朋友在一起及提高自己技能的樂趣。為自己設定一個和比賽結果無直接關聯的目標。

- 不要把自尊心和表現（尤其是特定任務的成績）綁在一起。要認知到贏不了比賽不完全是自己的責任。要為自己設定可以實現的目標，而若達成目標，也要肯定自己。
- 發展所選運動以外的興趣。你的人生及滿足感不應完全取決於你的運動表現。要發展自己的興趣愛好：聽音樂、畫畫、社交，並尋找其他快樂的來源。
- 去玩一項娛樂性的體育運動，享受其中的樂趣！
- 花時間放鬆自己，享受家人和朋友的陪伴。
- 請記住，運動本質上是一種遊戲。
- 學會自嘲，失敗時從經驗中學習，成功時享受喜悅。體育運動只是你人生的一部分。比賽失利的負面情緒可以透過生活的其他面向來彌補。

教練可以利用以下方法幫助運動員免於運動倦怠：

- 注意運動員倦怠的跡象（如缺乏熱情、易怒、成績退步）。
- 提供多樣和有趣的訓練內容。
- 幫助運動員平衡生活。
- 鼓勵運動員發展非體育興趣。
- 確保自己和運動員都有正確看待體育運動。
- 最重要的是，強調訓練目標不是為了成績，而是為了練好特定的技能。

　　教練還可以交替安排訓練及其他活動，來預防運動員壓力過大或運動倦怠。可參考表9.2和表9.3來規畫兒童每週的活動。

表9.2 每週三次訓練的日程安排

星期一	星期二	星期三	星期四	星期五	星期六	星期日
訓練	自由時間可從事社交活動	訓練	自由時間可安排遊戲娛樂	訓練	休閒運動或嗜好	休息

表9.3 每週四次訓練的日程安排

星期一	星期二	星期三	星期四	星期五	星期六	星期日
訓練	訓練	自由時間可從事社交活動	訓練	訓練	休閒運動或嗜好	休息

CHAPTER 10

青少年運動員的營養

　　從小就開始接受適當的漸進式訓練，對運動表現的提升非常重要，而且也能同時促進運動專項肌力、爆發力、速度、耐力、與其他運動能力的發展。除了訓練以外，營養也扮演相當重要的角色。所謂的營養包括我們決定讓孩子吃的食物，以及他們自己選擇的食物。營養會影響孩子在運動場內與場外的整體健康，也會影響他們成長過程中對食物的偏好。青少年運動員的飲食和成年人不同，因為他們還在發育，需要攝取足夠的優質碳水化合物、大量的精瘦蛋白質，以及來源優良的脂肪。青少年運動員的每日營養攝取，建議50%至55%來自碳水化合物、10%至15%來自蛋白質、20%至25%來自脂肪。如果要為青少年運動員帶來最多的能量與最佳的運動表現，就必須讓他們攝取營養成分較高的碳水化合物，例如糙米、義大利麵、全穀物麵包、蔬菜；另外也可以食用鷹嘴豆、小扁豆等豆類食品。

　　青少年運動員也必須攝取足夠的動物性與植物性精瘦蛋白質，才能讓肌肉從訓練和競賽的壓力恢復，建立強壯的肌肉與骨骼；而來源優良的脂肪也相當重要，例如魚油、酪梨、椰子油、堅果以及種子類食物等等，才能確保皮膚、頭髮以及免疫系統健全發展。來源優良的脂肪可以提供滿滿的能量，保護器官，並讓身體順利吸收維生素 A、D、E、K。簡單來說，青少年運動員必須大量攝取各種原型食物。飲食均衡，並避免食用太多加工食品，有助於運動員的訓練、表現以及恢復。

　　優質的營養是良好運動表現的關鍵。如果營養攝取不當，青少年運動員可能會更容易疲勞、訓練或比賽時能量不足，甚至影響骨骼與肌肉的發育，而這些因素都會讓運動表現大打折扣。家長和教練的引導，會對孩子們的飲食內容與習慣產生巨大的影響。飲食均衡且營養豐富的孩子，身心狀況都會比較好；而孩子是否可以養成良好的飲食習慣，身邊的大人責無旁貸。本章探討五種良好的飲食習慣，相信可以幫助青少年運動員體會均衡飲食對訓練與運動表現帶來的益處。

飲食習慣 1：避免加工食品

　　吃了很多食物，還有可能會營養不良嗎？答案是肯定的。美國心臟協會（American Heart Association）的資料指出，美國兒童每天攝取的非必要糖，是建議攝取份量的 7 倍。這裡所謂的非必要糖，指的是水果、燕麥、麵包等天然碳水化合物食物以外的糖。這些非必要糖並沒有營養價值，卻也會帶來飽足感，讓孩子更不想攝取真正對身體有益的營養（Kavey 等人，2003 年；Gidding 等人，2005 年）。

　　點心棒、午餐肉、白麵包、微波食品，以及其他垃圾食物都屬於加工食品。這些加工食品的熱量很高，營養價值卻非常低。多數加工食品都能帶來明顯的飽足感，卻極度缺乏維生素、礦物質（輔助生理機能的營養素）、蛋白質、碳水化合物，以及健康的脂肪（輔助肌肉骨骼生長與恢復）。即使是果汁、奶類、優格、麥片等本來應該很健康的食物，也可能添加額外的糖。如果定期攝取，非必要糖帶來的影響就會蓋過這些食物的營養價值。

　　許多加工食品和垃圾食物都富含鈉、糖等化學物質，吃起來相當可口，讓人不禁一口接著一口吃。不幸的是，許多美國家庭

沒有時間精心打理食物，使得方便的加工食品和垃圾食物成為這些家庭的主要食物來源。對大人和小孩來說，避免加工食品都是一項困難的挑戰。例如同樣要吃優格，直接購買現成的水果優格非常方便，但如果要花時間買無糖的希臘式優格，再洗水果、切水果、放進容器一段時間後，再把水果加進優格，實在太費工夫了；而且營養師還會建議在優格中加入胡桃、杏仁，或其他堅果類食物來攝取健康的脂肪，這樣就還得再準備一個容器！這樣看來，添加麥片的市售水果優格確實方便許多。可惜的是，市售優格的糖分大約會是自製無糖優格的三倍！

我們曾經聽過一種說法，認為孩子不喜歡吃優格，所以「不要吃加工水果優格」根本不重要，反正孩子根本不會吃這種東西。聰明的加工食品業者一定也聽過這個說法，因為他們不再主打水果優格這種商品。他們發現，既然孩子總是在活動，讓他們邊活動邊吃東西不是更好嗎？因此現在超商的貨架上充滿各種可口的優酪乳，讓孩子可以直接一口喝光。雖然會額外攝取一些糖、玉米糖漿等化學物質，但孩子們可以同時攝取鉀和些許蛋白質，聽起來相當划算！

我們很想探討加工食品產業、肥胖以及糖對兒童身心負面的影響，但本書的重點是幫助你訓練青少年運動員。要達到良好的訓練效果，就必須遵守適當的飲食計畫，讓肌肉與骨骼生長、並獲取足夠的能量，讓青少年在成長的過程中得以參加各種活動、促進恢復、並維持健康的體重與體態。青少年運動員不僅要吃，更要吃得好。一般青少年每日攝取2500大卡左右就可以維持健康的體重，但每週參加兩場比賽並練習四次的青少年運動員，一天可能需要攝取超過5000大卡的熱量。這兩種青少年的熱量需求不同，但營養架構一樣，都必須攝取足夠的維生素、礦物質、蛋白質、碳水化合物以及脂肪，來維持身體正常運作。如果以營養價值較

低的加工食品作為熱量來源，他們就會覺得精力不足、難以專注；而如果是運動員，就會在練習和比賽時感到更加疲勞。青少年的飲食必須以整全食物（whole food）為主，包括水果、蔬菜、燕麥、全穀物以及精瘦蛋白質。家庭為青少年準備的飲食，都會影響他們在學校和課外活動時的飲食型態。孩子不可能永遠在家吃飯，但在家養成的良好飲食習慣將一輩子受用。

一切都可以適量攝取？

我們都聽過一種說法，就是一切都可以適量攝取，因為這樣可以讓我們維持健康體重，也避免因為太久沒有攝取某種食物，導致後續的暴飲暴食。舉例來說，如果你喜歡吃冰淇淋，就建議偶爾吃一吃。這種方法對有些成人確實可行，但對孩子不適用，因為他們還不會清楚記得自己的飲食內容，因此不是非常瞭解「適量」的概念。換句話說，孩子並不會記錄自己攝取了多少汽水、果汁或餅乾。此外，有些孩子不懂得拿捏糖分的攝取量，因此可能會過敏、生病，或一直想吃不健康的含糖點心。

家裡到底會出現哪些食物，家長責無旁貸。家庭飲食建議以整全食物、碳水化合物、蛋白質以及蔬菜為主；冰淇淋、餅乾、甜點等加工食品則建議偶爾攝取，而非適量攝取，畢竟有些人所謂的「適量」，可能代表早餐吃巧克力餅乾、午餐後的點心吃黑巧克力燕麥棒、放學後吃一包洋芋片、晚餐配一瓶汽水。這樣一點都不適量，卻是很多美國人飲食的寫照。如果真的要讓孩子盡情享用冰淇淋或蛋糕等點心，建議一週選一天就好，而且最好是一個全家人可以一起同樂的場合。換句話說，應該讓全家共同期待這個可以稍微放縱的一天，而不是讓孩子自行決定。除了這一天之外，其他天建議選擇糖分較低的飲食，例如可以自己準備健康

的餅乾、蛋糕（加入甜菜根或酪梨等健康食材）或果乾。唯有將攝取垃圾食物的頻率從「適量」轉變成「偶爾」，才能培養出健康又強壯的青少年運動員。

喝汽水好嗎？

汽水是一種加工食品，完全沒有營養價值可言，而且會讓身體充滿糖分。研究指出，大約有五分之一的兒童會從汽水或其他含糖飲量中攝取過多熱量（Rader等人，2014年）。12至19歲的男性每日所攝取的總熱量中，大約有12%來自汽水或果汁等含糖飲料（Miller等人，2013年）。汽水不應該出現在運動員的飲食中，無論是適量或偶爾都不行。研究指出，喝汽水會可能增加兒童肥胖（Lim等人，2009年）和糖尿病（Miller等人，2013年；Morgan，2013年）的風險，也會抑制青少年的食慾，讓他們無法攝取足夠的維生素和蛋白質。一瓶汽水可能含有超過50毫克的咖啡因，對大腦發育會造成負面影響（Miller等人，2013年）。此外，由於汽水屬於酸性，而且缺乏營養價值，若攝取過量，會影響體內的鉀鈉平衡，造成發炎反應和腸胃不適（Morgan，2013年）。喝汽水會讓青少年運動員難以達到最佳運動表現，甚至影響長期健康。汽水相當可口，也是北美洲非常普及的飲料，但為了健康考量，應完全排除於青少年運動員的飲食之外。若要補充水分，建議以低糖分的運動飲料和調味水取代汽水。

飲食習慣2：家長要控制食物選擇

好的營養習慣要從家裡養成，這點我們都可以理解，但生活常常太過忙碌，要在家裡準備優質的餐點往往相當困難。多數家

庭在週間鮮少有一起用餐的機會，而在步調快速的現代生活中，很多人的餐點常常來自外帶或微波食品。

　　以下是一個常見的情境：媽媽提早下班去接小孩，此時小孩已經快餓死了，不過原因不是幾個小時沒進食，也不是整個下午都在玩耍，而是因為小孩一整天都沒有攝取適當的食物來滿足營養需求。小孩當天的早餐相當簡便且表面上看來健康，是一包沖泡式的蜂蜜燕麥片加上一杯柳橙汁。10點的時候小孩已經感到飢餓，打開午餐餐盒後看見裡面有一條水果口味的燕麥棒、一小顆蘋果，還有一袋紅棗。他很快吃完燕麥棒，抓了一把紅棗，接著把蘋果丟回餐盒裡準備下午下課再吃。午餐時間小孩到了學校的熱食部，當天提供的餐點是披薩，所以他當天沒有吃雞柳條或薯條，而是吃了兩小片義式臘腸披薩、一杯果汁，以及一小片巧克力餅乾。吃完之後，他覺得相當滿足。下午下課時間一到，小孩把餐盒裡的蘋果拿出來，就到戶外活動。他朋友分他吃了一些炭烤口味的洋芋片，開始踢起足球，並吃了一口蘋果。很快地鐘聲響起，準備要排隊回到學校，他注意到手上的蘋果根本只咬了一口，而且已經開始氧化，所以他在回學校的路上把蘋果給丟了。3點半的時候小孩準備坐進媽媽的車，此時的他非常飢餓。一整天下來，他大概攝取了1200大卡，並吃了80公克的含糖加工食品；至於纖維素、蛋白質、全穀類碳水化合物，以及其他優良營養素呢？幾乎沒有。（好啦，至少他吃了一口蘋果。）

　　我們分享這個故事的目的不是為了取笑任何人，而是要點出一個在北美地區非常重要的趨勢：美國大約三分之一的兒童與青少年每天都會吃速食，包括漢堡、披薩、炸雞等等。這些食物都有很多添加物，有時候甚至會加入一些有害的食材，讓孩子們無法得到成長和提升運動表現所需的關鍵營養素（Bowman等人，2004年）。研究指出，1970年與1990年之間，美國人高果糖玉米糖漿的攝取

量提升了1000%(Bray等人，2004年)！而糖分和高果糖玉米糖漿的攝取，在1990年和2000年之間還是不斷上升，直到2000年至2004年之間才稍微降低(Duffey和Popkin，2008年)。2004年時，高果糖玉米糖漿大約占美國人每日總熱量攝取的8%左右，而額外添加的糖分則占了17%左右(Duffey和Popkin, 2008年)。高果糖玉米糖漿是許多加工食品的主要原料，也會添加於許多種飲料中。研究也指出，在許多青少年的飲食中，速食與加工食品占了總熱量攝取的16%至17%(Duffey和Popkin, 2008年)。這個數字是一個警訊，因為兒童肥胖的比例與日後慢性病的風險都越來越高。更糟的是，在青少年蔬果攝取中，深綠色蔬菜、橙色蔬果，以及豆類食品占的比例非常少(Kimmons等人，2009年)。

家長可頭大了，因為我們不僅必須過濾電視和網路上的各種廣告與資訊，還得花時間評估與準備給家人的食物。面對食品製造商或餐廳的廣告，我們可不能照單全收。舉例來說，有些宣稱無麩質的食品，可能含有額外的糖分或添加物。身為父母，我們必須主動管理孩子的飲食，而最好的辦法，是讓全家人都食用整全食物。

美國農業部(United States Department of Agriculture)2015年的資料指出，6歲至18歲的孩子如果經常外食，他們的選擇通常會是速食店、餐廳或學校的熱食部；而這些孩子會喝更多的汽水，因此攝取更多不必要且不健康的糖分。

回到我們剛剛分享的例子：媽媽和小孩到家以後，全家可能在幾小時後又有其他行程，例如媽媽可能要帶喬伊去練足球，爸爸可能要帶露西去參加足球比賽之類的。我們再一次看到，忙碌的生活讓這個家庭無法適當準備並規畫飲食，這時候家長往往沒得選擇，只好屈服於外食，甚至直接選擇微波食品，把額外的鈉、糖等不健康的添加物吃下肚。我們在相關領域耕耘已久，類似的案例層出不窮。許多家長根本沒辦法克服這種問題，只好尋求營

養補充品來改善孩子的營養狀況。綜合維生素、低糖分蛋白質能量棒，以及乳清蛋白等產品確實對孩子有幫助，但還是建議先讓孩子攝取健康的整全食物、並真正感受到健康飲食的益處後，再加入這些營養補充品。

到底該怎麼吃呢？

我們一直在講的整全食物，其實就是未經加工、未經提煉的食物，也就是大自然賦予我們的食物。這類食物都含有蛋白質、碳水化合物以及脂肪，讓我們的身體組織得以生長與再生。而蔬果和豆類食物更含有各種維生素與礦物質，可以讓我們維持良好生命機能。但是在一般超市中，整全食物往往出現在比較邊緣的貨架上，也就是我們要繞比較遠，才能看到蔬果、精瘦蛋白質、全穀物（米飯、義大利麵、全麥麵包等）、豆類（小扁豆、鷹嘴豆等）、堅果等食物；而超市中間的走道，則充滿各種精緻或加工食品。

為家庭成員打造飲食計畫時，建議遵循以下這個90-10原則：飲食中的整全食物要占90%、加工食品則只占10%。當然，加工食品的比例永遠可以更低。身為父母或祖父母，我們都知道要孩子只吃整全食物是不可能的。他們可能會想吃午餐肉、冰淇淋、巧克力可頌、鬆餅、蘋果派、雞柳條或是其他速食。另外，健康捲餅、各種全麥麵包以及能量棒等食物雖然不算整全食物，但還是可以加入孩子的飲食，尤其是活動量較大的孩子，必須攝取更多能量才能配合他們的能量消耗。我們沒有要追求完美，而是在追求完美的路上，讓孩子和家長盡量透過正確的飲食策略，獲得適當的能量。

不過，整全食物都未經加工或提煉，所以你必須花時間自己準備。烤雞配希臘式沙拉是很棒的飲食，但我們準備烤雞時得自

己洗肉、切肉、烤肉；準備沙拉時也必須自己洗菜、切菜，並準備沙拉醬。當然，一盤義大利麵加上瘦肉丸和新鮮番茄醬，也是相當理想的週末午餐，但還是必須花時間準備。直接購買現成的番茄醬和肉丸並直接買現成的義大利麵來加熱，會讓整個過程方便許多，但方便的代價就是攝取更多的鈉、糖以及延長食品保存期限的添加物，而且你就沒辦法自己加入蔬菜和香料，也無法讓孩子知道健康家庭烹調的價值。攝取整全食物還有一個好處，就是可以讓孩子享受更高的補足感，因為整全食物通常都含有大量纖維與蛋白質，吃飽後就不會想再攝取不健康的點心和飲料。

　　表10.1列出各種整全食物。當然還有很多食物沒有放在表裡，但重點是這些食物都是天然的食物。購買這些食物時，如果能選擇有機種植的話當然最好，但只要先在飲食中加入這些食物，就能有效促進青少年運動員的健康、能量以及恢復。

表10.1　整全食物

蔬菜	水果	堅果與種子＊	穀物	乳製品	瘦肉	草本與香料
• 蘆筍 • 芹菜 • 胡椒（各種顏色） • 甜菜根 • 小黃瓜 • 綠花椰菜 • 白花椰菜 • 茄子 • 菠菜 • 南瓜 • 番薯 • 洋蔥 • 羽衣甘藍	• 藍莓（新鮮或冷凍） • 蘋果 • 柳丁 • 覆盆子（新鮮或冷凍） • 草莓（新鮮或冷凍） • 哈密瓜 • 西瓜 • 葡萄柚 • 桃子 • 李子 • 香蕉 • 芒果 • 椰子	• 杏仁（不加鹽） • 腰果（不加鹽） • 胡桃 • 南瓜子 • 葵花子	• 糙米 • 野米 • 小米 • 燕麥 • 藜麥（其實是種子） • 全穀物義大利麵	• 散養雞蛋 • 低脂起司 • 有機牛奶 • 優格（希臘式或原味）	• 草飼雞肉 • 牛肉 • 羊肉 • 火雞肉	• 肉桂 • 薑黃 • 孜然 • 香菜 • 薄荷 • 迷迭香 • 百里香

＊也可以在攝取麵包、捲餅和水果時加入堅果與種子。

打造飲食計畫

我們都聽過「預防勝於治療」。這句話的原意是強調維持健康生活型態與預防疾病的重要性，但也同樣適用於飲食計畫。飲食對健康非常重要，畢竟我們每天都要吃東西，因此飲食的準備就值得多花點工夫。如果沒有妥善的飲食計畫，我們就可能吃進不健康甚至有害的食物，對身材、精力、消化以及整體健康等都會造成負面影響。但我們的時間都很有限，因此必須適度調整待辦事項的優先順序，挪出一定的時間來準備飲食。為青少年運動員打造高品質飲食計畫時，可以參考以下建議：

將一週需要的各種食材列出來，包括所有的蔬果、豆類、全穀物、點心以及精瘦蛋白質等等。如果可以，採購時建議帶孩子一起去，讓他們瞭解整全食物和包裝食品的差別。

建議先想想本週要準備哪些食物，這樣有助於列出食材清單。先從週一開始，並將家人上班和上學的行程納入考量。其實準備晚餐時也相當適合準備隔天午餐，因為晚餐吃不完的東西，隔天可以變成健康又有飽足感的午餐。

不管是早餐、午餐、晚餐還是點心，每餐都要有一種整全食物。這樣可以避免家人攝取過多加工食品，並確保每餐都有營養充足的食物。舉例來說，早餐如果吃得比較趕，就可以選擇麥片棒加香蕉或蘋果；下午的點心可以選擇優格加入些許自製堅果和果乾（例如腰果、杏仁、葵花子、葡萄乾等等）。只要願意開始嘗試，你會發現每一餐都加入整全食物其實不難；而如果你願意下定決心開始戒除加工食品、微波食品以及速食，就會發現自己吃的全都是整全食物！

整全食物需要花時間準備。做好飲食清單以後，可以在週末安排時間來準備飲食。先把水果洗好放冰箱，讓孩子可以輕鬆吃到水

果，並建議購買當季水果，這樣才能確保家人都能吃到各種水果。先把蔬菜洗好切好，並放在固定的容器中，這樣就可以隨時把蔬菜加入孩子的餐盒中，也可以隨時把菜炒來吃。也建議先把瘦肉洗好、切好，並放在冰箱中醃一兩天，這樣需要的時候就可以隨時拿來烤。最後，如果有花時間製作醬料或辣椒，可以多準備一些，並把沒吃完的冰起來。將來如果遇到沒空準備飲食、很想叫外送披薩時，至少家裡還有些健康的食材還可以選擇。我們一般都會建議運動員的父母要以身作則，如果要外食或買外帶，必須是因為想吃特定的食物，而非因為太忙或意外而沒有準備食物。

　　身為家長的你要記得，在家裡是你說的算，所以你要全權決定飲食內容，並遵守計畫。建議嘗試各種不同的食譜和食物組合，如果孩子不喜歡吃某種蔬菜，就試著加上醬料，就算要用市售的沙拉醬也在所不惜，畢竟這樣才能確保孩子有吃蔬菜，並攝取必要的纖維與營養素。更重要的是，這樣也能確保孩子攝取整全食物，雖然效果不會太快出現，但至少可以讓孩子們逐漸喜歡上整全食物。選擇食物種類時不需要過於非黑即白，也就是不一定要堅持只攝取整全食物；重點是每一餐都要包含整全食物、大多數的食物都要在家裡準備，以及讓孩子瞭解攝取足夠的蔬果和精瘦蛋白質，能幫助他們變強壯、健康並提升專注力。如果孩子看到你充滿熱情且不遺餘力為家人的健康著想，他們也會受到感染且樂於配合。總而言之，健康的飲食從家庭開始。身為家長，你說的算。

　　如果你不太會煮飯、孩子對特定食物過敏，或孩子就是不喜歡吃特定食物，導致你準備飲食的時候感到為難，建議找一本能符合孩子需求且指示清楚的食譜。市面上許多食譜都有觸及到過敏或特定食物偏好的問題，就算是吃全素的人也可以輕鬆找到適合自己的食譜。此外，購買無麩質點心以及預先包裝的精瘦蛋白

質與醬料也都是很好的選擇,只可惜這些食品多半都含有添加化學物質。

如果可以,盡量安排全家人一起吃飯,讓孩子瞭解多元食物來源的重要性,以及自己準備食物比預先包裝食物或速食更理想。此外,家人一起吃飯時也可以互相討論運動目標,家長也可以告訴孩子良好的飲食可以讓他們變得更強壯、更健康。掌控飲食的關鍵並非強制孩子不准吃特定食物,因為他們一定會反彈;而是要讓青少年運動員瞭解整全食物的優點,並告訴他們大自然會創造這些食物,是有原因的。

飲食習慣 3:
以整全食物早餐開啟每一天

早餐的英文叫做 breakfast,分別是由 break(打破)和 fast(斷食)這兩個字組成。睡覺的時候基本上就是一個 8 至 10 小時的斷食(當然除非你偷爬起來吃點心),因此起床後最先吃的東西就叫做早餐(breakfast,打破斷食)。

目前已經有一些研究(Halberg 等人,2005 年;Karli 等人,2007 年)和相關領域的刊物,針對早餐對成年人的重要性提出挑戰。最近開始有人指出,延長斷食的時間、或甚至完全不吃早餐,可以進一步刺激荷爾蒙變化,讓肌肉量提升的效果更明顯,同時改善身體組成與整體健康狀況。我們之所以提及這個新的概念,主要是因為有些教練和家長可能有讀過類似的文獻或理論,並思考這個延伸斷食的概念是否能應用在青少年運動員身上。很遺憾,延伸斷食的概念在青少年運動員身上並不適用。

青少年運動員一起床就必須攝取營養,而且來源必須是健康

的整全食物。許多研究指出，青少年時期若營養不良或養成不好的飲食習慣，很可能影響成年時期的健康（Daniels等人，2002年；Ogden等人，2002年）。經過8至12小時的睡眠斷食以後，孩子的糖原存量會變得很低，如果沒有攝取適當的早餐，上學時可能會覺得昏昏欲睡、難以專注，或跟不上學校的活動。

孩子不吃早餐有許多理由，其中最主要的是沒時間或起床時並不會感到飢餓（Vanelli等人，2005年）。兩個理由其實都有道理，畢竟生活和課業往往相當忙碌，讓他們早上沒辦法挪出時間好好享用早餐。另外，孩子也可能會吃宵夜，所以早上起來的時候不會餓。我們建議家長限制孩子的宵夜，並鼓勵他們攝取營養素均衡的食物當早餐。這個建議有兩個重要原因：首先，太晚吃宵夜可能會影響睡眠品質；第二，宵夜的營養價值可能沒那麼高，熱量也比較難控制。簡單來說，孩子如果前一天晚上吃宵夜，隔天起床可能會因為不餓而不吃早餐；但孩子還是會在中午前就感到飢餓，這時候他們很可能就會想吃點心，而這些點心通常都充滿糖分和脂肪，缺乏維生素與礦物質等重要營養素（Nicklas等人，2000年）。

無論年齡，青少年運動員起床後都必須攝取健康的早餐，而家長也必須以身作則。不管平日還是假日，只要時間允許，都建議家長和孩子一起吃早餐，或盡量營造一個可以好好吃早餐、並讓孩子注重早餐的環境。當然，早餐必須包含適當的營養素！

多數人想到早餐的時候，首先想到的都是麥片，不過除了富含糖分的麥片以外，早餐也可以是健康的果昔、原味優格加水果、蛋吐司、燕麥、蛋白棒等等。香蕉、藍莓、蘋果、哈密瓜、西瓜等新鮮水果也是很棒的早餐選擇，除了富含重要的維生素與礦物質之外，也含有纖維素，並能為身體快速提供能量。

一項研究針對各種品牌的麥片進行行銷訊息的調查，這些麥片都屬於能量密集但營養價值不高的食物。該研究指出，兒童每

天平均會看到1.7次麥片廣告，而這些廣告中的87%都主打高糖分的食品，而且在商店都很容易買到。此外，這些廣告中的91%都會特別強調這些品牌的麥片，而67%的廣告中也同時包含健康與不健康的飲食型態（LoDolce等人，2013年）。

　　難怪兒童（甚至是青少年運動員）常常會想在早餐攝取高糖分的麥片。研究指出，兒童的早餐如果攝取低糖分、高纖維素的食物，在吃完早餐的二至三小時後，記憶力和專注力都會提升，而且沮喪的程度會比較低（Benton等人，2007年）。如果運動員真的要吃麥片，建議每杯（或每8盎司〔約227克〕）的糖分要在10公克以下，且纖維素要在4公克以上。這些糖分較低的麥片吃起來比較沒那麼可口（有些麥片每份的糖可以高達19至24公克），運動員可以加入香草口味的乳清蛋白或杏仁奶（自行決定是否添加甜味劑）來提味。如果孩子有乳糖不耐的狀況，可以選擇植物性蛋白粉，並將椰子或堅果來提味。

　　雖然直接從整全食物中攝取蛋白質還是比較理想，但蛋白粉（特別是乳清蛋白）還是相當有助於提升蛋白質攝取，讓身體在訓練後恢復得更好、同時強化免疫系統（Krissansen，2007年）。孩子通常能夠從整全食物中攝取足夠的蛋白質，因此可以將蛋白粉當作補充品，加一些在奶昔或麥片中。家長和教練也應該勤做功課，選擇優質品牌的蛋白粉，確保產品符合標準，且不含有會帶來過敏反應的化學物質或添加物。

　　你當然也可以自行選擇營養價值高、富含纖維素與維生素的麥片給全家享用。這類的麥片通常糖分比較低，所以可以加上你喜歡的食材來提味，例如新鮮水果、堅果、果乾、椰子等等。表10.2是健康麥片食譜的範例。

表10.2　麥片食譜

將以下的食物均以一杯＊的分量加在一起：

- 有機藜麥粉或藜麥片
- 燕麥片
- 蕎麥
- 杏仁片

將以上食材放進大烤鍋中，並拌入五茶匙（75毫升）的橄欖油。

用華氏350度（約攝氏177度）烤20分鐘，直到食材表面呈現棕色。

享用前，可以先加上喜歡的佐料，例如亞麻籽、奇亞籽、肉桂、椰子切片、

蔓越莓乾、葡萄乾，或新鮮藍莓、香蕉等水果。

再加入優格、牛奶、杏仁奶或豆漿。

＊先從一杯開始。找到適合自己的分量後，就可以等比例多加一些。麥片放涼了以後，記得要裝在適當的容器中，當作之後的早餐或點心。

早餐最重要

　　建議讓青少年運動員養成吃早餐的習慣。和其他餐一樣，早餐不需要吃太多；換句話說，無論食物的營養價值為何，都不是吃越多越好，而是要攝取均衡的飲食，從全穀物、水果、蔬菜、蛋白質以及乳製品這五類食物中，至少選擇三類，同時確保食物裡所含的都是天然的糖分。如果真的要在早餐上添加額外的糖分，至少要確保早餐本體富含維生素、礦物質以及纖維素。食物的口味很重要，所以要努力在美味與營養之間取得平衡。

　　建議每天的早餐都包含以下三種選擇的一種以上：

奶昔：一杯水（236毫升）、脫脂牛奶、杏仁牛奶（有沒有加甜

味劑都可以）或新鮮柳橙汁。取決於適合孩子的蛋白質攝取量、以及是否對乳製品、堅果或豆類等食物過敏，也可以選擇加入一匙的乳清蛋白或植物性蛋白粉。舉例來說，一名體重100磅（45公斤）的12歲男孩，每日每磅體重的蛋白質攝取量約為0.45公克，因此他每日大約要攝取45公克的蛋白質。假設這名男孩一天吃三餐，每餐的蛋白質大約要達到15公克，才能滿足蛋白質攝取需求。因此，在早餐攝取奶昔或乳清蛋白，可以確保蛋白質的分量和品質都達到要求。一般市售蛋白粉每匙（大約23至26公克）的蛋白質含量大約為18公克，所以半匙的蛋白粉大約含有7至9公克的蛋白質，可以補足奶昔蛋白質的不足。另外，也可以在奶昔中加入喜歡的水果、堅果或杏仁醬，因此簡單的奶昔其實可以有無限多種組合。奶昔其實也不一定要加入蛋白粉，畢竟蛋白粉雖然是良好的蛋白質補充品，青少年運動員也不是非攝取蛋白粉不可。重要的是，我們要確保他們的奶昔含有優質且足夠的蛋白質（牛奶、優格、乳清蛋白都可以）、新鮮水果，以及含有必需脂肪酸的堅果等食物。很多家長或運動員為了讓孩子吃得更開心，會在奶昔中加入過多的糖，但必要的脂肪和蛋白質卻少了一些。另外，也不建議只加水果或果汁，因為這樣也會缺乏其他重要的營養素。

各種蛋（炒蛋、水煮嫩蛋、水煮蛋）：蛋含有豐富的蛋白質與其他營養素，而且和其他蛋白質來源比起來相當便宜。棕色和白色的蛋看起來不太一樣，不過營養成分完全相同。你可以選擇散養雞蛋，但所謂散養只代表這些母雞平時會到戶外活動，不代表牠們真的可以自由跑來跑去。如果你家附近剛好有養雞場或市場，可以就近購買雞蛋，因為這些蛋通常更健康、營養密度也更高，而且蛋黃也會比超市買的雞蛋更大、顏色更深。另外，也可以選擇omega-3脂肪酸含量較高的蛋。選擇好蛋以後，可以用任何你喜歡的方式烹調，好好享受這個天然的優質食物。運動員攝取蛋

類食物時可以搭配一些穀物，例如燕麥、全麥麵包等等；但建議盡量避免白麵包。一般來說，要判斷麵包是否健康，可以將它切片後捲成一球看看。如果捲起來後麵包的形狀仍會恢復原狀，可能代表這種麵包不太健康。選擇好蛋和穀物以後，可以加一些水果、番茄或酪梨，就完成了一份方便且充滿蛋白質、維生素與礦物質的早餐。

燕麥和水果：燕麥富含纖維素、抗氧化物，以及鎂、磷、硒、銅等礦物質。建議盡量避免即溶燕麥，因為常會添加黑糖、蜂蜜或蘋果肉桂。即溶燕麥很好吃，但糖分含量相當高，會抵消攝取整全燕麥的營養益處。燕麥可以搭配水或牛奶來食用，這樣就不會太過乾燥或食之無味。如果要添增風味，可以加入肉桂或少許的天然楓糖，也可以加入不含甜味劑的蘋果醬或新鮮莓果。純燕麥不含麩質，但有時候加工燕麥的器材也會用來加工小麥，產生交叉汙染的現象。建議選擇無麩質的燕麥品牌，並讓燕麥成為早餐的主食。此外，也可以用燕麥製作健康的瑪芬，或將生燕麥直接丟進奶昔裡來促進口感。

現在很多人會在奶昔中加入蛋白粉，以攝取更多的蛋白質。許多販賣奶昔與果汁的店家，都會在產品中加入一匙蛋白粉。蛋白粉可以讓我們輕鬆攝取不少的蛋白質，也相當容易消化。不過在為青少年運動員準備富含蛋白質的奶昔當早餐或點心時，要先根據年齡和體重，確定他們的總蛋白質需求。蛋白質不足可能會阻礙肌肉和細胞生長；蛋白質太多則會讓腎臟負擔過大，多餘的蛋白質也會轉換成脂肪。蛋白質太多是否會對成年人的腎臟帶來負擔還有待商榷，但對青少年來說，過多蛋白質有可能帶來未知的風險。因此，建議各種營養素還是要均衡攝取。計算好青少年運動員的每日蛋白質需求後，可以將一天蛋白質的攝取平均分配到三餐和點心。表 10.3 是乳清蛋白奶昔的範例食譜，適合發育即

表10.3   乳清蛋白奶昔

根據以下食譜做成的乳清蛋白奶昔，含有奶製品、水果以及穀物，提供滿滿的能量、蛋白質、維生素，讓孩子能夠健康成長，並以最好的體力與精力面對課業、休閒以及運動。

- 一杯（236毫升）的脫脂牛奶、水或杏仁奶（可加也可不加甜味劑）
- 一匙高品質的乳清蛋白粉、或一匙植物性蛋白粉
- 幾塊冰塊（不一定要加，但可以增加奶昔的口感）
- 一小條香蕉
- 半杯（75公克）的藍莓或其他水果（冷凍或新鮮的都可以）
- 一匙（乳清蛋白的湯匙）生燕麥（不一定要加，但可以增加奶昔的口感）
- 一茶匙（約5公克）的亞麻籽（不一定要加）

加入果汁機打20至40秒，或達到預設的口感後，就可以開始享用！

將結束的青少年運動員。至於年紀更小的運動員，建議調整蛋白質的量為半匙，再視情況微幅增減，讓年紀較小的孩子也能受益於這種既便利又營養的早餐。

蛋白質的更多相關資訊

許多食物都含有蛋白質，包括肉類、乳製品、豆類、穀物以及某些蔬菜。蛋白質是人體肌肉生長、免疫系統強化以及恢復的關鍵。人體在經過阻力訓練之後，會需要更多蛋白質才能達成適當恢復、重建，肌肉也才會生長，因此許多人都會攝取蛋白質補充品。要透過食物攝取足夠的蛋白質，以及要找到優良的蛋白質

來源相當不容易，因此運動員、健美訓練者以及許多有在健身的人都會攝取蛋白飲品，因為蛋白粉既容易吸收，也能滿足他們對蛋白質的需求。蛋白飲品很容易準備，也有很多種形式。乳清蛋白粉就是一種品質很好的蛋白質來源，除了乳糖不耐症的患者或對乳製品過敏的人以外，對大部分的人都相當容易吸收。儘管如此，飲食還是建議以整全食物為主，這樣才能確保攝取各種胺基酸（蛋白質的組成要素）以及其他營養素。不過，考量到飲食的變化、口味以及便利，還是建議青少年運動員可以攝取乳清蛋白或植物性蛋白來補充營養。簡單來說，我們建議青少年運動員的飲食要以整全食物為主，並偶爾加入蛋白質補充品。換句話說，蛋白質補充品不能取代整全食物。

　　確認青少年運動員的蛋白質需求、並確定達成需求的方法以前，必須先檢視不同年齡層的蛋白質需求。美國疾病管制與預防中心（CDC）在2015年的資料指出，蛋白質需求會隨著年齡改變：

- 4至8歲的兒童（入門階段）每日需要19公克的蛋白質。
- 形塑運動能力階段與專項化階段的女生，每日大約需要46公克的蛋白質。
- 形塑運動能力階段與專項化階段的男生，每日大約需要56公克的蛋白質。

　　如果要更精確的數字，可以根據青少年運動員的年齡與體重，來算出蛋白質的建議攝取量（RDA）。RDA可以告訴我們每磅體重大約需要攝取多少的蛋白質。我們建議運動員在青少年初期與養成階段時，依照RDA來攝取蛋白質；但在專項化與高運動表現階段時，蛋白質攝取量要比RDA更高。研究顯示，從事高強度訓練的青少年運動員，所需要的蛋白質可能比RDA更高（Boisseau

等人，2002年、2007年）。以專項化階段的運動員來說，若是力量型運動員可以將蛋白質攝取提升到每磅體重0.55公克（約每公斤1.2公克），而耐力型運動員則可提升到每磅體重0.45公克（約每公斤1公克）；運動員發展更成熟以後，力量型運動員在專項化階段後期與菁英運動表現階段時，可以進一步將蛋白質攝取量提高至每磅體重0.75公克（約每公斤1.65公克），而耐力型運動原則可以提升至每磅體重0.55公克（約每公斤1.2公克）。

舉例來說，一位體重180磅（81.6公斤）的力量型運動員，每日所需的蛋白質攝取量是135公克（180 x 0.75 ＝ 135）。這個數字乍看之下很大，但如果將一日的蛋白質攝取分散至各餐，先從富含蛋白質的早餐開始，並將每餐的蛋白質目標設在20至30公克，運動員就可以攝取足夠的蛋白質，得到適當的肌肉生長、恢復以及運動表現進步。

表10.4 運動員各發展階段的蛋白質需求

年齡（歲）	蛋白質（公克／每磅體重）	發展階段
4-7	0.5	入門階段
8-14	0.45	入門階段／形塑運動能力階段
15-18	0.4	專項化階段
18+	0.36	菁英運動表現階段

飲食習慣4：比賽前後都要有適當的營養補充

比賽前後的飲食策略和平時均衡飲食差不多，仍建議以整全碳水化合物、精瘦蛋白質，以及對心臟較健康的天然脂肪為主，例如堅果、種子類食物、鮭魚、鮪魚、橄欖油、椰子油等等。不過，比賽前後的飲食時機、地點、方法與平時的飲食不太一樣。

賽前飲食

經常有人詢問我們青少年運動員的賽前飲食策略。不管是哪一種運動，所有青少年運動員在賽前都要攝取比例正確的碳水化合物、蛋白質以及脂肪。不過，運動員倒也不需要使用「糖原負荷法」（carbohydrate loading）*，只需要在賽前至少三小時前攝取均衡的營養，就能得到足夠的能量與消化時間，並準備好進行比賽。比賽時心臟會非常用力將血液打至工作肌群，這時候如果吃太飽，讓血液都在胃部的話，將不利於運動表現。

以下提供一些賽前飲食的建議：

賽前飲食必須有50%至60%的食物來自於高碳水化合物的食物，例如全麥或一般義大利麵、全穀物麵包、糙米、白米或藜麥。除了義大利麵以外，還必須加上蔬菜和精瘦蛋白質。一個良好的

編按：只在賽前增加碳水化合物的攝取，提高體內作為精力來源的「糖原」（亦稱肝醣）儲備量，以期提升運動表現。

賽前飲食範例，可以是全麥義大利麵加義式番茄醬、4至6盎司（113至170公克）的烤雞胸肉，以及綠花椰菜或白花椰菜。

運動員的賽前飲食分量要和平常一樣多，不要多吃也不要少吃，吃飽了就好。比賽前不建議攝取比平常更多的食物，因為這樣會導致消化不良、胃痛等症狀。賽前飲食結束後，只需要在比賽開始前吃少許水果或喝幾口運動飲料就好，確保運動員相對不會感到飢餓，而且能夠專心比賽。

賽前飲食還是建議避開特定食物，即使運動員平常會攝取這些食物也一樣。 賽前建議避免高纖維素或高脂肪的食物，因為這些食物會讓消化速度變慢，導致腸胃不適。舉例來說，鷹嘴豆、小扁豆或腎豆等豆類食物雖具備豐富的碳水化合物與蛋白質，卻容易導致脹氣和胃部不適。同理，漢堡、薯條、吐司蛋、牛肉、豬肉等高脂肪食物也不建議在賽前攝取。表10.5列出賽前三小時以內建議攝取與避免的食物，該表並非唯一正確的準則，只能當作參考，畢竟每個人的體質不一樣，對各種食物組合的反應都不盡相同。

準備賽前飲食時，建議遵循以下10個基本步驟：

1. 選擇高碳水化合物的食物，包括義大利麵、全穀物麵包、麥片、米飯等。
2. 加入平時習慣吃、且不易導致脹氣的蔬菜。
3. 避免任何種類的香料，尤其是咖哩、薑黃以及卡宴辣椒等會辣的香料。
4. 避免任何油炸或油煎的食物，例如炒蛋和肉類。
5. 避免汽水或含糖飲料，因為可能導致腸胃不適和脹氣。
6. 避免任何甜點。

表10.5 賽前建議攝取與避免的食物

建議攝取*	避免攝取
全麥或一般義大利麵加義式番茄醬	果汁（不需要額外的糖分）
糙米或白米	加工午餐肉（鈉含量太高）
全穀物麵包或皮塔餅	各種炸物
烤雞	高纖維素的豆類：小扁豆、鷹嘴豆、腎豆
馬鈴薯或番薯	
烘蛋、炒蛋、水煮蛋	各種香料
燕麥	汽水或含糖飲料
新鮮水果：香蕉、蘋果、藍莓、草莓、葡萄	紅肉或豬肉
新鮮蔬菜：綠花椰菜、白花椰菜、小黃瓜、茴香、櫛瓜	蛋白棒或蛋白飲（賽前飲食建議攝取原型食物）
全麥貝果	糖果或巧克力棒
果醬、杏仁醬、花生醬	漢堡、薯條或披薩（自製披薩或添加少許起司的蔬菜披薩可以）
乳製品：牛奶和原味優格	
鮭魚和鮪魚	蛋糕、派、餅乾

＊將以上各種食物排列組合，組成理想的賽前飲食。

7. 平常吃多少，賽前就吃多少。
8. 補充足夠的水分。
9. 盡量避免邊走邊吃或在車上吃東西，建議坐著慢慢吃。
10. 攝取真正的食物，並將蛋白棒或蛋白點心留到賽後再吃。

常見問題

　　比賽就要開始了，這時候吃什麼比較安全呢？有時候運動員難免會在賽前一兩個小時感到飢餓，這時候可以吃一些小點心，例如水果或少許餅乾加上一匙的花生醬或杏仁醬。如果運動員在賽前三小時以內有攝取適當的賽前飲食，應該不會感到飢餓才對。總結來說，還是建議賽前飲食要吃得夠，並避免開賽前再吃點心，這樣身體才能讓更多血液集中在工作肌群，而非消化系統。

若比賽持續整天，該如何適當飲食？

　　以上討論的賽前飲食原則仍然適用，建議運動員至少在賽前三小時攝取適當的賽前飲食。如果第一場比賽是在早上9:00，建議運動員在6:30或7:00時攝取比平常稍微少一點的早餐。由於第一場比賽比較早，運動員必須增加身體能量來源，並依賴前一天攝取的能量，此時只要攝取一顆貝果加花生醬，或吐司加炒蛋，就足以度過第一場比賽。之後，運動員可以接著攝取更符合平常飲食的一餐，包括適當的碳水化合物、蛋白質以及脂肪（按照先前討論過的原則），讓身體準備好面對下一場比賽。建議可以包一些雞肉捲或鮪魚捲、先切好蔬菜水果，來提供比賽所需的能量；也可以準備一些小點心，例如蛋白棒、水以及運動飲料等等。很重要的是，就算不感到飢餓，運動員整天都要攝取富含碳水化合物的食物，以避免能量不足的狀況。請注意，高蛋白質、低碳水化合物的飲食不適合青少年運動員，因為他們需要碳水化合物來維持能量。如果運動員要在賽事之間的空檔去餐廳吃飯，建議避免速食或油炸的食物，並選擇高碳水化合物的食物，例如雞肉義大利麵與鬆餅等容易消化的澱粉，這樣可以讓他們快速獲得能量補充。

比賽時要喝運動飲料嗎？

　　如果比賽的時間在60分鐘以下，建議青少年運動員喝水來補充水分就好。比賽前和比賽中都要持續小口喝水來調控體溫，將工作肌群維持在最佳的狀態，才能避免身體因為缺水而疲勞甚至抽筋，對運動表現產生負面影響。平時訓練就要養成飲水充足的習慣，比賽時也要維持相同習慣。

　　如果比賽持續60分鐘以上，或者運動員參與的是長跑或游泳

等長距離運動項目，喝運動飲料有助於電解質的補充與平衡，包括對肌肉功能非常重要的鉀與鈉。建議選擇含糖量較低的品牌，並在比賽全程小口啜飲。如果要避免運動員喝完整罐運動飲料，可以加水稀釋，讓運動員在賽前、賽中以及賽後可以喝進更多的水分。如果一整天有數場比賽需要參加，運動飲料也有助於維持血糖濃度、避免疲勞。不過請注意，要以適當的方式補充運動飲料！

賽後30分鐘內要吃點心

足球比賽或曲棍球比賽結束後，孩子們滿頭大汗、筋疲力盡，但還在相當亢奮的狀態。他們的注意力都還在剛才的比賽，彼此不斷討論某幾次攻守與射門的過程，以及幾個有爭議的判決。剛離開球場的孩子，還感覺不到飢餓。不過，這時候他們體內的能量已經幾乎耗盡，需要趕快補充蛋白質來讓肌肉恢復。在社區型球隊的運動員常常在賽後吃點心，尤其是還在發展初始階段的青少年運動員。這些點心通常都是高果糖的飲料，以及類似甜點的餅乾、蛋糕等等。

這些點心的糖分很高，身體也會很快吸收。不過，在賽後30分鐘以內，身體需要的是足夠的蛋白質，因為如果攝取適當的碳水化合物與蛋白質，身體在這段時間內回填能量並讓肌肉恢復的效果最好。因此如果青少年運動員有高糖分的點心，確實可以讓他們吃，來協助恢復過程；但如果是果汁或汽水，就建議額外給他們250毫升（1杯）的容器，裡面裝脫脂牛奶或巧克力牛奶，確保他們在賽後攝取足夠的蛋白質。一杯236毫升的牛奶大約含有8公克的蛋白質和相當足夠的胺基酸（蛋白質的組成單位），對肌肉重建有很大的幫助。在發展初始與養成階段的運動員，賽後點心的內容可以包括一顆貝果加奶油起司或花生醬、一些果乾，以及一

杯原味或巧克力牛奶；而在發展晚期和專項化階段的青少年運動員，則可以喝一杯如表10.3描述的蛋白飲品，來攝取足夠的碳水化合物與蛋白質。如果不想在賽前混合蛋白飲，可以先把牛奶或柳橙汁冰起來，再把一匙蛋白粉裝入容器中，比賽結束後再混合。也可以在蛋白飲之外，再吃貝果加花生醬、一些餅乾以及新鮮水果。發展初始階段運動員的賽後點心，可以攝取 8 至 10 公克的蛋白質，例如一杯牛奶或 250 公克的希臘式優格；而運動員發展階段和專項化階段的運動員，則建議以 10 至 20 公克的蛋白質為目標。再次強調，所有蛋白質都要搭配足夠的碳水化合物攝取。

賽後 1 至 2 小時內要吃正餐

　　運動員賽後吃了含有蛋白質與碳水化合物的小點心，現在該吃營養更豐富的正餐了。賽後數小時內，身體還在恢復、補充、與生長。建議確保賽後 1 至 2 小時內，要從整全食物攝取足夠的碳水化合物、蛋白質與脂肪。如果回家要花太長時間，建議在車上吃雞肉或雞蛋的三明治或捲餅，以避免運動員在路途中因為餓肚子而想要吃速食。如果有時間回家吃飯，就遵循均衡飲食的原則，攝取米飯或義大利麵等複合式碳水化合物、烤雞或魚，以及足夠的蔬菜。建議吃到有飽足感，並在下一餐之間攝取堅果、種子、果乾或新鮮水果當點心。

飲食習慣 5：瞭解你的運動員

　　許多書籍和文章都在探討運動營養，以及讓青少年運動員從整全食物攝取碳水化合物、精瘦蛋白質以及良好的脂肪有多重要。不過青少年運動員畢竟是孩子，很可能會挑食，甚至喜歡上加工

食品與速食這些充滿熱量、化學物質、糖分，營養價值卻很低的食物。家長當然必須為孩子準備各種食物，並打造均衡的飲食計畫，確保孩子攝取健康的碳水化合物、蛋白質以及蔬菜；不過孩子常常會吃自己想吃的東西，選擇吃炸雞、薯條、披薩，而不吃爸媽準備好的健康食物。身為家長和教練，我們必須解決這個問題，讓運動員瞭解均衡飲食對健康成長與運動表現有多重要。

　　澳洲的一份研究（Odea，2003年）找了一群2年級到11年級的學生（7歲至17歲）當受試者，請他們指出健康飲食與運動會帶來哪些好處、面對哪些困難，再請他們提出能解決這些困難的方法。表10.6是該研究的結果。

　　這份研究的受試者是澳洲的兒童，但還是讓我們對於健康飲

表10.6　健康飲食與運動的好處與困難

健康飲食		運動	
好處	困難	好處	困難
認知功能與運動表現提升	不方便	社交	偏好室內運動而非戶外運動
身體狀況變好	不好吃	心理狀態提升	體力不夠
肌耐力提升	比較難配合他人	身體感受變好	缺乏動機
對心理有益		運動表現	時間限制
身體感受變好			比較難配合他人
克服困難的策略			

- 家長和校方人員的支持
- 更完善的計畫與時間管理
- 內在動機的提升
- 教育
- 改善運動環境
- 提供各種運動選擇

改編自 J.A. Odea, 2003, "Why do kids eat healthful food? Perceived benefits of and barriers to healthful eating and physical activity among children and adolescents," *Journal of the American Dietetic Association* 103(4): 497-501.

食與運動的益處，有了基本的瞭解。這些孩子瞭解健康飲食的好
處，包括身心的感受都會提升。不過，雖然他們都知道哪些食物
比較健康，卻還是認為不方便與不好吃是健康飲食的兩個困難。
我們大人都有能力且必須為了追求健康，而忽略某些食物的口味
或口感；我們也許不喜歡吃蔬菜，但還是會吃，甚至還會買市售
的沙拉或維生素補充品，來確保我們攝取足夠的維生素與礦物質。
但孩子們可不一樣。他們固然知道全穀物義大利麵和抱子甘藍的
重要性，但如果這些食物沒有用他們喜歡的方式烹調，或沒有加
上特定的醬料，他們會寧願餓肚子也不吃。但他們也很清楚知道，
自己就算不吃也不會餓死，因為家裡冰箱充滿各種宣稱無麩質、
零脂肪、精瘦、有益健康以及「原型」的食物；但他們不知道的是，
這些食物往往都含有較高的糖。

　　表10.6提出的六種克服困難的策略中，其中三項是時間管理、
家長和校方人員的支持，以及教育。如果要讓孩子走上健康飲食
的道路，這三個策略都相當重要。現代人生活很忙碌，鮮少有放
慢腳步的時候，大部分家庭的飲食模式也因此受到影響。經過一
天的辛苦工作，家長很可能不想多花時間準備健康的飲食；比起
烤雞、蒸蘆筍以及番薯，吃漢堡和薯條還比較方便，也更好吃。
忙碌了一整天，漢堡聽起來比其他食物吸引人多了！但這可不是
我們身體真正需要的。青少年運動員的身體需要精瘦蛋白質、天
然維生素，以及各種充滿纖維素與抗氧化物的蔬菜。

　　知道歸知道，我們要如何真的做到呢？第一步就是要瞭解身
邊的青少年運動員。你可以問自己以下幾個問題：

他喜歡什麼？
他需要多吃哪些食物？
他有沒有哪些食物吃太多？

我們家如何調整準備食物與點心的過程，讓全家人吃得更健康？

　　如果能夠回答這些問題，就能設定更佳的飲食計畫，並讓家裡的青少年運動員瞭解健康飲食的重要。幾年前我們曾經帶過一群11歲的足球選手，其中一位選手的父親曾在某次練習結束後，和我們討論適合他兒子的飲食計畫。他兒子是一名典型的11歲男孩，很喜歡也很擅長運動，但很討厭吃蔬菜，甚至吃肉都一定要加番茄醬。這名父親試著告訴兒子健康飲食的重要，並盡量減少兒子每天攝取的汽水和點心，但效果不彰，畢竟他兒子的身體狀況確實很不錯，而且也相當強壯，這就是問題所在。一個男生看起來很健康、覺得自己很健康的情況下，我們該如何說服他改變固有的飲食習慣，進而開始健康飲食呢？這個孩子顯然很不願意改變飲食習慣。我們建議這位父親可以思考一些外在且實際的動機，試著說服他兒子做出改變。後來這位父親寄了一封信給我們，說他在網路上找到了一個訪問的影片，受訪者是他兒子最喜歡的歐洲足球員。該名足球員在訪問中討論自己的賽前與賽後飲食計畫，並強調自己的飲食非常「乾淨」。他立刻與兒子分享這部影片，而且在發現兒子立刻能夠理解營養對運動表現的影響後，感到相當欣慰。簡單來說，他兒子開始相信職業球員的飲食型態都非常健康，而自己當然想要跟這些球員一樣。此外，這名父親持續跟兒子強調：「如果你的飲食這麼糟糕都能有那麼好的運動表現，你能想像如果在健康飲食的情況下，你的表現會進步多少嗎？」

　　相信你都很瞭解自己身邊的青少年運動員。請花點時間想想他們可能需要的改變，並考量可能遇到的問題與解決方式。要注意的是，我們並非追求完美的飲食，而是在追求完美的過程中讓自己一步一步越來越好。許多我們合作過的運動員與家庭，都受惠於以下幾點建議：

與運動員討論健康飲食的好處，尤其是在訓練的時候。告訴他們健康飲食可以讓身體更強壯、速度更快，讓運動表現有效提升。

如果準備食物的主要障礙是沒時間，而且要準備健康的食物會讓你很忙亂，就必須要預先做好時間安排。每週找一天的時間來準備接下來一週所需的食物，例如可以先弄好一批番茄醬或辣椒放在小容器裡面，要吃的時候只要解凍就可以了。

炭烤是整合蔬菜與蛋白質的好辦法。你可以先把雞肉、牛肉等肉類先烤好，並用真空方式儲存以便後續食用。沒錯，雞肉也可以先烤好再冷凍。這樣一來，需要健康飲食的時候，只需要在回家的時候解凍並加熱就好。

早上出門前把瘦肉和一些蔬菜丟進慢燉鍋。素食料理和瘦肉料理的做法，在許多食譜中都會寫到。重點是要預先規畫並購買食材。

準備一些好吃的點心來滿足青少年運動員的胃口，同時提供他們需要的必需脂肪酸、蛋白質以及維生素。可以在玻璃罐中加入等量的原味杏仁、腰果、胡桃、長山核桃、葵花子、南瓜子等堅果或種子食物；然後再加上你喜歡的果乾，例如蔓越莓乾、葡萄乾、杏桃乾、蘋果乾、椰棗果乾、無花果等等。如果要添增一些甜味，可以加入些許巧克力脆片或長角豆。可以在大賣場把要買的食材一次買好，再一起加入玻璃罐中，就可以得到一罐好吃又營養的零食，讓運動員隨身攜帶，或是在家裡享用。許多青少年運動員會對堅果過敏，包括胡桃、杏仁、榛果、核桃、巴西堅果以及開心果等等，此時建議以種子類食物替代，例如南瓜子、芝麻以及火麻等等。另外，椰子乾和鷹嘴豆也很適合加入點心罐中。如果想要清爽一點，可以在鷹嘴豆泥或鷹嘴豆上加入數種生菜，這樣可以讓點心富含維生素與植物性蛋白質。家長應該要先注意食物是否會有交叉感染的情況，再為孩子決定要選用哪些食

物來避免過敏。舉例來說，燕麥本身不含麩質；但如果燕麥加工廠也會加工小麥，就可能會有交叉感染的狀況，這樣就會導致特定的孩子麩質過敏。找出過敏原以後，就可以尋找營養價值相似的替代食品。

戰鬥可以輸，戰爭必須贏！

我們幾乎沒有看過青少年運動員的飲食習慣在一夕之間徹底轉變。換句話說，他們不太可能馬上戒除吃垃圾食物的習慣。如果你家的小朋友不喜歡你做的番茄醬，或不喜歡你昨天做的雞肉，他明天一樣不會喜歡。不過，還是有些辦法可以幫助你贏得這場食物的戰爭。或者說，你可以先在某場特定的「戰鬥」中退讓，來換取最後戰爭的勝利。以下提供幾個例子：

如果孩子覺得生菜很無聊或無味，你可以找一個他喜歡的醬料。醬料也許會含有較多的糖、鹽或是脂肪，但如果這個醬料能讓孩子願意吃生菜，就妥協吧。孩子終究會明白整全食物的美味與威力。

如果真的要吃披薩，寧願在家自己做，也不要點外面的披薩。你好不容易準備了全麥麵包，也用了各種蔬菜來自製番茄醬，讓自製的披薩充滿營養價值；但孩子不喜歡餅皮，也不喜歡你做的醬。建議直接買他們喜歡的餅皮，然後加上自己做的醬；而如果他們特別不喜歡你做的醬，可以直接買他們喜歡的醬，再和自製的醬混合。這樣一來，他們既可以吃到喜歡的味道，也能從自製醬料中攝取足夠的營養。

他們可能會想吃雞柳條和薯條。他們當然喜歡一整盒的雞柳條，而且不得不說，這些雞柳條看起來很像雞肉，吃起來也很像

雞肉。不過,這盒雞柳條添加了13種你可能連唸都不會唸的化學物質!所以我們建議你根據食譜的內容來自製雞柳條。要讓雞肉好吃,你可能不得不加入美乃滋等醬料,但至少你已經排除了現成雞柳條裡面的各種化學物質。如果孩子想吃薯條,就自己切馬鈴薯然後調味。

他們不吃沙拉。不過,他們很可能喜歡吃凱薩沙拉,所以可以買凱薩醬來加在自製沙拉上,再加上自製的烤雞和蔬菜即可。

孩子都喜歡方便,所以冰箱常常會需要補貨。他們肚子餓或閒下來的時候,就會打開冰箱來覓食。如果冰箱打開後發現裡面有蘋果、西瓜或胡蘿蔔,但還要自己洗、自己切,他們就絕對不會吃,而是會直接去找多力多滋、蛋白棒或任何像點心的美食。雖然聽起來很費工夫,但還是建議花點時間把水果和蔬菜先洗好,這樣孩子打開冰箱後,就可以直接享用你準備好的胡蘿蔔、芹菜、茴香;或是直接把西瓜和哈密瓜切好,讓他們可以直接享用。

以上建議看起來很像是我們要你配合孩子的壞習慣,但其實不是。我們只是請你在飲食的戰鬥上稍微讓步,讓孩子舒服一些,這樣可以給他們機會自己去體會健康的食物,並親自感受健康飲食帶來的身心差異。我們相信,你最終會打贏這場飲食的戰爭。

所有青少年運動員都應該攝取均衡飲食,包括來自整全食物的碳水化合物、精瘦蛋白質、脂肪;而他們的飲食也應充滿各種蔬菜、堅果以及種子類食物。青少年運動員的賽前與賽後飲食,和平時的飲食一樣重要。如果要打造健康且強壯的身體,就必須在每天落實健康飲食。

青少年運動員必須攝取整全食物,才能讓能量提升、恢復,以及使肌肉適應達到最佳效果。運動員要強壯,就絕對少不了恢復;而恢復的重點就在於適當的休息與足夠的營養。可別被加工

食品給騙了！建議花點時間好好規畫飲食、選擇營養足夠的食物，
並為青少年運動員打造一個正向的運動與飲食環境。這樣一來，
他們長大後一定也能保持健康。

CHAPTER 11

長期訓練計畫

打造長期訓練模型,對於青少年運動員訓練相當重要,因為這樣才會有基本的準則可以遵循。雖然模型可能會改變,但基礎的計畫至少可以避免訓練變得漫無目的、亂槍打鳥。

無論單純或複雜,如果要讓孩子在青春期階段有合理的進步,就要有長期訓練模型。本章將介紹11種運動的長期訓練模型,你可以參考自己有興趣的,直接應用在運動員身上,或根據運動員的需求或所處環境來調整。如果你有興趣的運動不在我們的介紹範圍內,也可以根據我們提供的模型來打造自己的計畫。

第一個計畫是田徑短跑選手的訓練計畫。我們提出訓練模型,讓你可以瞭解擬定訓練模型的過程(見p359圖)。圖最上方的數字是年齡(以年為單位,從6歲到運動發展成熟階段),而訓練階段、技術學習與體能訓練則列在圖的左側。競賽程度列在圖的底部,並說明運動員達到各種程度的年齡。

本圖中有許多垂直線,區分各種不同身體能力或活動,包括協調性、速度、敏捷性、肌力訓練、有氧訓練等等。如果有列出來,表示這些能力或活動對該項運動很重要;如果沒有列出,則代表這種能力或活動對該項運動不重要。舉例來說,在短跑的訓練模型中,速度中的「轉向/變換方向」未列出,因為田徑短跑是一個不需要改變方向的直線動作,所以變換方向的能力在短跑中不重要。

技術學習那一列表示技術學習的進階過程。在我們的訓練範例中,最終的目標是讓技術達到完美,不過當然必須先經過基礎

技術學習（6歲至12歲），接著再不斷重複部分或全部技術來達到自動化（12歲至16歲）。我們所謂的自動化，指的是將技巧精熟到能夠以高水準來自動執行的程度。

技術養成並非一蹴可幾，而是需要很多時間，而且分成許多階段。初期，青少年運動員會先接觸到特定運動的基礎技術，此時他們的技術會顯得有些僵硬，動作較為笨拙且缺乏協調感，因為還不熟悉動作，做動作時會使用一些不該使用到的肌肉。取決於孩子的成長背景與天生協調性，此階段可能很快就結束，也有可能持續兩年左右。

開始技術學習數年後，運動員會開始對技術越來越熟悉，做起來也會越來越容易。在技術自動化階段時，無論技術難度多高，運動員會開始能夠以非常自然的方式執行技術，這就是所謂的自動化。此時只有主要肌群（執行技術所需的肌肉）會收縮，因此動作會很平順且輕鬆。

在技術自動化階段，教練會開始要求將技術執行到完美，這時候就算是高難度的技術，也能以非常精細且有效率的方式快速執行。

戰術技術的學習（尤其是團隊運動）也需要時間來慢慢學習才會進步。運動員學會基本技術後，就可以慢慢接觸簡單的個人戰術，而這些戰術通常都和運動員在場上打的位置有關，也就是運動員必須學習並執行該運動中特定位置專屬的戰術。

孩子掌握特定位置的戰術技術後，就可以開始下一個階段，此時教練會教運動員如何將個人技術應用於團隊。團隊戰術會根據對手的策略改變，因此會具備一定的彈性。這時候青少年運動員必須根據對手以及比賽環境來改變策略，例如天氣、風向、氣溫等等。

我們建議所有教練在運動員剛開始訓練的時候，都要讓他們接觸各種不同的位置。如果球員可以在別的位置表現出色，之後如果要改變位置就會更容易。此外，剛開始訓練的時候，沒有人

知道一名運動員最適合的位置會是攻擊或是防守。建議到了接近成年的時候，也就是專項化階段的時候，才將球員放在特定位置，讓他在賽場上發揮最大的功效。

　　本章圖有很大一部分都與專項運動所需的身體能力訓練有關，會先從協調性與簡單技術的執行開始，進階到青春期中期較為複雜的技術，之後才會繼續追求完美。

　　接下來是柔軟度。建議孩子在運動員發展階段的初期（6至14歲）盡可能提升各關節的柔軟度。到了14至18歲時，運動員要開始提升運動專項柔軟度，但全身的整體柔軟度還是要維持。如果能按照這個方法訓練柔軟度，運動員在18歲後只需要花一點時間，就能維持小時候所打好的基礎，畢竟要維持一定的程度，比重新訓練還要容易。

　　青春期與青春期之後都要訓練敏捷性，成年之後則要開始維持。孩子執行特定動作或練習時就可以提升敏捷性，所以只要反覆執行專項運動的特定動作，就可以讓敏捷性有效提升。此外，反覆執行各種動作，會讓速度與爆發力提升，敏捷性也會因此進步。

　　短跑所需的速度訓練有兩個面向：直線加速階段（直線速度）以及短跑初始階段。運動員會在短跑開始後立刻展現直線加速，並大概在40至60公尺時達到最高速度。從80公尺左右開始，維持高速度的能力就會取決於速度耐力的訓練程度（詳見第五章針對速度訓練的討論）。良好的短跑初始是很重要的技能，取決於運動員的反應時間。透過不斷的學習與練習，可以有效提升短跑初始的能力。另一方面，肌力訓練就是簡單動作的反覆執行，建議在青春期之前就開始進行，並且全年要遵循一定的週期，也就是解剖適應期（10至18歲）、肌耐力期、爆發力期、最後是最大肌力期。以這個順序來做肌力訓練，可以確保訓練負荷由低到高，在最大肌力期使用最大的負荷（18歲以後）。青少年運動員經過大重量訓練時，八

年下來的低負荷訓練已為他們打下良好的基礎。這樣的漸進模式，可以確保適應的品質與持續，大幅降低運動員的受傷機率。

　　耐力的訓練也建議遵循長期的漸進模式，從一般耐力、有氧耐力，到最後的無氧耐力。對任何運動員來說，訓練無氧耐力的負擔都最大，對青少年運動員來說更是如此。

　　最後，任何投入青少年運動員訓練的人都應該瞭解，競賽的強度也要依循漸進的原則。要讓孩子喜歡運動，不一定要讓他常常比賽或感受到比賽的壓力。10歲時在比賽獲勝，不代表長大後一定會繼續獲勝，甚至常常出現小時了了、大未必佳的狀況。讓孩子參加比賽只能有一個原因，就是讓他們盡情享受樂趣！建議等孩子漸漸長大、技巧與訓練程度都越來越好以後，再慢慢讓他們參加地區型、全州甚至全國的比賽。如果能依循長期計畫按表操課，相信就能打造成功的運動員，在國際或職業舞台上發光發熱。

特定運動的主導能量系統與身體能力

　　為運動員打造長期訓練計畫之前，必須先考慮該運動的主導能量系統與所需的身體能力。這些資訊在你打造長期訓練計畫時非常重要，尤其是在從入門階段進階到菁英運動表現階段的過程。

　　讓我們先複習身體的幾個重要能量系統。肌肉收縮與動作產生時，都必然伴隨三磷酸腺苷（ATP）或能量的消長，而ATP的生成與回填，主要是由以下三種能量系統負責：

1. ATP–磷酸肌酸（CP）系統
2. 糖解或乳酸系統
3. 有氧系統

　　我們無法將任何一個系統突然開啟或關閉，每一個系統隨時都在運作。不過，當下執行的動作種類會決定哪種能量系統居於主導或輔助的地位。

　　ATP–CP系統產生能量的速度最快，而且產生能量的過程中不會使用體內儲存的碳水化合物或脂肪，而是依賴肌肉中現存的少量ATP以及CP。ATP–CP系統提供的能量可以支持短時間的爆發性動作，持續時間大約可以到12秒，是短跑、鉛球、標槍等爆發式運動的主導能量系統。足球和曲棍球雖然需要很強的有氧能量系統基礎，但也會使用到ATP–CP系統來產生快速、短時間的力量。ATP–CP系統一般歸類為無氧系統，也就是產生能量時不需要消耗氧氣。

　　第二個能量系統是糖解系統（又稱乳酸系統），提供能量的時間大約是30秒至2分鐘，會使用肌肉儲存的碳水化合物（又稱為糖原）與血糖來產生ATP。糖解系統產生能量的速度不如ATP–CP系統，但可以產生更多的能量。身體使用到糖解系統、需要大量的ATP時，運動員會開始感受到動作速度下降、疲勞感提升，以及工作肌群的燃燒與痠痛感。這種燃燒痠痛感是因為肌肉內部的pH值逐漸下降，因此糖解系統又稱為乳酸系統。

　　最後一個能量系統是有氧能量系統，產生能量的速度比較慢，但可以產生大量的能量，大約是糖解系統的18倍。有氧能量系統產生能量時必須分解碳水化合物和脂肪，因此速度較慢，但持續時間很長，可以維持2分鐘到數小時的能量供給。

　　表11.1是三大能量系統的簡介，同時也整理了ATP產生的速度與量。

　　我們曾經提過，三大能量系統一直都在運作，但在不同的活動或動作中，主導的能量系統不一樣。舉例來說，有教練會叫運動員衝刺一個足球場的距離，並告訴他沒有完全力竭不准停下來。

表11.1　運動中使用的能量系統

能量系統	產生ATP的速度	產生ATP的數量	使用的燃料
ATP–CP	非常快	非常少	CP和肌肉中的ATP
乳酸	快	少	血糖、儲存在肝臟和肌肉的葡萄糖（糖原）
有氧系統	慢	多	血糖、儲存在肝臟和肌肉的葡萄糖、脂肪

教練吹哨時，運動員在開始衝刺後的10秒左右可以大力擺動手腳，此時ATP-CP系統居於主導地位。之後，雙腳會開始越來越沉重，手腳擺盪的力量也會顯著下降，此時運動員正大量依賴乳酸來提供能量。接著，運動員會覺得雙腳幾乎不聽使喚，燃燒痠痛的感覺非常明顯，運動員必須變成慢跑或走路，同時開始深呼吸，這時候居於主導的就是有氧能量系統。以上範例顯示，在同一個動作中，三種能量系統會有各自的貢獻，而動作類型則會決定哪一種能量系統居於主導地位。

　　能量系統為什麼重要？能量系統的相關資訊有時候可能很複雜，尤其是能量代謝的相關細節。真正重要的是，教練和家長必須瞭解特定運動的主導能量系統為何，並仔細設計一個漸進式的訓練計畫，讓運動員可以慢慢成長，逐漸適應該運動對身體能力的需求。只要透過漸進式訓練，身體的神經系統、肌肉系統、能量系統以及內分泌系統都會向上適應，並越來越不容易疲勞。訓練的唯一目標，就是引發特定的身體反應或適應，讓運動員跑得更快或更久、跳得更高、丟得更遠、更慢疲勞。運動員訓練無氧系統（ATP-CP系統和乳酸系統）時，身體會儲存大量的ATP和CP、輔助能量產出的酵素濃度會提升、抵抗乳酸堆積的能力也會變強。這些過程並非一蹴可幾，而是要透過持續且漸進的訓練才會達成。有氧能量系統的原理也類似：訓練有氧能量系統時，身

體會使用大量的碳水化合物和脂肪作為燃料，並提升微血管與粒線體的密度，進一步加強能量使用的效率。幸運的是，身體是一個連貫的系統，各部位會互相溝通。因此運動員在根據特定運動的身體需求訓練時，體內各種重要的系統（神經肌肉、內分泌、代謝等）都會對訓練刺激產生類似的適應。總而言之，重點就是要好好計畫、努力實踐。

　　為了協助你打造長期訓練計畫，以下我們列出幾種運動的相關資訊，包括主導的能量系統、最重要的身體能力、主要能量來源等相關資訊。以下我們提到的「能量系統」，指的就是該項運動中各種能量系統的使用比例。

棒球、壘球、板球：
- 能量系統：95%非乳酸、5%乳酸
- 能量來源：CP、糖原
- 主要能力：非乳酸與乳酸耐力、投擲爆發力、加速度能力、反應能力

籃球：
- 能量系統：60%非乳酸、20%乳酸、20%有氧
- 能量來源：CP、糖原
- 訓練目標：非乳酸與乳酸耐力、起跳爆發力、加速度能力、爆發力、最大肌力

公路自行車：
- 能量系統：5%乳酸、95%有氧
- 能量來源：糖原、自由脂肪酸
- 訓練目標：有氧耐力、肌耐力、加速度能力

美式足球：

1. 線鋒

- 能量系統：70% 非乳酸、30% 乳酸
- 能量來源：CP、糖原
- 訓練目標：非乳酸與乳酸耐力、最大肌力、肌肉生長、啟動爆發力、反應能力

2. 接球員、防守後衛、尾衛

- 能量系統：60% 非乳酸、30% 乳酸、10% 有氧（累積性）
- 能量來源：CP、糖原
- 訓練目標：非乳酸與乳酸耐力、加速度能力、反應能力、啟動爆發力、最大肌力

曲棍球：

- 能量系統：10% 非乳酸、40% 乳酸、50% 有氧
- 能量來源：CP、糖原
- 訓練目標：非乳酸與乳酸耐力、有氧耐力、最大肌力、加速度能力、減速度能力

花式滑冰：

- 能量系統：40% 非乳酸、40% 乳酸、20% 有氧
- 能量來源：CP、糖原
- 訓練目標：非乳酸與乳酸耐力、起跳爆發力、落地能力、最大肌力

武術：

- 能量系統：50% 非乳酸、30% 乳酸、20% 有氧
- 能量來源：CP、糖原

- 訓練目標：非乳酸與乳酸耐力、啟動爆發力、反應能力、最大肌力、爆發耐力

持拍運動（網球、羽球、壁球、短柄壁球）：

- 能量系統：50%非乳酸、30%乳酸、20%有氧
- 能量來源：CP、糖原
- 訓練目標：非乳酸與乳酸耐力、反應能力、加速度能力、減速度能力、爆發耐力

划船：

- 能量系統：20%乳酸、80%有氧
- 能量補充：CP、糖原
- 訓練目標：有氧耐力、乳酸耐力、肌耐力、爆發力、最大肌力

滑雪：

1. 高山滑雪

- 能量系統：40%非乳酸、50%乳酸、10%有氧
- 能量來源：CP、糖原
- 訓練目標：最大肌力、反應能力、爆發耐力

2. 越野滑雪與冬季兩項

- 能量系統：5%乳酸、95%有氧
- 能量系統：糖原、自由脂肪酸
- 訓練目標：有氧耐力、乳酸耐力、肌耐力、爆發耐力

足球：

- 能量系統：15%非乳酸、15%乳酸、70%有氧

- 能量來源：CP、糖原
- 訓練目標::非乳酸與乳酸耐力、有氧耐力、加速度能力、減速度能力、爆發耐力、啟動爆發力、最大肌力（80%以上）

游泳：

1. 短距離游泳

- 能量系統：25%非乳酸、50%乳酸、25%有氧（目標是100公尺）
- 能量來源：CP、糖原
- 訓練目標：非乳酸與乳酸耐力、爆發力、爆發耐力、最大肌力、有氧耐力

2. 長距離游泳

- 能量系統：10%非乳酸、30%乳酸、60%有氧
- 能量系統：糖原、自由脂肪酸
- 訓練目標：有氧耐力、乳酸耐力、肌耐力、爆發耐力

田徑：

1. 短跑

- 能量系統：80%非乳酸、20%乳酸
- 能量來源：CP
- 訓練目標：非乳酸與乳酸耐力、啟動爆發力、反應能力、加速度能力、最大肌力、爆發耐力

2. 投擲型項目

- 能量系統：95%非乳酸、5%乳酸
- 能量來源：CP
- 訓練目標：投擲爆發力、反應能力、最大肌力

3. 中距離跑步

- 能量系統：20%非乳酸、30%乳酸、50%有氧
- 能量來源：CP、糖原
- 訓練目標：非乳酸與乳酸耐力、有氧耐力、加速度能力、爆發耐力

4. 長距離跑步

- 能量系統（10公里）：5%非乳酸、15%乳酸、80%有氧
- 能量來源：糖原、自由脂肪酸
- 訓練目標：有氧耐力、乳酸耐力、肌耐力

排球：

- 能量系統：40%非乳酸、20%乳酸、40%有氧
- 能量來源：CP、糖原
- 訓練目標：非乳酸與乳酸耐力、爆發力、爆發耐力、最大肌力

特定運動的長期訓練模型

　　任何針對青少年運動員的訓練計畫，都必須從年紀很小的時候開始規畫，並一路從入門階段漸進到菁英運動表現階段。以下模型可以讓你具備長期訓練的視野，並避免落入見樹不見林的陷阱。另外，建議不要受到其他菁英運動員的訓練計畫影響，畢竟你的運動員還是個孩子！如果要讓他們達到高水準運動表現，至少也要等到快成年的時候。請耐心花數年的時間，漸進培養他們所需的身體能力。以下模型提供從兒童時期到菁英運動表現時期的長期漸進訓練計畫。

田徑、短跑

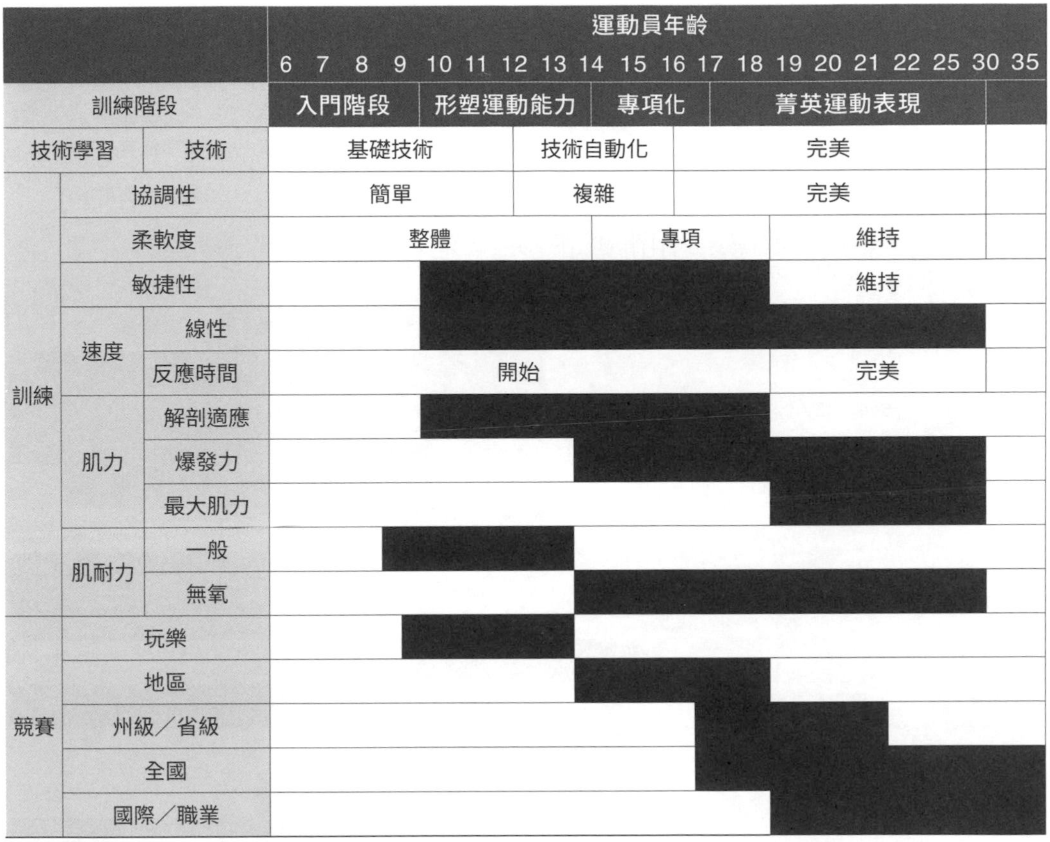
運動員年齡
6 7 8 9 10 11 12 13 14 15 16 17 18 19 20 21 22 25 30 35
訓練階段
入門階段
形塑運動能力
專項化
菁英運動表現
技術學習
技術
基礎技術
技術自動化
完美
訓練
協調性
簡單
複雜
完美
柔軟度
整體
專項
維持
敏捷性
維持
速度
線性
反應時間
開始
完美
肌力
解剖適應
爆發力
最大肌力
肌耐力
一般
無氧
競賽
玩樂
地區
州級／省級
全國
國際／職業

註：陰影面積表示該能力的訓練起點與終點。

棒球

			運動員年齡																		
			6	7	8	9	10	11	12	13	14	15	16	17	18	19	20	21	22	25	30	35
訓練階段			入門階段						形塑運動能力				專項化			菁英運動表現						
技術學習	技術								基礎				位置專項			位置與比賽專項						
	戰術								簡單比賽策略				比賽策略			位置與比賽專項						
訓練	協調性		簡單						複雜				完美									
	柔軟度		整體							專項			維持									
	敏捷性																維持					
	速度	線性																				
		轉向／變換方向																				
		反應時間																				
	肌力	解剖適應																				
		爆發力																				
		最大肌力																				
	肌耐力	一般																				
		無氧																				
競賽	玩樂																					
	地區																					
	州級／省級																					
	全國																					
	國際／職業																					

註：陰影面積表示該能力的訓練起點與終點。

籃球

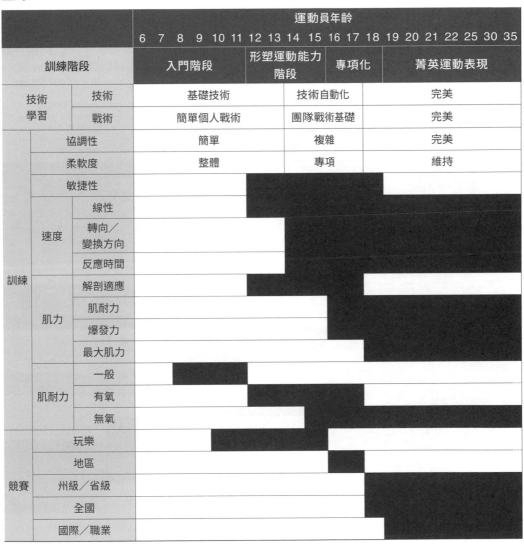

訓練階段		運動員年齡			
		入門階段	形塑運動能力階段	專項化	菁英運動表現
		6 7 8 9 10 11	12 13 14 15	16 17 18	19 20 21 22 25 30 35
技術學習	技術	基礎技術	技術自動化		完美
	戰術	簡單個人戰術	團隊戰術基礎		完美
訓練	協調性	簡單	複雜		完美
	柔軟度	整體	專項		維持
	敏捷性				
	速度　線性				
	速度　轉向／變換方向				
	速度　反應時間				
	肌力　解剖適應				
	肌力　肌耐力				
	肌力　爆發力				
	肌力　最大肌力				
	肌耐力　一般				
	肌耐力　有氧				
	肌耐力　無氧				
競賽	玩樂				
	地區				
	州級／省級				
	全國				
	國際／職業				

註：陰影面積表示該能力的訓練起點與終點。

美式足球

訓練階段		運動員年齡 6 7 8 9 10 11 12 13 14 15		16 17 18 19 20 21 22 25 30 35	
		入門階段	迷你足球	高中　專項化	菁英運動表現
技術學習	技術		基礎	技術自動化	比賽專項技術完美
	戰術		簡單規則	比賽戰術	位置專項戰術
訓練	協調性	簡單		複雜	完美
	柔軟度	整體		專項	維持
	敏捷性				
	速度	線性			
		轉向／變換方向			
		反應時間			
	肌力	解剖適應			
		爆發力			
		最大肌力			
	肌耐力	一般			
		有氧			
		無氧			
競賽	玩樂				
	地區				
	州級／省級				
	全國				
	國際／職業				

註：陰影面積表示該能力的訓練起點與終點。

體操（女性）

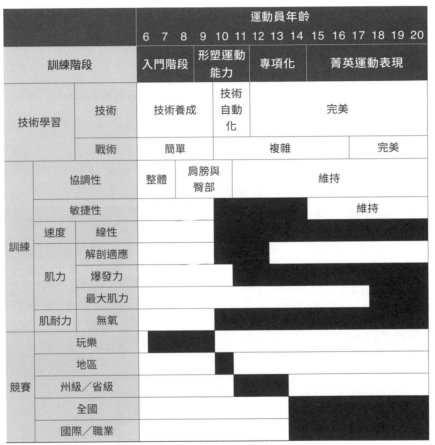

註：陰影面積表示該能力的訓練起點與終點。

冰上曲棍球

訓練階段		運動員年齡 6 7 8 9 10 11 12 13	14 15 16 形塑運動能力階段	17 18 19 專項化	20 21 22 25 30 35 菁英運動表現
		入門階段			
技術學習	技術	基礎	技術自動化	比賽與位置專項技術的完美	
	戰術	簡單個人策略	比賽策略	位置專項策略	
訓練	協調性	簡單	複雜	完美	
	柔軟度	整體	專項	維持	
	敏捷性				
	速度 線性				
	速度 轉向／變換方向				
	速度 反應時間				
	肌力 解剖適應				
	肌力 爆發力				
	肌力 最大肌力				
	肌耐力 一般				
	肌耐力 有氧				
	肌耐力 無氧				
競賽	玩樂				
	地區				
	州級／省級				
	全國				
	國際／職業				

註：陰影面積表示該能力的訓練起點與終點。

足球

訓練階段		運動員年齡 6 7 8 9 10 11 12 13 14 15 16 17 18 19 20 21 22 25 30 35			
		迷你足球	新手	青少年	菁英運動表現
技術學習	技術	基礎		技術自動化	比賽與位置專項技術的完美
	戰術	簡單規則		比賽策略	位置專項策略
訓練	協調性	簡單		複雜	完美
	柔軟度	整體		專項	維持
	敏捷性				
	速度　線性				
	速度　轉向／變換方向				
	速度　反應時間				
	肌力　解剖適應				
	肌力　肌耐力				
	肌力　爆發力				
	肌力　最大肌力				
	肌耐力　一般				
	肌耐力　有氧				
	肌耐力　無氧				
競賽	玩樂				
	地區				
	州級／省級				
	全國				
	國際／職業				

註：陰影面積表示該能力的訓練起點與終點。

游泳

訓練階段		運動員年齡 6 7 8 9 10 11 12 13 14 15 16 17 18 19 20 21 22			
		入門階段	形塑運動能力階段	專項化	菁英運動表現
技術學習	技術	基礎技術	技術自動化	完美	
	戰術		開始	平均分配	
訓練	協調性	簡單	複雜協調	完美	
	柔軟度	整體	專項	維持	
	敏捷性				
	速度 — 線性				
	速度 — 轉向／變換方向				
	速度 — 反應時間		開始	完美	
	肌力 — 解剖適應				
	肌力 — 肌耐力				
	肌力 — 爆發力				
	肌力 — 最大肌力				
	肌耐力 — 一般				
	肌耐力 — 有氧				
	肌耐力 — 無氧				
競賽	玩樂				
	地區				
	州級／省級				
	全國				
	國際／職業				

註：陰影面積表示該能力的訓練起點與終點。

網球

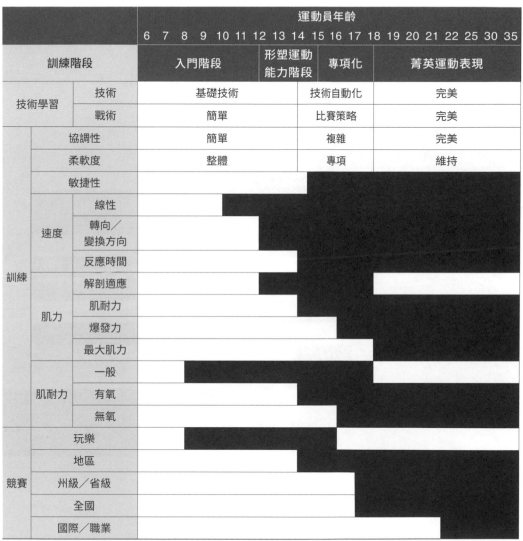

訓練階段		運動員年齡 6 7 8 9 10 11 12 13 14 15 16 17 18 19 20 21 22 25 30 35			
		入門階段	形塑運動能力階段	專項化	菁英運動表現
技術學習	技術	基礎技術		技術自動化	完美
	戰術	簡單		比賽策略	完美
訓練	協調性	簡單		複雜	完美
	柔軟度	整體		專項	維持
	敏捷性				
	速度 線性				
	速度 轉向／變換方向				
	速度 反應時間				
	肌力 解剖適應				
	肌力 肌耐力				
	肌力 爆發力				
	肌力 最大肌力				
	肌耐力 一般				
	肌耐力 有氧				
	肌耐力 無氧				
競賽	玩樂				
	地區				
	州級／省級				
	全國				
	國際／職業				

註：陰影面積表示該能力的訓練起點與終點。

田徑（投擲與跳躍）

訓練階段		運動員年齡 6 7 8 9 10 11 12 13 14 15 16 17 18 19 20 21 22 25 30 35				
		入門階段	形塑運動能力階段	專項化	菁英運動表現	
技術學習	技術	基礎技術：跑、跳、投擲		技術自動化	完美	
訓練	協調性	簡單		複雜	完美	
	柔軟度	整體		專項	維持	
	敏捷性		▓▓▓▓▓▓▓▓▓▓▓		維持	
	速度 — 線性		▓▓▓▓▓▓▓▓▓▓▓			
	速度 — 反應時間		▓▓▓▓▓▓▓▓▓▓▓			
	肌力 — 解剖適應		▓▓▓▓▓▓▓▓▓▓▓			
	肌力 — 爆發力		▓▓▓▓▓▓▓▓▓▓▓			
	肌力 — 最大肌力		▓▓▓▓▓▓▓▓▓▓▓			
	肌耐力 — 一般	▓▓▓▓▓▓▓▓▓▓▓				
	肌耐力 — 無氧		▓▓▓▓▓▓▓▓▓▓▓			
競賽	玩樂	▓▓▓▓▓				
	地區	▓▓▓▓▓▓▓▓▓▓▓				
	州級／省級		▓▓▓▓▓▓▓▓▓▓▓			
	全國		▓▓▓▓▓▓▓▓▓▓▓			
	國際／職業			▓▓▓▓▓▓▓▓▓▓▓		

註：陰影面積表示該能力的訓練起點與終點。

排球

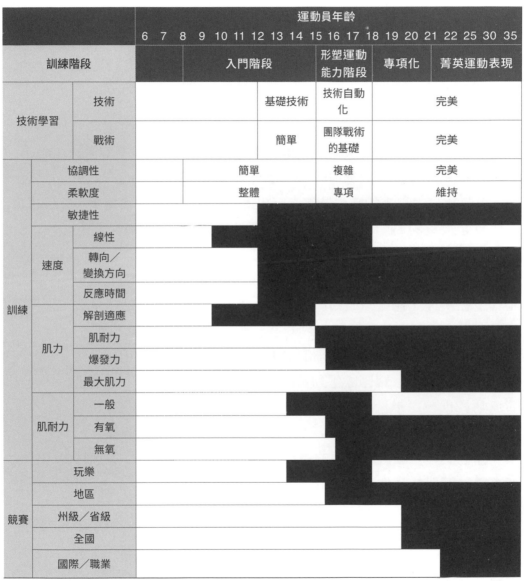

訓練階段		運動員年齡 6 7 8 9 10 11 12	形塑運動能力階段	專項化	菁英運動表現
		入門階段	13 14 15 16 17 18	19 20 21	22 25 30 35
技術學習	技術		基礎技術	技術自動化	完美
	戰術		簡單	團隊戰術的基礎	完美
訓練	協調性		簡單	複雜	完美
	柔軟度		整體	專項	維持
	敏捷性				
	速度　線性				
	速度　轉向／變換方向				
	速度　反應時間				
	肌力　解剖適應				
	肌力　肌耐力				
	肌力　爆發力				
	肌力　最大肌力				
	肌耐力　一般				
	肌耐力　有氧				
	肌耐力　無氧				
競賽	玩樂				
	地區				
	州級／省級				
	全國				
	國際／職業				

註：陰影面積表示該能力的訓練起點與終點。

CHAPTER 12

青少年與訓練迷思

　　雖然方法與知識尚未完備，但多數運動的訓練方式早已行之有年。有些教練對於訓練的時機、訓練量、器材等因素仍不太確定，但其實自古以來的運動員都沒有想太多。他們的做法很簡單，只要拿起很重的石頭，就可以提升運動員的肌力，因此就能提升運動表現。

　　到了十九世紀末期，體能訓練成為運動訓練中很重要的元素，尤其是在田徑、體操以及划船等項目。長跑、啞鈴以及藥球是當時提升耐力與肌力的熱門工具。

　　各種團隊運動的教練開始借用田徑的訓練方式，例如衝刺、跳躍以及投擲等等，讓團隊運動員的身體能力也開始提升；各項目的運動員也在二十世紀初期開始使用藥球與啞鈴。東歐的運動員在 1948 年踏上國際舞台以後，就開始使用各種不同的訓練器材，來彌補他們與西歐國家之間的差異。1950 年代初期開始，與奧林匹克舉重類似的動作逐漸開始受到重視；而羅馬尼亞也在 1954 年開始使用彈力繩，訓練划船與獨木舟選手的肌耐力。

　　運動器材的公司發現，各種訓練器材的銷售有利可圖；而在 1980 年代，市場開始出現一堆效果有限的訓練器材。每間公司都宣稱，使用自己的產品可以大幅提升運動表現；其中有些訓練器材可以透過線上購買，而且在北美多數的健身房或運動中心都看得到。

使用這些新器材來提升運動員的速度和力量是一回事，但這些器材真的適合我們的孩子嗎？孩子真的需要使用阻力傘來提升速度嗎？真的需要在平衡球上做啞鈴臥推來提升核心肌力嗎？學會伏地挺身或引體向上，其實就能提升控制身體所需的核心肌力；要提升核心肌力，不需要在球上面做臥推，只要掌握這些基本動作就可以。平衡球固然有它的用處，特別是在訓練階段的解剖適應期；但如果今天的目標是提升運動表現，或是提升青少年運動員的肌力，這種器材的用處相當有限。

提倡使用這些新訓練方式的人，往往不知道自己根本不瞭解運動科學，或是對運動科學有很大的誤解。每次這些人出現的時候，我們都不知道他們如此大力推廣這些器材，到底是因為不誠實還是無知。這些人到底是在追求自己的利益？還是純粹不瞭解運動生理學的相關知識？

我們不會把一切的責任都歸咎於這些器材製造商，畢竟他們只是想在非常競爭的市場上生存下來。但受過大學教育的人，以及懂生物力學和運動生理學的教練，應該要更瞭解哪些方法真正有效才對。

因此我們要從專業的角度，剖析一些常見訓練方法的優勢與謬誤。我們相信許多人也和我們一樣，致力於協助運動教練瞭解哪些訓練方法真的有效。有些經驗豐富的教練憑藉自己的知識，有辦法辨認某些訓練方法的謬誤；但我們擔心的是更多的新手教練、基層教練、家長以及年輕人，他們在面對許多新穎的訓練器材時，很可能不知道這些器材是否有效。青少年運動員需要根據不同的專項，讓身體產生特定的訓練動作，來讓目標肌群適應。也就是說，他們必須依循週期化訓練的原則，先讓自己的身體成為最主要的訓練器材，也就是先把徒手訓練動作練好。等到身體越來越成熟以後，再使用藥球和自由重量等體外負荷來進行訓練。

青少年有辦法跑得更快、跳得更高，並用人體自然動作舉起更大的重量時，核心肌群自然會得到大量的刺激。換句話說，我們根本不需要太多華麗的訓練器材，只需要使用能夠針對主要肌群的動作和方法就好。我們用以下兩個原則來總結：

- 原則1：不要一味選擇新的方法，要選可行且有效的方法。
- 原則2：你所選擇的訓練方法，必須清楚針對專項運動的主要肌群。

運動與適應

對許多教練來說，獲得新知的最佳管道就是參加研習。研習的講師常會提出一些新的運動方式，說得好像這些運動本身就能帶來顯著的進步。可是，很少講師會從解剖與神經適應的方向，來解釋運動表現的進步。我們要知道的是，運動表現進步的關鍵是正確且符合生理學原則的訓練方法；最新且最吸引人的運動方法不一定可以帶來進步。如果你還是對這些新穎運動或訓練器材難以忘懷，建議你根據以下這些原則來選擇適合的訓練動作：

1. 你所選擇的訓練動作必須針對主要肌群（也就是負責執行技術的肌肉）。換句話說，重點在於動作或器材是否針對主要肌群，而非一味追求創新。
2. 根據訓練階段選擇適合的動作。每個訓練階段的目標不同，可能是力量，也可能是速度，因此必須選擇能達成目標的動作。

3. 根據專項或訓練階段的主導能量系統，來選擇訓練動作與方法。

選擇適當的訓練動作非常重要，而所謂適當的訓練動作，就是能針對主要肌群的動作！持續討論如何執行臥推、或到底要在板凳上或是球上面做臥推，實屬浪費時間。從運動訓練的角度來看，在哪種表面上執行臥推根本不重要；重要的是要能夠在適當的活動範圍中持續加速。剛開始做臥推的時候，身體會徵召快縮肌纖維，讓槓鈴從靜態啟動。持續往上推的過程中，應盡量加速，這樣才可以確保徵召到最多的快縮肌纖維。因此，不管使用任何器材，臥推動作結束時，必須剛好達到最大的加速度。

運動員追求身體素質和運動表現進步的過程中，身體都必須經過解剖與生理上的適應。要達到理想的適應情況，重點不是動作本身，而是你選擇的訓練方法。

如果想要提升運動員的潛能，建議多學習一些訓練科學和訓練方法。本章將討論八個常見的訓練迷思，也會簡單討論市面上各種產品的效益。有些產品確實會帶來少許益處，但多數宣稱能提升速度或爆發力的產品，效果都遠遠不如預期；而例如阻力傘等宣稱可以提升速度的產品，甚至反而可能帶來反效果。

迷思 1：平衡訓練

從 1950 年代開始，一直有人認為如果運動員要提升運動表現，就必須提升平衡的能力。不過，這種說法始終沒有獲得證實。1960 年代初期，東歐許多國家早已發現，平衡訓練對運動表現可能會有一點點效果，但平衡訓練早已不是他們的訓練重點。但是從 1990 年代末期開始，美國的一些器材廠商開始提倡各式各樣的

平衡板、核半球、核心訓練板等平衡訓練器材，並宣稱這些器材能有效提升運動表現。

　　我們常常看到教練要求10到12歲的孩子站在核心訓練板上，然後丟藥球給他們接，目的是提升他們的平衡感。不過孩子在參與各種運動、執行各種動作模式的過程中，平衡感自然就會進步。有些教練認為使用核半球訓練可以提升運動員的平衡感，但這種進步其實只是因為神經系統適應性非常強而已。運動員有辦法將從核半球得到的平衡感牽移到賽場上的穩定表面（例如球場或地板）嗎？答案是不行。事實上，以前確實有人認為不穩定表面的訓練對核心有更佳的啟動效果，但研究已經證實這個說法是錯的（Willardson 等人，2009年）；也有研究證明，這種訓練方法對於肌力提升的效果相當有限（Drinkwater 等人，2007年）。如果要提升肌力，不如直接用藥球執行爆發式訓練動作。我們看過一位年輕高爾夫球選手站在不穩定表面上深蹲，但這種方式不僅沒效，還會增加受傷風險。這位選手的教練問我們說，為什麼不建議運動員在不穩定表面上深蹲，我們的回答很簡單：「除非高爾夫球比賽會在不穩定表面上進行，否則你的訓練就是在浪費時間。」我們的目的只不過是要讓教練和運動員用更有效率的方法來訓練，珍惜寶貴的訓練時間。

　　目前還沒有任何研究可以證實，平衡訓練可以提升運動表現。不過，平衡訓練在以下兩種運動中可能扮演相當關鍵的角色：落山滑雪與女子體操的平衡木。

　　女子體操平衡木的寬度只有4吋（10公分），選手在執行預先編排動作時還要維持穩定，是很大的挑戰。對這些選手來說，平衡感訓練具有非常強的專項性，每天都要花一兩個小時反覆執行專項技術。許多體操教練經過多年的觀察發現，有些體操選手的平衡感天生就比較強；換句話說，要成為體操選手，必須具備一

定的天分。如果天生平衡感不夠，則很可能無法成為菁英體操選手。

　　你看過體操教練使用核半球來提升選手在平衡木上的表現嗎？當然不可能！體操教練都很清楚，要提升平衡木的表現，就只能使用平衡木。市面上宣稱可以提升平衡感的訓練器材，都無法有效提升體操表現。

　　平衡感在滑雪項目中也很重要，尤其是在轉彎或下坡競賽時。滑雪教練都很清楚，滑雪時跌倒的原因，幾乎都是對滑雪板的施力不均衡。只需要具備簡單的生物力學知識，就會知道如果下坡時有使用腿部力量（施力），選手就能穩穩地往下滑；如果施力的角度與下坡較為垂直，就比較不容易跌倒；但如果施力的位置比較靠近雪橇板的上部、而且力量的切向力較接近下坡時，就比較容易跌倒。不管在平衡板上做過多少平衡訓練，只要施力的方向不對，就幾乎一定會跌倒。

　　要解決滑雪時的平衡問題，關鍵是施力的方法要正確，而不是在不同的表面上訓練平衡。換句話說，市面上的平衡訓練器材，對滑雪運動表現而言幾乎不會有用。如果要在雪地以外的表面訓練滑雪選手的平衡感，最好的方法可能是站在一輛小貨車的後車斗，並讓小貨車在蜿蜒的道路上行駛，這樣也許還能勉強讓選手維持平衡的下坡站姿。不過，已知有效的下坡滑雪訓練方法，都不會使用什麼新穎的器材，而是讓選手執行設計精良的週期訓練，來強化核心與腿部的肌力。肌力提升以後，運動專項的平衡能力自然會進步！

　　現在北美和歐洲等國家很多人提倡的平衡訓練，其實在上述運動中根本都用不到；而對其他類型的專項運動而言，平衡感則根本不是運動表現的限制因素。

　　即使生物力學的事實如此明顯，還是有人認為平衡感必須獨立出來訓練，就像肌力或柔軟度一樣。不過其實只要提升肌力、

爆發力、敏捷性以及柔軟度，平衡感就會相應提升。市場上有許多所謂的平衡訓練專家會舉辦研習，來推廣特定的器材和運動，宣稱它們是未來提升運動表現的關鍵。很巧的是，販賣這些器材的公司常常就是這些研習的贊助商或主辦方！這些提倡平衡訓練的公司，對運動訓練的科學和基礎運動生物力學一無所知，而他們找來的講師或教練也一樣。

圖12.1是一個沿曲線跑步的運動員。提倡平衡訓練的人宣稱，運動員在沿著曲線跑上坡時會需要平衡感，所以經過平衡訓練之後，可以避免運動員跑曲線上坡時跌倒。不過，維持跑上坡時該有的姿勢不是平衡的問題，而是簡單的生物力學原則。

運動員跑起來的時候會產生離心力，同時相反的方向也會產生力量相等的向心力，此時運動員對地面施加的力量較為垂直，

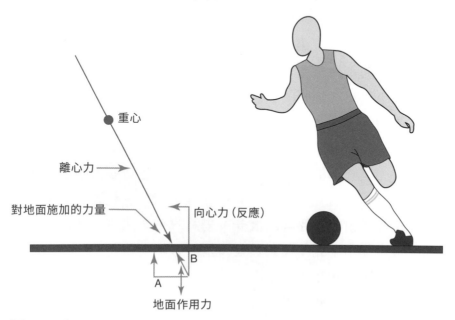

圖12.1 向量的平行四邊形

可以維持動態穩定，讓運動員幾乎不可能跌倒（左圖中的 A）。但如果對地面施加的力量與地面較為水平（左圖中的 B），運動員就無法維持動態穩定，不管做過多少平衡訓練，都很容易跌倒。很多人連這個基本的運動科學都不懂，才會出現各種誇大效果的平衡訓練。

這些人推廣的平衡訓練器材，對運動員的表現幾乎不會有任何效果。還在發展階段初期的幼稚園小朋友可能會覺得這些器材很好玩，畢竟在平衡板上站穩還是有點難度。不過，宣稱這些平衡訓練可以提升運動表現，是對運動科學的汙辱。

迷思2：訓練穩定肌

穩定肌相對較小，可以引導或穩定骨骼的位置，讓主要肌群在穩定的基礎上收縮。舉例來說，膝關節伸展時，膕肌（膝關節後側）會持續等長收縮來穩定大腿前側的肌肉，讓小腿的動作更有效率。同理，肘關節彎曲（例如牧師椅二頭肌彎舉）時，肩關節周遭肌肉、上臂以及腹肌都會等長收縮來穩定肩關節和上臂，讓二頭肌有穩定的基礎可以收縮。身體各部位都有許多這種穩定肌來穩定肢段或軀幹，讓其他部位運作更為順暢。

多年來很多人宣稱必須訓練穩定肌，認為穩定肌若訓練不當，會限制主要肌群的力學效率。和之前提到的平衡訓練一樣，有些人覺得可以利用穩定肌訓練來獲取名利，所以運動器材廠商當然會利用這個機會來製造並推廣新的器材。穩定肌訓練最有名的器材，大概就是瑜伽球。美國的健身房中很多人已經不再做傳統的臥推了，而是開始在瑜伽球上做臥推，認為這樣可以提升運動表現。幾十年來無數運動員做的老派臥推，似乎一夕之間成了遺跡。

除了瑜伽球之外，許多號稱能訓練穩定肌的器材也蔚為流行，

讓人搞不清楚他們到底是在做運動訓練還是循環訓練。很多人開始發明各種在瑜伽球上做的啞鈴動作。做這些雜耍般的動作固然需要一些技巧，但對提升運動表現的效果就不知道了。只能說做這些動作還是會進步，但僅限於在瑜伽球上的表現進步，效果幾乎不會轉移到運動場上。更重要的是，有些瑜伽球上的訓練動作其實很危險，特別是對經驗不足的訓練者而言（圖12.2）。在訓練初

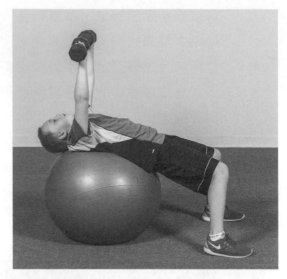

圖12.2 在瑜伽球上做臥推，對沒經驗的運動員可能造成危險。

期時何必使用這種危險的訓練方法呢？這種方法已經造成不少人受傷，後續可能也會出現針對教練或器材商的法律訴訟。

花這麼多心思訓練穩定肌，其實是浪費時間也浪費錢。人體是一部完美的機器，運作的效率令人嘖嘖稱奇。具體來說，人體相當有彈性，對外在環境的適應能力相當強，無論是向上或向下適應都一樣。只要確定專項運動的主要肌群，我們就可以創造一個漸進式的計畫，選擇必要的動作型態來強化目標肌群。只要依循著計畫，教練和運動員就不必再擔心穩定肌的訓練，因為有一個生理學機制，稱為啟動溢流（overflow of activation），或是放射定律（irradiation）。

讓我們用一個實際的例子來說明放射定律。主要肌群運作時，關節周遭的肌肉也會啟動。換句話說，所謂的啟動溢流不僅會徵召協同肌，也會徵召穩定肌。舉例來說，膝關節伸展時會啟動股四頭肌以及膕肌等穩定肌，以維持穩定，並讓力量順利沿著膝關節

傳遞（Enoka，2008年；Howard和Enoka，1991年；Zijdewind和Kernell，2001年）。也就是說，膝關節伸展時，股四頭肌會收縮以對抗阻力，同時膕肌也會收縮來穩定膝關節。

以上範例顯示，某部位的肌肉經過刺激而收縮時，附近的穩定肌也會啟動。此時不僅主要肌群（股四頭肌）的力量會提升，負責穩定的肌肉（膕肌）也會。也就是說，花時間用新穎器材與雜耍的方式來訓練穩定肌，根本完全沒必要。時間要花在對的地方，不是花在新的地方！如果要提升訓練效率，就要慎選訓練動作。

提倡訓練穩定肌與核心力量的人宣稱，這些訓練方法的益處是可以預防受傷。不過，這種說法也沒有科學根據。稍微有點知識的人都知道，運動訓練所產生的傷害，多半都發生在韌帶與肌腱，幾乎不會在肌肉上。只要去一趟治療運動傷害的診所，相信你就能親自見證。穩定肌的受傷機率非常低，我們真的有必要花那麼多時間和金錢來加強嗎？

更糟的是，很多人會以真正的訓練適應為代價，硬是加入各種穩定肌的訓練。但每次訓練執行的動作越多，每個動作的組數次數就越少。這樣一來，訓練適應會大打折扣，進步幅度也會不如預期。我們要知道的是，動作種類的多少並不重要，重點是要練到必要的動作模式。簡單來說，我們只要專心把主要肌群練好就好。

迷思3：把重點都放在核心力量

核心力量指的是身體中段（腹部、下背部、軀幹）的力量，也是最近許多人極力推廣的訓練重點。除了一些無助提升運動表現的雜耍動作以外，提倡核心力量訓練的人並沒有提出什麼新的想法。他們只會在循環訓練中使用瑜伽球等新穎器材，讓你感覺做

起來很新鮮、很有效而已。

在《週期化肌力訓練第二版》（*Periodization Training for Sports, Second Edition*）（Bompa 和 Carrera，2005 年）一書中，我們提出了肌力訓練的五大基本原則。核心力量對運動表現很重要，所以也是訓練的重點。以下範例告訴我們核心肌群強壯的重要性：

- 做直立划船的時候，雙腳站寬、手臂貼著雙腿，雙手抓握槓鈴或啞鈴。手臂和肩膀用力，將手上的重量拉高到胸口，此時腹部和背部的肌肉（包括豎脊肌）會收縮以穩定軀幹，讓雙手可以順利執行動作。如果沒有核心肌群的支撐，主動肌群將無法順利執行直立划船。
- 排球的殺球是最為動態的動作之一，而如果沒有核心肌群的支撐，我們的身體也無法做到這個動作。殺球的時候，核心肌群會收縮以穩定軀幹，讓雙腿可以用最具爆發力的方式起跳、同時雙手也能用力擊球。
- 執行跑步、跳躍、快速腳步移動、投擲、丟藥球等動作時，核心肌群都會收縮以穩定軀幹，讓雙手雙腳得以順利完成動作。

可是，有些人在訓練核心力量時會走火入魔，使用很荒謬甚至危險的動作，最後對運動表現的益處極為有限。有些健身教練會做一個非常好笑的訓練動作，就是讓學員站在 AirEx 平衡墊上，屈髖讓雙手往不同的方向摸地板，再回到站姿。他們認為這個動作對各種強調變換方向的運動都有幫助，也可以提升滑雪、衝浪、單板滑雪的平衡感。但是，宣稱這個動作可以提升運動表現，實在讓運動訓練的專業人員啼笑皆非。

我們也不想花太多篇幅討論無助於運動表現的訓練動作。回

到先前提過的平衡訓練謬誤，平衡感對於運動專項表現不會有幫助，除非施力的方向與體重的分配適當，這是一個客觀的力學機制。這些新穎的核心訓練動作都沒有必要，因為很多傳統的訓練動作都可以透過先前提過的啟動溢流來訓練核心力量（Enoka，2002年；Zijdewind和Kernell，2001年）。

迷思4：高速度跑步機

　　1990年代早期，健身產業開始製造高速度跑步機，宣稱可以提升運動員的速度。和其他跑步機一樣，高速度跑步機有一條履帶，最快時速可以超過26英哩（41.8公里）。運動員在履帶上跑步，試著達到機器設定的最高速度。雖然高速度跑步機很常見，但對於運動員最大速度的提升效果相當令人懷疑。很多家長和教練都很喜歡高速度跑步機，但這些跑步機真的能有效提升速度嗎？速度訓練有一個重點是敏捷性，在跑步機上要如何加入敏捷性訓練呢？

　　其實高速度跑步機無法有效提升運動專項速度。跑步機的履帶在最高速移動時，運動員的雙腳只會輕輕擦過履帶而已；但如果要提升速度，雙腳必須穩穩接觸到地面，也必須產生足夠的力量。也就是說，如果要提升速度，最好是在穩定的地面上訓練，因為雙腳接觸穩定地面時才會產生足夠的反作用力。只有透過傳統速度訓練、加上長期阻力訓練才能達到提升速度的效果，建議從兒童時期開始，並在整個青春期階段都持續進行（Keiner等人，2014年）。

　　讓我們來看看衝刺的三大要素，以便理解為何高速度跑步無助於提升速度。

1. **步幅**：跑者的步幅與推進期（腳推地面）的力量成正比。跑

者對地面的施力越大，步幅就越長，前腳的大腿就會越與地面平行，這時候就會達到最大步幅。在跑步機上跑步時，履帶的速度會超過跑者本身可以做到的最大速度。如果要跟上履帶的速度，跑者就必須再加速，此時跑步的動作就會改變。因為速度與推力都已經到了最大，如果還要再加速，就只能再提升步頻，但此時跑者往往已經無法再提升步頻，唯一的辦法就是犧牲推力來換取步頻。在這樣的情況下，跑者無法發揮出最大的推力來達到最高速度。履帶的最高速度已經超越跑者的極限，跑者的速度和力量都無法再提升。也就是說，高速度跑步機無法提升跑者的步幅，因為履帶的速度太快，跑者無法對履帶施加最大的推力，此時跑者無法發揮最大力量，因此也無法發揮最大步幅。

2. **推進期**：推進期是跑者提升速度的關鍵。對地面施加的力量越大，腳掌與地面的接觸時間越短。也就是說，提升速度的關鍵，就是減少腳掌與地面的接觸時間。只有透過提升腿部的爆發力（踝、膝、髖的三關節伸展），才有可能做到這點。但是，跑步機上的履帶之所以快速移動，並非因為跑者對它施加更大的力量，而是機器自己產生的速度，所以履帶的速度再快，也無法提升跑者對地面施加的力量。因此，高速度跑步即無法提升跑者的速度。只有地面穩定不動的情況下，跑者才有可能提升雙腳對地面施加的力量。跑步機的履帶是在跑者腳下沒錯，但它會不斷移動並遠離跑者，所以跑者就沒有機會對它施加更多的力量。

3. **步頻**：衝刺的步頻取決於跑者的身高和腳長。較矮的跑者步頻較高，但很難成為菁英衝刺選手。步頻很重要，但不是速度的關鍵因素。在跑步機上衝刺時無法將最大的力量施加在履帶上，此時的高步頻是在推進期犧牲力量的情況

下達成。無論程度如何，幾乎所有人都可以在空中以非常快的速度移動雙腳（在推進期與腳掌落地之間的時間），所以步頻本身無法彌補對地施力的不足。如果要有效提升步頻，必須減少腳掌接觸地面的時間，而這也是提升推進力量與速度的唯一方法。在跑步機上訓練無法提升推進力量，因此跑步機衝刺是一種浪費錢又浪費時間的做法。教練和運動員的時間有限，應該將工夫花在能讓個人與團隊更有助益的事情上。

有些華麗的跑步機（又稱為加速訓練器材），會用背心和拉繩綁著運動員，並將運動員往前拉。不過，這些新器材反而比傳統跑步機更沒用，因為運動員被往前拉的速度更快，所以更沒有時間提升腳掌對地施加的力量。重點就在於，如果對地施加的力量沒有提升，接觸地面的時間就不會變短，因此最大速度也不會提升！

在跑步機上做衝刺訓練還會有其他問題。跑者會被迫跑出自己無法做到的速度，而且會犧牲推力來提升步頻，所以跑步的動作機制會改變，包括推進腳的膝蓋無法完全延伸、推進後的腳往臀部上拉的幅度不夠、前腳大腿沒時間抬到與地面平行的高度，以及軀幹可能稍微前傾，導致重心位置改變等等。此外，在跑步機上訓練會改變肌肉徵召的模式，導致無法提升最大速度。推進期縮短、施加的力量變小時，因為無法達到最大力量，所以快縮肌纖維的徵召會變少。結果就是速度不但沒有提升，反而因為要在履帶上用平常達不到的速度衝，增加受傷風險。如果真的要提升運動員的衝刺能力，就一定要提升對地面的推進力量。

迷思5：用雪橇與綁帶背心訓練跑步以提升速度

從二十世紀初期開始，各種不同的阻力訓練模式開始越來越流行，其中一個例子是用雪橇或綁帶背心來訓練跑步。運動員可以選擇綁在腰上的簡單背心或更複雜的背心，在運動員往前跑10至20公尺時，教練才把綁帶放掉。

使用雪橇或綁帶背心訓練跑步的目的，是希望透過克服往後拉的阻力，來提升腿部肌力，這時候在推進期確實會對地面施加更多力量。這兩種訓練器材確實有些幫助，但是否真的能達到宣稱的目的，還有待商榷。

運動員嘗試克服阻力的時候，必須增加對地面施加的力量，代謝的挑戰（例如乳酸堆積）也會增加。這樣一來，這種訓練能提升多少的速度與爆發力就很難說了，特別是阻力很高的時候。腿部的整體肌力確實會提升，但對於最大速度的提升效果卻可能令人失望（Whelan等人，2014年）。要提升最大速度，就必須用很快的速度施加力量；但在使用雪橇與綁帶背心訓練時，推進期施加力量的速度太慢，無法有效提升速度、敏捷性以及爆發力。

用綁帶背心訓練跑步確實有好處，但提升最大速度的效果並不顯著。以下是綁帶背心的兩個主要好處：

1. 在跑步時克服阻力：運動員嘗試用最大速度跑步時，會徵召更多的快縮肌纖維來克服阻力，這樣可以提升腿部肌力，但無法有效提升最高速度，因為對地面施力的速度太慢。

2. 脫下綁帶背心後跑得更快：教練把背心解開以後，運動員會因為負重變輕，感覺比平常跑得更快。不過，這其實只是錯覺。如果要產生更高的速度，就必須對地面產生更大

的力量；解開背心對於增加速度的動能效果，其實頂多只有一開始的二至四步而已，而造成這種效果的原因有二：阻力突然消失（解開背心）、身體重心的垂直力量比雙腳還要前面，因此運動員必須趕快加速才能避免因為失去平衡而往前跌倒。

解開背心後釋放出來的動能，不是最大速度的展現，而是原本動能的延續而已。我們一直強調，如果要發揮出最高速度，就必須在推進期快速施加力量，而用任何其他人為方式創造快速的錯覺，其實一點幫助都沒有。

不過，帶著雪橇或綁帶背心跑步，確實還是有訓練效果，只是多數提倡者自己可能也不知道。這種跑步方式可以當成間歇訓練，有助於提升無氧耐力。我們可以使用短間歇（5至10秒）來提升非乳酸耐力，或用長間歇（20至45秒）來提升耐乳酸能力。但如果想要提升運動員的速度，就還是老老實實地增強腿部的爆發力吧。

迷思6：阻力傘與速度訓練

阻力傘又稱為跑步阻力降落傘（有些款式的阻力可以調整），目的是提升速度或超速度。開始跑步時，跑者會將阻力傘綁在腰部，此時跑者對抗的風阻（阻力傘捕捉到的空氣）會越來越強；經過20至40公尺後，阻力傘會解開。此時跑者的速度會突然加快。

阻力傘訓練有許多益處。開始跑步時（對抗風阻）身體會徵召更多快縮肌纖維，來對抗逐漸提高的風阻。阻力傘和綁帶背心一樣可以提升腿部肌力，因為阻力傘的阻力會迫使跑者提高力量輸出，當然前提是要確保阻力傘靜止不動。不過，多數阻力傘其實都不太穩定（會側向或垂直移動），所以風阻提升對跑步帶來的益

處，會被不穩定的身體給抵消。可惜的是，有些人還以為阻力傘不穩定的這個特性，可以提升平衡感或核心力量。我們之前也提過，如果目的只是健身當然沒什麼問題，但對運動表現不會有幫助。也就是說，阻力傘確實能夠提升腿部肌力與非乳酸耐力，但無法提升跑步速度。阻力傘的效果和其他超速度訓練器材一樣，也就是增加腳掌接觸地面的時間，同時降低跑者的速度。你可曾看過頂尖的衝刺選手帶著阻力傘跑步？

和雪橇或綁帶背心一樣，解開阻力傘後會有速度突然變快的錯覺。如我真的要提升運動員的最高速度，請不要再相信這些加速度訓練器材，而是老老實實提升腿部爆發力，這樣才能減少腳掌接觸地面的時間。

迷思7：在斜坡上跑步來提升肌力與爆發力

斜坡跑步（包括上坡與下坡）是一個非常熱門的運動訓練方法，尤其是團隊運動。團隊的運動員人數較多、需要的器材也較多，很難設計適合所有人的肌力與爆發力課表，因此到戶外跑步就成了提升運動員體能的好辦法，而且簡單又便宜。斜坡跑步的執行相當容易，而且全隊可以一起訓練，是相當省時的體能訓練方法。

不過，一個有效的訓練計畫必須目標明確，而達成目標必須使用適當的工具。上坡跑步的目標通常是提升爆發力，但結果通常是爆發力的提升效果有限，最後提升的是體能。當然，如果提升體能與心血管健康是首要目標，那上坡跑步是非常好的訓練方法。以下將討論各種斜坡跑步的益處，以及如何應用於實際訓練。

上坡

　　如果你曾經問過別人為什麼要做上坡跑步，他們的回答一定都是要提升腿部肌力與爆發力。早期提倡上坡跑步的人，通常是專精於中長距離跑步的田徑教練。不過最近越來越多人開始做上坡跑步，尤其是在足球、橄欖球、袋棍球，以及曲棍球等團隊運動的初期準備階段。

　　做上坡跑步時，運動員會在一定時間內往上衝刺25至50公尺，再慢跑回起點。休息1至2分鐘後，再做下一次衝刺。這種訓練方式對身體的需求，取決於每次衝刺的距離、每次衝刺的時間以及坡度。通常超過10度的坡度，就算相當有挑戰性。

　　上坡跑步對運動員相當有幫助，但可能跟多數人想的不太一樣。如果要用上坡跑步來提升腿部肌力，推進期必須比平常快很多才行；至於爆發力的提升方法，我們在前面的迷思4與迷思5都討論過。簡單來說，不管做什麼動作，如果要提升爆發力，動作速度就必須非常快。以上坡跑步為例，推進期的感覺就會像在做增強式訓練動作一樣。如果真的要提升爆發力，每步推進期的時間必須小於等於200毫秒，但通常上坡跑步的推進期最短也還有300毫秒。也就是說，上坡跑步會提升肌力與爆發力，不過是一種迷思。

　　不過，上坡跑步確實會提升心肺功能。在做上坡跑步時，心跳可能會到每分鐘160至170下，表示這時候心臟確實會將更多血液打至工作肌群，因此變得更強壯。

　　使用上坡跑步來提升心肺功能的最佳時機，是準備階段的中期，在初始有氧訓練之後。建議採用間歇訓練的方式，也就是先以固定距離衝刺數次，並設定清楚的完成與休息時間，例如每次衝刺30公尺、每次7至8秒、休息1分鐘、總共做8次。在擬訂計

畫時，可以將上坡跑步放在準備階段的第二部分，接在有氧或長時間節奏跑步訓練之後。

上坡跑步訓練計畫可以搭配特定的能量系統來訓練：

- 訓練非乳酸建議採用15度以內的斜坡，每次都盡可能以最快速度衝刺，總共衝刺6至15次、每次5至8秒、休息3分鐘。
- 訓練耐乳酸建議採用10度以內的斜坡，每次都快速衝刺但要維持速度，總共衝刺6至10次、每次15至30秒、休息1至2分鐘。

斜坡的坡度往往無法改變，教練只能就地取材。可以適度發揮創意，找到最符合運動員需求的斜坡或山丘。我們的經驗顯示，如果要懲罰運動員，斜坡跑步也比純粹跑操場更有效！

小於3度的下坡

上坡跑步是相當熱門的訓練方式，但下坡跑步則相對少見。事實上，關於下坡跑步的研究甚至比上坡跑步還多，尤其是前東德做的研究（在1960年代末期到1980年代末期之間，東德女性衝刺選手幾乎宰制了全世界）。為了要改良衝刺訓練的方法，以及試圖打破速度的極限，前東德的運動科學家做過許多研究，試圖找出下坡衝刺的好處。研究人員發現，如果坡度小於3度，下坡衝刺可以有效提升運動員的加速度。因此，我們現在可以在德國的一些訓練中心裡，看到坡度大約為3度的短下坡，長度大約是30至50公尺（如圖12.3所示）。

如果下坡坡度大於3度，會破壞跑步的動作，並因為腳掌接觸地面時間變長而讓最高速度下降，道理和超速度訓練一樣。跑者

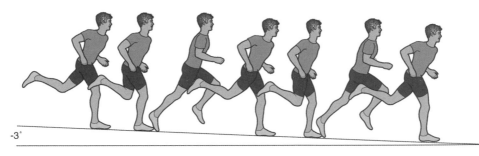

圖12.3　在小於3度的下坡衝刺。

在大於3度的下坡衝刺時，由於是在不熟悉的環境下跑步，腳掌接觸地面的時間會變長，此時本體感受器（偵測新刺激的神經細胞）會透過輸入神經元，將神經脈衝送到中樞神經系統。中樞神經系統會分析運動員目前所處的新環境，並將神經脈衝透過輸出神經元傳遞至工作肌群，告訴肌肉要把身體穩定下來，然後再執行推進期。在神經脈衝傳遞的過程中，會因為接觸時間變長而延誤傳遞時間，因此接觸期的時間會變長，導致跑步速度下降。

大於5度的下坡

如果在大於5度的下坡跑步，主要的好處是腿部離心肌力的提升。運動員在7至15度的下坡跑步時，股四頭肌必須相當用力才能克服重力。坡度越傾斜，肌肉就必須越用力收縮，腳掌接觸地面的時間就會越長，因此肌肉維持高張力的時間會變長，最後帶來離心肌力的進步。以肌力的角度來看，張力來自於向心或離心收縮並不重要，因為兩種收縮都會帶來肌力進步。

教練可以用下坡跑步來提升運動員的肌力，尤其是在準備階段的中後期。和上坡一樣，教練可以找一個合適的下坡讓運動員衝刺，並教他們正確的加速與假速技巧，以避免受傷、並達到最

佳的離心肌力提升效果。下坡跑步和上坡跑步不同，具備一定程度的樂趣與挑戰，讓運動員可以同時訓練與學習。

迷思8：提升跑步與走路時的擺臂力量

讓運動員雙手拿著啞鈴做出擺臂的動作，理應能提升擺臂的頻率、速度與爆發力，讓運動員跑得更快。和其他訓練迷思一樣，提倡擺臂訓練的人誤會了肌肉運作的方式，也忽略了擺臂動作效率的關鍵是闊背肌，而不是肱二頭肌。

- 擺臂的爆發力與頻率，會帶動腿部動作的速度與頻率。
- 手臂往後擺時產生的拉力，會決定對側腿的力量與速度。
- 手臂的拉力會決定後擺的速度，因此擺臂的速度與對側腿往前的動作，取決於闊背肌收縮的爆發力。
- 雙手拿著重量時，收縮的是肱二頭肌，而非闊背肌。此時闊背肌的參與極少，因此無法提升擺臂的爆發力，當然也不會提升跑步的速度。
- 這種動作就留在一般健身房使用就好，對運動訓練沒有幫助。

提倡雙手拿啞鈴來訓練擺臂這種錯誤方法的人，完全誤會了衝刺的動作機制，也完全不懂運動科學的原則。

其他迷思

我們的討論範圍不可能涵蓋市面上所有產品。任何人都可以宣稱某種產品可以提升運動表現，雖然這些產品對健身和健康會

有一定的效果，畢竟他們的主要目標是提升整體肌力、爆發力以及健康狀況，而且不同的運動方式也能為生活添增趣味，但運動訓練可不一樣。現在的教練真正能花在專項訓練的時間相當有限，特別是肌力與速度的訓練，因此必須珍惜僅有的時間，遵循真正能帶來最佳效果的訓練計畫，而不是把時間浪費在各種迷思上，更不要去碰那些新穎卻無效的流行器材。建議教練堅守傳統的訓練計畫，才能有效提升肌力、爆發力、速度以及耐力；那些新奇的健身器材就留給健身產業的人用就好。以下將討論市面上一些常見產品的可能益處，當然更重要的是討論它們有多沒用。

踝關節柔軟度訓練器

柔軟度訓練固然重要，但現在有些柔軟度的訓練方法其實不太適當。事實上，團隊運動員的踝關節柔軟度，在所有運動員中大概都敬陪末座。

很多團隊運動員都會忽略踝關節。踝關節柔軟度訓練器（圖12.4）是一個不錯的工具，可以讓運動員有效提升踝關節柔軟度。蹠屈（腳趾遠離脛骨）和背屈（腳趾靠近脛骨）對團隊運動其實相當重要，因為許多動作都需要良好的踝關節柔軟度，例如起跳、臥倒、在雙腳不動的情況下前傾接球，以及踢足球但不要讓球飛太高

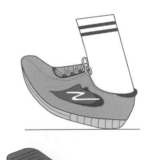
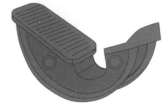

圖12.4　踝關節柔軟度訓練器

等等。不過，多數團隊運動員都幾乎不會花時間伸展踝關節，無論是動態或靜態都一樣。

跳鞋

　　跳鞋又稱為圓底鞋，一般認為可以有效提升跳躍力。運動員穿上跳鞋後，反覆執行反向動作跳躍，通常會做到一定的次數或時間。鞋底與地面的接觸點，剛好是在鞋底比較厚的部分。跳鞋是由具備彈性的材質製成，讓運動員感覺跳得更高。這種產品剛出現時，我們就對效果表示過懷疑，因為運動員之所以跳得更高，完全是因為鞋子的彈性，而非本身肌肉的動作。無論是跳鞋還是其他裝有線圈或彈簧等裝置的鞋子都一樣，對於跳躍力和速度不會有任何幫助（Salinero 等人，2014 年）。

　　穿著跳鞋時所作出的跳躍，是典型的反應式跳躍（每次落地時腳跟都不會碰到地面，只有腳趾球碰到），通常在增強式訓練中使用。不過，反應式跳躍通常都會依賴肌肉的活動，而非人工的產品，並且會確實啟動腓腸肌和比目魚肌。腳趾球接觸地面時，這兩條肌肉會伸展，並引發牽張反射使肌肉收縮。

　　肌梭是負責偵測肌纖維快速伸展的主要感受器，可以對肌纖維的活動程度與改變幅度做出反應。肌梭產生的感應脈衝會傳送到脊髓，隨後脊髓再將神經脈衝傳遞出來，刺激肌肉收縮。但是任何依賴外在工具的跳躍，都不會改變骨骼肌的長度，因此不會引發牽張反射，對於腿部爆發力或跳躍力都不會有提升效果。

　　這種外在工具不會提升跳躍力，還有一個原因。由於這種跳躍會依靠外在工具，拮抗肌的抑制神經元會壓低主動肌的興奮性。關節周遭的肌肉活動，取決於主動肌與拮抗肌之間的活動差異，此時相互抑制反射（Enoka，2002 年）會降低節抗肌的興奮性，並提升對主動肌的抑制。最後的結果就是這些外在工具幾乎不會刺激肌肉收縮，對跳躍力幾乎沒有提升效果。

彈力帶或彈力繩

　　從 1954 年開始，就有人將彈力帶和彈力繩運用於訓練，而第一個使用這些簡單訓練工具的國家是羅馬尼亞。現在的健身房與運動訓練都會使用彈力帶來提升整體健康、肌力水準，以及協助復健；許多人也會用彈力帶或彈力繩來執行動作，因為很容易針對目標肌群訓練。此外，這兩種器材只要能綁在穩固的地方就能順利使用，使用上相當容易、也不需要花很多錢就能買到，因此是相當熱門且實用的訓練器材。

　　將彈力帶或彈力繩拉得越長，阻力就會越大。彈力帶訓練的漸進方式，可以從彈力帶的彈性與數量來調整。如果一條彈力帶提供的阻力不夠，可以再加一條。以下是關於彈力帶使用的幾點建議：

- 彈力帶拉得越長時阻力越大，所以如果要訓練肌力，就要在可以負荷的情況下將彈力帶盡量拉長。

- 使用自由重量做肌力訓練時，阻力通常都發生在動作開始的時候，此時必須對抗槓鈴或啞鈴的慣性，所以需要施加最大的力量，而動作要結束時所需要的力量反而較少。如果可以在訓練時加入彈力帶，就能解決這個問題，達到互補的訓練效果。

- 彈力帶很適合用於個人運動項目的耐力表現，例如游泳、划船或獨木舟等運動。建議執行較高的反覆次數，來加強特定肌群的耐力。

- 彈力帶和彈力繩的阻力相對較小，對於菁英運動員或肌力較強的運動員效果有限；但對兒童和青少年運動員則相當有幫助。如果要提升訓練效果，只要將彈力帶拉得更長就好。但彈力帶拉得越長，阻力越大，關節承受的張力也會

越強，此時可能會讓韌帶過度伸展，增加受傷風險。

* 如果要提升爆發力，就必須在動作範圍內持續加速度、並在動作開始的瞬間就達到最高速度（例如球類的投擲）。如果沒有持續加速，快縮肌纖維的徵召就會減少，就無法有效提升爆發力。

因此，彈力帶和彈力繩無法提升運動專項的爆發力或肌力。市面上有許多所謂的運動專項彈力帶，宣稱可以提升最高速度、腳步移動以及跳躍力。請記住：如果要提升肌力和爆發力，唯一的辦法是用傳統肌力訓練器材來針對專項進行訓練。

超速度訓練帶

從1980年代末期開始，市面上開始出現各種拉力訓練器材，號稱能夠提升速度。這些器材商認為，使用彈力帶或纜繩來拉住往前移動的運動員，對於神經肌肉系統的刺激，會比一般的衝刺還多，因此可以提升運動員的最高速度。我們之前討論過，雪橇或綁帶背心等類似器材的效果有效，而其他類似器材（包括圖12.5中的器材）也無法彌補衝刺時肌肉收縮的機制，因此也無法有效提升速度。

要達到最大加速度，不能靠外在器材將身體往前拉，而是要自己把身體往前推。高速跑步的時候，身體往前的力量來自腳掌在推進期對地面的施力（冰上曲棍球的滑行、或是游泳與水球中的游水也一樣）。推進的力量越強，接觸表面的時間就越短，運動員就跑得越快。

第一份針對接觸期長短的研究，是Dietmar Schmidtbleicher於1984年所做的。他發現，頂尖衝刺選手的接觸期較短，大約是

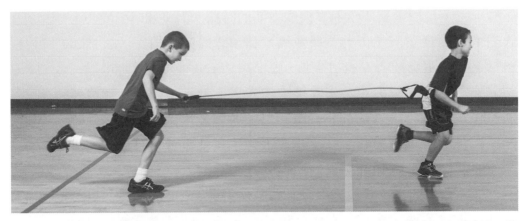

圖12.5　在雙人超速度訓練中，前面的跑者負責將彈力帶拉長。彈力帶拉到最長時，後面的跑者會被往前拉，並被迫持續用最高速度跑步。這種訓練方法的提倡者認為，用外力將跑者往前拉，可以提升最高速度。

100至200毫秒；而一般衝刺選手的接觸期則會超過200毫秒。因此，高速度是來自對地面快速施加很大的力量，而非外在器材將身體往前拉。接觸期的時間越短，力量傳遞的速度就越快，速度也會越快。此外，如果使用器材將運動員往前拉，還必須考量是否能維持良好的動作品質。總之，用彈力帶拉住運動員試圖提升速度，是錯誤的訓練方法。

　　而且如果用纜繩或彈力帶把跑者往前拉，速度其實會下降，因為外在的拉力會讓跑者的腳落在未知的點，神經肌肉系統會錯亂。如果腳掌踏的位置是力學上不自然的位置時，本體感受器（偵測對外在刺激的神經細胞）會偵測到腳被往前拉，落地階段會比一般跑步時快太多，因此腳掌接觸地面的穩定性會下降、跑步的動作也會亂掉。本體感受器會將這種新環境的資訊傳送到中樞神經系統，告訴它要監測神經肌肉系統是否出了狀況（Enoka，2002年）。運動員執行下一次異常強烈的推進動作前，這些神經動作會修正異常因子，並穩定雙腳。神經傳遞訊息與穩定身體只需要數

毫秒，完全足以延長下次腳掌接觸地面的時間。而接觸時間變長，代表衝刺速度下降，因此訓練效果就和預想的完全相反。圖12.6顯示正確的跑步技巧，包括推進、腿部驅動、恢復以及落地階段。

　　外在器材的拉力也會影響推進的力量。教練或訓練夥伴將運動員往前拉時，推進的腳沒有時間對地面施加足夠的力量，此時接觸地面的時間會變長，速度也會下降。也就是說，超速度訓練不但無法提升運動員的速度，更會造成反效果！

　　外在器材的拉力也會改變跑步的動作模式。在穩定落地腳時，軀幹會稍微後傾，將重心稍微往後移到支撐腳的後方。這是典型的減速動作，並非加速動作，對於快速前進而言並不是個有利的姿勢。為了應對後傾的軀幹，前腳會抬得更高，大腿會稍微超過平行地面的高度，因此前腳做動作的時間會變長，造成跑步速度下降。

　　對衝刺訓練與技巧最熟悉的人，莫過於衝刺選手的教練。你可曾看過他們使用超速度彈力帶？

　　也有人將超速度彈力帶運用在游泳，將彈力帶的一端綁在運

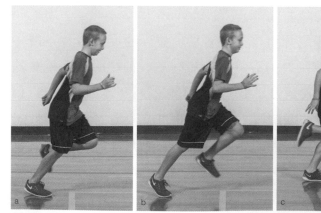

圖12.6　跑步的四個階段：(a)推進(右腳)；(b)腿部驅動(左腳)；(c)恢復(右腳)；(d)落地(右腳)。

動員的腰部，另一端則綁在泳池的邊邊。運動員將彈力帶拉到極限，讓彈力帶將身體往前拉，此時運動員就必須游到最高速度，來跟上彈力帶的力量與速度。彈力帶的拉力停下來時，運動員的速度也會慢下來。也就是說，運動員的速度並非自己產生，而是透過彈力帶的彈性。要提升最高速度，運動員就必須用力對抗水阻力，此時只會有一種選擇，就是提升對水施加的力量；而要達到這個目標也只有一種方法，就是透過大重量訓練來提升肌力！

側向踏步彈力帶

側向彈力帶也是一種由彈力帶產生阻力的器材，如圖 12.7 所示。提倡這種器材的人宣稱可以提升側向移動速度。不過，這種訓練動作並未正確考量快速側向移動的機制。在任何快速的側向動作中，主導動作的腳不一定是產生動作的那隻腳，反而比較可能是留在地面那隻腳。任何側向動作的速度，都取決於地面腳對地板施加的力量。此外，動作腳的速度也直接取決於對

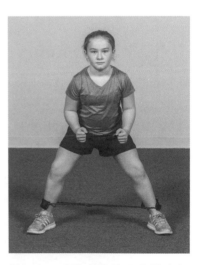

圖12.7 用改良版的彈力帶來提升側向踏步與啟動爆發力。

側手臂擺盪的速度，而非腳踝上彈力帶的阻力。總而言之，手臂動作的速度，會決定動作腳的速度。因此，彈力帶對於任何側向動作都不會有幫助。

同樣的概念也適用於任何側向交叉步（carioca drill）的變化版本。動作手與推地腳之間的協調，是腳步快速移動的關鍵因素。如果想提升運動員的側向移動速度，就要從推地腳的爆發力著手！

爆發灌籃訓練

爆發灌籃訓練就是在跳躍時抵抗彈力帶的阻力（圖12.8），提倡者宣稱可以提升跳躍爆發力。但是，這種訓練方法和其他對抗彈力帶或彈力繩的方法一樣，在起跳階段最需要阻力的時候，通常都是阻力最小的時候（彈力帶並未拉長）；而彈力帶的阻力最強時（彈力帶拉長到極限），運動員早已經跳到空中，因此無法持續對地面施力。若無法對地面施力，就表示這個器材無法提升爆發力。換句話說，爆發灌籃訓練是一種無效訓練。

其他彈力帶產品

有人宣稱手腕火箭彈弓等彈力帶產品，可以提升投擲或打擊等專項動作的肌力和速度。他們為了提升手臂的速度和肌力，會在做動作時讓手臂對抗彈力繩或纜繩的阻力。不過，這種動作不僅無效，而且還很危險。為什麼呢？因為彈力帶拉長時阻力會增加，而運動員對彈力帶施加的力量越大，肩關節承受的張力就越

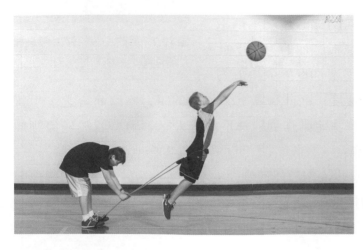

圖12.8 跳躍時抵抗彈力帶阻力的爆發灌籃訓練。

強，此時肩關節的韌帶也會承受很大的壓力，受傷風險也會大幅增加。

衝刺訓練器

衝刺訓練器是一種典型的荒謬器材，完全誤判跑步的動作機制、衝刺時雙手與雙腳的關係，以及四肢協作創造最高速度的方法。這種訓練器材的提倡者認為靠一組纜繩就能提升最高速度，因為阻力會直接施加在運動員的肌肉上。

所謂的衝刺訓練器，就是將一組有彈性的纜繩綁在運動員的雙手和雙腳上，來針對特定肌肉創造阻力。不過，通常纜繩都會綁在錯誤的地方，因此無法讓工作肌群（主要肌群）得到刺激。只需要稍微分析跑步的動作機制，就能明白我們的概念：

手臂：彈力帶會綁在運動員的上臂，阻力會來自運動員的後方。此時運動員的手臂必須往前移動才能對抗彈力帶的阻力，但這個動作和跑步時手臂該有的方向完全相反。我們之前討論過，手臂往後（而非往前）的力量，是驅動雙腳動作頻率與爆發力的關鍵。如果手臂沒有用力往後擺，運動員就無法提升步頻，爆發力也會受到限制。強而有力的擺臂並非來自肱二頭肌和前三角肌的力量，而是來自闊背肌，因此闊背肌可說是衝刺的引擎。也就是說，衝刺訓練器這種器材完全誤判跑步的手臂動作，也誤判衝刺時真正使用的肌肉。

雙腿：衝刺訓練器完全訓練不到臀大肌（負責伸髖）、股二頭肌（負責恢復階段的屈膝）、股四頭肌（負責推進階段的伸膝），以及腓腸肌和比目魚肌（推進階段相當重要的小腿肌肉）。將彈力帶綁在膝關節下方，無法在跑步時有效刺激目標肌群。光是將小腿往前驅動，其實根本沒有對抗任何阻力，只有空氣而已。練過衝

刺的人都知道,如果沒有對抗阻力,任何人都可以在半空中快速移動四肢。

這種訓練器材無法刺激跑步的主要工作肌群。速度訓練應該要針對跑步時真正發出力量的肌肉:

- 闊背肌(擺臂的引擎)
- 臀大肌(負責伸髖)
- 股四頭肌(推進階段的引擎之一)
- 腓腸肌和比目魚肌(非常重要的肌肉,讓小腿在推進階段執行快速且有力的動作)

衝刺訓練器這種器材,對於運動員的速度幾乎沒有任何訓練效果。

繩梯

繩梯是運動訓練界長久以來廣泛使用的器材。最早開始使用繩梯的是美式足球運動,他們同時也會使用輪胎來提升速度與敏捷性。運動員在繩梯訓練時,雙腳可以往前方、側邊以及後方移動。

繩梯訓練確實有效,但主要是對兒童有效,可以當作兒童肌力訓練計畫的一部分。最近有研究指出,繩梯可以有效提升兒童的敏捷性,也就是變換方向的能力(Keiner等人,2014年);不過對於有良好肌力與爆發力基礎的成年人來說,繩梯的效果就相當有限。如果程度較好的運動員要用繩梯達到有效訓練,雙腳就必須用力推動地板(圖12.9),這樣才能確保神經肌肉系統獲得足夠的刺激,訓練才會有效。如果運動員的雙腳沒有用力推地,則繩梯就無法提升運動員的速度、肌肉反應以及敏捷性。欄架、敏

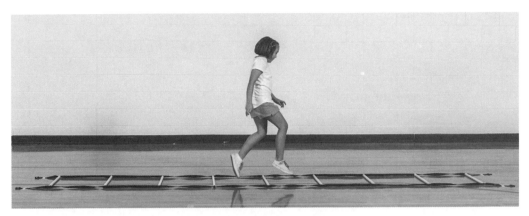

圖12.9　繩梯可以用來提升青少年運動員的雙腳速度與反應。

　　捷圈等訓練器材和繩梯一樣，可以提升青少年運動員的速度和敏捷性（尤其是腳步和協調性），但對於肌力和爆發力水準較高的進階運動員來說，效果就相當有限。

　　重點是，如果要提升爆發力、敏捷性、速度以及反應能力，就必須對地面施加較大的力量。

反應訓練球

　　反應訓練球也稱為敏捷球，是目前市面上最成功的敏捷性與反應能力訓練器材。敏捷球的大小和網球差不多，有四個以上的凸面，所以我們無法預測它接觸地面或牆壁後會往哪個方向反彈（圖12.10）。

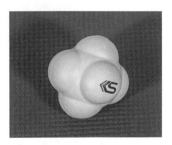

圖12.10 反應球可以有效訓練運動員的反應能力。

　　透過各種反應訓練球訓練動作，我們可以改善運動員的動作時間（四肢朝不同方向移動的速度）和反應時間。以下提供幾種訓練方法：

- 把反應訓練球丟向牆壁，反彈後盡可能快速接住。
- 把反應訓練球丟向地面反彈到牆壁，從牆壁反彈後再盡可能快速接住。
- 站在兩個牆壁的牆角，把反應訓練球丟向其中一面牆，讓球反彈到另一面牆後落地，再盡可能快速接住。

　　反應訓練球的反彈不可預測，迫使運動員專注於動作控制，並盡可能用最快的方式接住球。反應訓練球的成本相對低廉，適用於各年齡層的個人或團體訓練。

總結

　　運動員和教練常常是所謂最新訓練突破的受眾。如果想辨認哪些訓練方法或器材有用，可以參考以下幾點：

- 善用你的常識！人體在過去幾千年來其實沒什麼改變。雖然補充品和藥物也許可以讓身體承受更高的訓練強度，並恢復得更快，但肌肉能產生的動作並沒有改變。不要太在意訓練動作，而是要專注在人體本身的動作，這才是運動員肌力與爆發力的潛能所在。
- 小心你的資訊來源。新東西不代表必要，更不代表有用。
- 遇到新產品時，可以試試看是否真的有效。同時，也建議用你的生物力學和運動生理學知識，來測試這些新穎的訓練方法。當然，也可以直接請這些新工具的提倡者，用科學方法證明這些工具有效。
- 訓練要單純，不要太複雜。要想想特定器材在怎樣的情境下適用。

- 「超級有效」的新動作和訓練器材很多，但我們不會有時間全部使用。
- 訓練時使用的動作越多，能執行的次數就越少，所以訓練帶來的適應和益處就越少。要知道，唯有讓主要肌群和動作模式得到夠強的適應，進步才會發生。
- 專注在重要的事情上就好！先辨識運動表現的限制因素，再用簡單且有效的方法來改善。

　　最後，如果想提升運動員的爆發力、速度、反應能力以及敏捷性，就一定要讓他們做傳統的肌力訓練。市面上各種新穎的器材，都沒有大重量肌力訓練有效。如果運動員還小，可以讓他們探索各種動作模式來玩樂；但隨著運動員越長越大，就要針對真正的需求，確實提升肌力、爆發力、速度和肌耐力。不要被市面上各種光鮮亮麗的訓練方法給騙了，要專注在真正有效的方法。

參考文獻

Alaranta, H., H. Hurri, M. Heliovaara, A. Soukka, and R. Harju. 1994. Flexibility of the spine: Normative values of goniometric and tape measurements. *Scand. J. Rehab. Med*. 26:147-154.

American Academy of Pediatrics. Council on Sports Medicine and Fitness. 2008. Strength Training for Children and Adolescence. *Pediatrics,* 4, 835-840.

Anshel, M.H., P. Freedman, J. Hamill, K. Haywood, M. Horvat, and S.A. Plowman. 1991. *Dictionary of the sport and exercise sciences*. Champaign, IL: Human Kinetics.

Bailey, D.A., R.M. Malina, and R.L. Mirwald. 1985. The child, physical activity and growth. In *Human growth*, Vol. 2, 2nd ed., ed. F. Falkner and J.M. Tanner, 147-170. New York: Plenum.

Barbieri, D., and L. Zaccagni. 2013. Strength training for children and adolescents: Benefits and risks. *Coll. Anthrop*. Suppl. no. 2:219-225.

Bar-Or, O., and B. Goldberg. 1989. Trainability of the prepubescent child. *Physician Sportsmed*. 17:64-66, 75-78, 80-82.

Baxter-Jones, G., and N. Maffulli. 2003. Endurance in young athletes: It can be trained. *Br. J. Sports Med*. 37:96-97.

Behm, D.G., A.D. Faigenbaum, B. Falk, and P. Klentrou. 2008. Canadian Society for Exercise Physiology position paper: Resistance training in children and adolescents. *Appl. Physiol. Nutr. Metab*. 33(3):547-561.

Behringer, M., A. vom Heed, Z. Yue, and J. Mester. 2010. Effects of resistance training in children and adolescents: A meta-analysis. *Pediatrics* 126:e1199-e1210.

Benson, A.C., M.E. Torode, and M.A.F. Singh. 2007. A rationale and method for high-intensity progressive resistance training with children and adolescents. *Contemporary Clinical Trials*. 4: 442-450.

Benton, D., A. Maconie, and C. Williams. 2007. The influence of the glycaemic load of breakfast on the behaviour of children in school. *Physiol. Behav*. 92(4):717-724.

Berstein, A. 2002. Is it time for a victory lap? Changes in the media coverage of women in sport. *International Review for the Sociology of Sport* 37(3-4): 415-428.

Bigelow, B. 2000. Is your child too young for youth sports or is your adult too old? In *Sports in school: The future of an institution*, ed. J.R. Gerdy, 11-18. New York: Teachers College Press, Columbia University.

Blimkie, C.J. 1993. Resistance training during preadolescence. *Sports Medicine*. 15:389-407.

Boisseau, N., C. Le Creff, M. Loyens, and J.R. Poortmans. 2002. Protein intake and nitrogen balance in male non-active adolescents and soccer players. *Eur. J. Appl. Physiol*. 88(3):288-293.

Boisseau, N., M. Vermorel, M. Rance, P. Duche, and P. Patureau-Mirand. 2007. Protein requirements in male adolescent soccer players. *Eur. J. Appl. Physiol*. 100(1):27-33.

Bompa, T. 1993. *Periodization of strength: The new wave in strength training*. Toronto: Veritas.

Bompa, T.O and C. Buzzichelli, 2015. *Periodization training for sports*, 3rd ed. Champaign IL:

Human Kinetics.

Bompa, T.O. and M. Carrera. 2005. *Periodization training for sports*, 2nd ed. Champaign, IL: Human Kinetics.

Borms, J., and M. Hebbelinck. 1984. Review of studies on Olympic athletes. In *Physical structure of Olympic athletes, Part II, Kinanthropometry of Olympic athletes*, ed. J.E.L. Carter, 7-27. Basel, Switzerland: Karger.

Bouchard, C., G. Lortie, J.A. Simoneau, C. Leblanc, G. Theriault, and A. Tremblay. 1984. Submaximal power output in adopted and biological siblings. *Ann. Hum. Biol.* 11(4):303-309.

Bowman, S.A., S.L. Gortmaker, C.B. Ebbeling, M.A. Pereira, and D.S. Ludwig. 2004. Effects of fast-food consumption on energy intake and diet quality among children in a national household survey. *Pediatrics* 113(1):112-118.

Bray, G.A., S.J. Nielsen, and B.M. Popkin. 2004. Consumption of high-fructose corn syrup in beverages may play a role in the epidemic of obesity. *Am. J. Clin. Nutr.* 79(4):537-543.

Bray, M.S., J.M. Hagberg, L. Perusse, T. Rankinen, S.M. Roth, B. Wolfarth, and C. Bouchard. 2009. The human gene map for performance and health-related fitness phenotypes: The 2006-2007 update. *Med. Sci. Sports Exerc.* 41(1):35-73.

Cahill, B.R. 1998. *American Orthopaedic Society for Sports Medicine: Proceedings of the Conference on Strength Training and the Prepubescent*. Chicago: American Orthopaedic Society for Sports Medicine.

Caine, D., J. Difiori, and N. Maffulli. 2006. Physeal injuries in children's and youth sports: Reasons for concern? *Br. J. Sports Med.* 40:749-760.

Caine, D.J. and N. Maffulli. 2005. Epidemiology of children's individual sports injuries. An important area of medicine and sport science research. *Med. Sport Sci.* 48:1-7

Capranica, L., and M.L. Millard-Stafford. 2011. Youth sport specialization: How to manage competition and training? *Int. J. Sports Physiol. Perform.* 6(4):572-579.

Carpinelli, R.N., R.M. Otto, R.A. Winett. 2004. A critical analysis of the ACSM position stand on resistance training: Insufficient evidence to support recommended training protocols. *J. Exerc. Physiol.* 7:1.

Centers for Disease Control and Prevention. 2015. Nutrition for everyone: nutrition basics—protein. Retrieved from http://www.cdc.gov/nutrition/everyone/basics/protein.html.

Cooper, D.M. 1996. Cardiorespiratory and metabolic responses to exercise: Maturation and growth. In *The child and the adolescent athlete*, ed. O. Bar-Or, 54-73. Oxford: Blackwell Scientific.

Cupisti, A., C. D'Alessandro, I. Evangelisti, M. Piazza, F. Galetta, and E. Morelli. 2004. Low back pain in competitive rhythmic gymnasts. *J. Sports Med. Phys. Fitness* 44(1):49-53.

Dahab, K., and T. McCambridge. 2009. Strength training in children and adolescents: Raising the bar for young athletes? *Sports Health* 1(3):223-226.

Daniels, S.R., D.K. Arnett, R.H. Eckel, H. Robert, S.S. Gidding, S. Samuel, L.L. Hayman, S. Kumanyika, L.L. Shiriki, T.N. Robinson, B.J. Scott, S. St. Jeor, and C.L. Williams. 2002. Overweight in children and adolescents: Pathophysiology, consequences, prevention, and treatment. *J. Am. Med. Assoc.* 288(14):1728-1732.

Dotan, R., C. Mitchell, R. Cohen, P. Klentrou, D. Gabriel, and B. Falk. 2012. Child—adult differences in muscle activation—A review. *Ped. Exerc. Sci.* 24(1):2-21.

Drinkwater, E.J., E.J. Pritchett, and D.G. Behm. 2007. Effect of instability and resistance on unintentional squat-lifting kinetics. *Int. J. Sports Physiol. Perform.* 2(4):400-413.

Duda, M. 1986. Prepubescent strength training gains support. *Physician Sportsmed.* 14(2):157-161.

Duffey, K.J., and B.M. Popkin. 2008. High fructose corn syrup. Is this what's for dinner? *Am. J. Clin. Nutr.* 88:1722S-1732S.

Ebbeling, C.B., D.B. Pawlak, and D.S. Ludwig. 2002. Childhood obesity: Public-health crisis, common sense cure. *Lancet* 360(9331):473-482.

Enoka, R. 2008. *Neuromechanics of human movement.* 4th ed. Champaign, IL: Human Kinetics.

Enoka, R. 2002. *Neuromechanics of human movement.* 3rd ed. Champaign IL: Human Kinetics.

Faigenbaum, A. 2000. Strength training for children and adolescents. *Clinics Sports Med.* 19(4):593-619.

Faigenbaum, A.D., M. Bellucci, A. Bernieri, B. Bakker, and K. Hoorens. 2005. Acute effects of different warm-up protocols on fitness performance in children. *J. Strength Cond. Res.* 19:376-381.

Faigenbaum, A.D., W.J. Kraemer, C.J. Blimkie, I. Jeffreys, L.J. Micheli, M. Nitka, and T.W. Rowland. 2009. Youth resistance training: Updated position statement paper from the National Strength and Conditioning Association. *J. Strength Cond. Res.* 23(Suppl. no. 5):S60-S79.

Faigenbaum, A. D., R.S. Lloyd, & G.D. Myer. 2013. Youth resistance training: Past practices, new perspectives, and future directions. *Pediatric Exercise Science*, 25, 591-604.

Faigenbaum, A.D., R.L. Loud, J. O'Connell, S. Glover, J. O'Connell, and W.L. Westcott. 2001. Effects of different resistance training protocols on upper-body strength and endurance development in children. *J. Strength Cond. Res.* 15(4):459-465.

Faigenbaum, A.D., L.A. Milliken, R.L. Loud, B.T. Burak, C.L. Doherty, and W.L. Westcott. 2002. Comparison of 1 and 2 days per week of strength training in children. *Res. Q. Exerc. Sport* 73(4):416-424.

Flatters, I., L.J. Hill, J.H. Williams, S.E. Barber, and M. Mon-Williams. 2014. Manual control age and sex differences in 4 to 11 year old children. *PLoS One* 9(2):e88692.

Fleck, S.J., and J.E. Falkel. 1986. Value of resistance training for the reduction of sports injuries. *Sports Med.* 3:61-68.

Fox, E.L., R.W. Bowers, and M.L. Foss. 1989. *The physiological basis of physical education and athletics.* Dubuque, IA: Brown.

Gidding, S., B. Dennison, L. Birch, S. Daniels, M. Gilman, A. Lichtenstein, R.T. Rattay, J. Steinberger, N. Stettler, and L. Van Horn. 2005. American Heart Association scientific statement: Dietary recommendations for children and adolescents. A guide for practitioners: Consensus statement from the American Heart Association. Circulation 112:2061-2075.

Gillis, C. 2014. Did a missed pull-up cost Bennett the No. 1 NHL draft spot? Charles Gillis on Samuel Bennett and the strange psychology of the NHL draft. Retrieved from http://www.macleans.ca/society/life/the-strange-psychology-of-an-nhl-draft/

Halberg, N., M. Henriksen, N. Soderhamn, B. Stallknecht, T. Ploug, P. Schjerling, and F. Dela. 2005. Effect of intermittent fasting and refeeding on insulin action in healthy men. *J. Appl.*

Physiol. 99:2128-2136.

Hansen, L., J. Bangsbo, J. Twisk, and K. Klausen. 1999. Development of muscle strength in relation to training level and testosterone in young male soccer players. *J. Appl. Physiol.* 87:1141-1147.

Harre, D. 1982. *Trainingslehre.* Berlin: Sportverlag.

Hebbelinck, M. 1989. Development and motor performance. Roma, Scuola dello Sport VIII: 16.

Herbert, R.D., and M. Gabriel. 2002. Effects of stretching before and after exercising on muscle soreness and risk of injury: A systematic review. *Br. Med. J.* 325:468-470.

Howard J.D., and R.M. Enoka. 1991. Maximum bilateral contractions are modified by neurally mediated interlimb effects. *J Appl Physiol.* 70(1):306-316.

Hughson, R. 1986. Children in competitive sports: A multi-disciplinary approach. Can. *J. Appl. Sport Sci.* 11(4):162-172.

Hulthen, L., B.A. Bengtsson, K.S. Sunnerhagen, L. Hallberg, G. Grimby, and G. Johannsson. 2001. GH is needed for the maturation of muscle mass and strength in adolescents. *J. Clin. Endocrinol. Metab.* 86(10):4765-4770.

Ingraham, S.J. 2003. The role of flexibility in injury prevention and athletic performance: Have we stretched the truth? *Minnesota Med.* 86(5):58-61.

Iwasaki, K., R. Zhang, J.H. Zuckerman, and B.D. Levine. 2003. Dose-response relationship of the cardiovascular adaptation to endurance training in healthy adults: How much training for what benefit? *J. Appl. Physiol.* 95:1575-1583.

Kakebeeke, T.H., I. Locatelli, V. Rousson, J. Caflisch, and O.G. Jenni. 2012. Improvement in gross motor performance between 3 and 5 years of age. *Percept. Mot. Skills* 114(3):795-806.

Karli, U., A. Guvenc, A. Aslan, T. Hazir, and C. Acikada. 2007. Influence of Ramadan fasting on anaerobic performance and recovery following short time high intensity exercise. *J. Sports Sci. Med.* 6(4):490-497.

Kavey, R.E., S.R. Daniels, R.M. Lauer, D.L. Atkins, L.L. Hayman, and K. Taubert. 2003. American Heart Association guidelines for primary prevention of atherosclerotic cardiovascular disease beginning in childhood. *Circulation* 107:1562-1566.

Kavey, R.E., S.R. Daniels, R.M. Lauer, D.L. Atkins, L.L. Hayman, and K. Taubert. 2003. American Heart Association guidelines for primary prevention of atherosclerotic cardiovascular disease beginning in childhood. *Journal of Pediatrics.* 142(4):368-372.

Keiner, M., A. Sander, K. Wirth, and D. Schmidtbleicher. 2014. Long-term strength training effects on change-of-direction sprint performance. *J. Strength Cond. Res.* 28(1):223-231.

Kenney, L., J. Willmore, and D. Costill. 2011. *Physiology of sport and exercise.* 5th ed. Champaign, IL: Human Kinetics.

Kimmons, J., C. Gillespie, J. Seymour, M. Serdula, and H.M. Blanck. 2009. Fruit and vegetable intake among adolescents and adults in the United States: Percentage meeting individualized recommendations. *Medscape J. Med.* 11(1):26.

Kohl, H.W. III, and H.D. Cook, eds. 2013. *Educating the student body: Taking physical activity and physical education to school.* Washington, D.C.: National Academic Press.

Kraemer, W.L., and S.J. Fleck. 1993. *Strength training for young athletes.* Champaign, IL: Human Kinetics.

Krissansen, G. 2007. Emerging health properties of whey proteins and their clinical implications. *J.*

Am. College Nutr. 26(6):713S-723S.

Laemmle, J., and B. Martin. 2013. Children at play: Learning gender in the early years. *J. Youth Adolesc.* 42(2):305-307.

Lim, S., J.M. Zoellner, J.M. Lee, B.A. Burt, A.M. Sandretto, W. Sohn, A.I. Ismail, and J.M. Lepkowski. 2009. Obesity and sugar-sweetened beverages in African-American preschool children: A longitudinal study. *Obesity* 17(6):1262-1268.

LoDolce, M.E., J.L. Harris, and M.B. Schwartz. 2013. Sugar as part of a balanced breakfast? What cereal advertisements teach children about healthy eating. *J. Health Commun.* 18(11):1293-1309.

Ludwig, D.S., K.E. Peterson, and S.L. Gortmaker. 2001. Relation between consumption of sugar-sweetened drinks and childhood obesity: A prospective, observational analysis. *Lancet* 357(9255):505-508.

MacDonald, J., and P. D'Hemecourt. 2007. Back pain in the adolescent athlete. *Pediatr. Ann.* 36(11):703-712.

Machado, F.A., and B.S. Denadai. 2011. Validity of maximum heart rate prediction equations for children and adolescents. *Arq. Bras. Cardiol.* 97(2):136-140.

MacPhail, A., T. Gorely, and D. Kirk. 2003. Young people's socialization into sport: A case study of an athletics club. *Sport Edu. Soc.* 8:251-267.

Mahon, A.D., A.D. Marjerrison, J.D. Lee, M.E. Woodruff, and L.E. Hanna. 2010. Evaluating the prediction of maximal heart rate in children and adolescents. *Res. Q. Exerc. Sport* 81(4):466-471.

Malina, R. 2006. Weight training in youth—Growth, maturation, and safety: An evidence-based review. *Clin. J. Sports Med.* 16(6):478-487.

Malina, R.M. 1984. Physical growth and maturation. In *Motor development during childhood and adolescence*, ed. J.R. Thomas, 3-40. Minneapolis: Burgess.

Mariscalco, M.W., and P. Salvan. 2011. Upper extremity injuries in the adolescent athlete. *Sports Med. Arthrosc.* 19(1):17-26.

Matsui, H. 1983. Discovery of hereditary ability for junior athletes. Asian Stud. Phys. Educ. 6(1):50-56.

Mei, Z., L.M. Grummer-Strawn, A. Pietrobelli, A. Goulding, M.I. Goran, and W.H. Dietz. 2002. Validity of body mass index compared with other body-composition screening indexes for the assessment of body fatness in children and adolescents. Am. J. Clin. Nutr. 75:978-985.

Merkel, D.L. 2013. Youth sport: Positive and negative impact on young athletes. *J. Sports Med.* 4:151-160.

Micheli, L.J. 1988. Strength training in the young athlete. In *Competitive sports for children and youth*, ed. E.W. Brown and C.E. Brants, 99-105. Champaign, IL: Human Kinetics.

Miller, P.E., R.A. McKinnon, S.M. Krebs-Smith, A.F. Subar, J. Chriqui, L. Kahle, and J. Reedy. 2013. Sugar-sweetened beverage consumption in the U.S.: Novel assessment methodology. *Am. J. Prev. Med.* 45(4):416-421.

Miyaguchi, K., S. Demura, H. Sugiura, M. Uchiyama, and M. Noda. 2013. Development of various reaction abilities and their relationships with favorite play activities in preschool children. *J. Strength Cond. Res.* 27(10):2791-2799.

Morgan, R.E. 2013. Does consumption of high-fructose corn syrup beverages cause obesity in children? *Pediatr. Obes.* 8(4):249-254.

Mostafavifar, A.M., T.M. Best, and G.D. Myer. 2013. Early sport specialisation, does it lead to longterm problems? *Br. J. Sports Med.* 47(17):1060-1061.

Mulvihill, C., K. Rivers, and P. Aggleton. 2000. Physical activity "at our time": Qualitative research among young people aged 5 to 15 years and parents. London: Health Education Authority.

Nagorni, M.F. 1978. Facts and fiction regarding junior's training. *Fizkulturai Sport* 6.

Nettle, H., and E. Sprogis. 2011. Pediatric exercise: Truth and/or consequences. *Sports Med. Arthrosc.* 19(1):75-80.

Nicklas, T.A., C. Reger, L. Myers, and C. O'Neil. 2000. Breakfast consumption with and without vitamin-mineral supplement use favourably impacts daily nutrient intake of ninth-grade students. *J. Adolesc. Health* 27:314-321.

Odea, J.A. 2003. Why do kids eat healthful food? Perceived benefits of and barriers to healthful eating and physical activity among children and adolescents. *J. Am. Dietetic Assoc.* 103(4):497-501.

Ogden, C.L., G.S. Connor, J. Rivera Dommarco, M.D. Carroll, M. Shields, and K.M. Flegal. 2010. The epidemiology of childhood obesity in Canada, Mexico and the United States. In Epidemiology of obesity in children and adolescents—Prevalence and etiology, ed. L. Moreno, I. Pigeot, and W. Ahrens. New York: Springer.

Ogden, C.L., K.M. Flegal, M.D. Carroll, and C.L. Johnson. 2002. Prevalence and trends in overweight among U.S. children and adolescents, 1999-2000. *J. Am. Med. Assoc.* 288(14):1728-1732.

Ostojic, S.M., C. Castagna, J. Calleja-Gonzalez, I. Jukic, K. Idrizovic, and M. Stojanovic. 2014. The biological age of 14-year-old boys and success in adult soccer: Do early maturers predominate in the top-level game? *Res. Sports Med.* 22(4):398-407.

Papaiakovou, G., A. Giannakos, C. Michailidis, D. Patikas, E. Bassa, V. Kalopisis, N. Anthrakidis, and C. Kotzamanidis. 2009. The effect of chronological age and gender on the development of sprint performance during childhood and puberty. *J. Strength Cond. Res.* 23(9):2568-2573.

Passer, M.W. 1988. Determinants and consequences of children's competitive stress. In Children in sport, 3rd ed., ed. F.L. Smoll, R.A. Magill, and M.J. Ash, 135-148. Champaign, IL: Human Kinetics.

Passer, M.W., and B.J. Wilson. 2002. At what age are kids ready to compete? In *Children and youth in sport: A biopsychosocial perspective*, ed. F.L. Smoll and R.E. Smith, 211-231. Dubuque, IA: Kendall/Hunt.

Prasad, D.C., and B.C. Das. 2009. Physical inactivity: A cardiovascular risk factor. *Indian J. Med. Sci.* 63(1):33-42.

Rader, R.K., K.B. Mullen, R. Sterkel, R.C. Strunk, and J.M. Garbutt. 2014. Opportunities to reduce children's excessive consumption of calories from beverages. *Clin. Pediatr. (Phila).* 53:1047-1054.

Ramsey, J., C. Blimkie, K. Smith, S. Garner, D. Macdougall, and D. Sale. 1990. Strength training effects in prepubescent boys. *Med. Sci. Sport Exerc.* 22(5):605-614.

Ratel, S. 2011. High-intensity and resistance training and elite young athletes. *Med. Sport Sci.* 56:84-96.

Raudsepp, L., and M. Paasuke. 1995. Gender differences in fundamental movement patterns, motor performances, and strength measurements of prepubertal children. *Pediatr. Exerc. Sci.* 7(3):294-304.

Reider, B. 2011. Kids will be kids. Am. *J. Sports Med.* 39(5):923-925.

Richmond, E.J., and A.D. Rogol. 2007. Male pubertal development and the role of androgen therapy. *Nat. Clin. Pract. Endocrinol. Metab.* 3(4):338-344.

Roberts, D., A. Norton, A. Sinclair, and P. Lavkins. 1987. Children and long distance running. *New Stud. Athlet.* 1:7-8.

Rogol, A.D., J.N. Roemmich, and P.A. Clark. 2002. Growth at puberty. *J. Adolesc. Health* 31(Suppl. no. 6):192-200.

Rotella, R.J., T. Hanson, and R.H. Coop. 1991. Burnout in youth and sports. *Elem. School J.* 91(5):421-428.

Round, J.M. 1999. Hormonal factors in the development of differences in strength between boys and girls during adolescence: A longitudinal study. *Ann. Human Biol.* 26(1):49-62.

Rovere, G.D. 1988. Low back pain in athletes. *Physician Sportsmed.* 15:105-117.

Rowland, T.W., and A. Boyajian. 1995. Aerobic response to endurance exercise training in children. *Pediatrics* 96:654-658.

Sale, D.G. 1986. Neural adaptation in strength and power training. In *Human muscle power*, ed. N.L. Jones, N. McCartney, and A.J. McComs, 281-305. Champaign, IL: Human Kinetics.

Salinero, J.J., J. Abian-Vicen, J. Del Coso, and C. Gonzalez-Millan. 2014. The influence of ankle dorsiflexion on jumping capacity and the modified agility t-test performance. *Eur. J. Sport Sci.* 14(2):137-143.

Schmidtbleicher, D. 1984. *Sportliches Krafttraining.* Berlin: Jung, Haltong, and Bewegung bie Menchen.

Sebastian, R.S., C. Wilkinson Enns, and J.D. Goldman. 2009. U.S. adolescents and MyPyramid: Associations between fast-food consumption and lower likelihood of meeting recommendations. *J. Am. Dietetic Assoc.* 109:226-235.

Seger, J.Y., and A. Thorstensson. 2000. Muscle strength and electromyogram in boys and girls followed through puberty. *Eur. J. Appl. Physiol.* 81(1-2):54-61.

Sharma, K.D., and P. Hirtz. 1991. The relationship between coordination quality and biological age. *Med. Sport* 31:3-4.

Shephard, R.J. 1982. *Physical activity and growth.* Chicago: Yearbook Medical.

Shrier, I. 2004. Does stretching improve performance? A systematic and critical review of the literature. Clin. *J. Sport Med.* 14(5):267-273.

Skinner, R.A., and J.P. Piek. 2001. Psychosocial implications of poor motor coordination in children and adolescents. *Hum Mov Sci.* 20(1-2): 73-94.

Smith, T.K. 1984. Preadolescent strength training. Some considerations. *J. Phys. Educ. Rec.* Dance 55:43-44,80.

Tomkinson, G. American Heart Association's Scientific Sessions 2013: "Global Changes in Cardiovascular Endurance of Children and Youth since 1964." Systematic Analysis of 25 million Fitness Test Results from 28 countries. U.S. Department of Agriculture. Food and Nutrition Service. 2015. School meals. Child nutrition programs. Retrieved from http:// www.fns.usda.gov/school-meals/child-nutrition-programs.

Valovich McLeod, T., L.C. Decoster, K.J. Loud, L.J. Micheli, J.T. Parker, M.A. Sandrey, and C. White. 2011. National Athletic Trainers' Association Position Statement: Prevention of Pediatric Overuse Injuries. *J Athl Train* 46(2): 206-220.

Vanelli, M., B. Iovane, A. Bernardini, G. Chiari, M.K. Errico, C. Gelmetti, M. Corchia, A. Ruggerini, E. Volta, and S. Rossetti. 2005. Breakfast habits of 1,202 northern Italian children admitted to a summer sport school. Breakfast skipping is associated with overweight and obesity. *Acta Biomed*. 76(2):79-85.

Wang, Y., and M.A. Beydoun. 2007. The obesity epidemic in the United States—Gender, age, socioeconomic, racial/ethnic, and geographic characteristics: A systematic review and meta-regression analysis. *Epidemiol. Rev*. 29:6-28.

Whelan, N., C. O'Regan, and A.J. Harrison. 2014. Resisted sprints do not acutely enhance sprinting performance. *J. Strength Cond. Res*. 28(7):1858-1866.

Wild, C.Y., J.R. Steele, and B.J. Munro. 2013. Musculoskeletal and estrogen changes during the adolescent growth spurt in girls. *Med. Sci. Sports Exerc*. 45(1):138-145.

Willardson, J.M., F.E. Fontana, and E. Bressel. 2009. Effect of surface stability on core muscle activity for dynamic resistance exercises. *Int. J. Sports Physiol. Perform*. 4(1):97-109.

Wilson J.M., J.P. Loenneke, E. Jo, G. J. Wilson, M.C. Zourdos, J.S. Kim. 2012. The effects of endurance, strength, and power training on muscle fiber type shifting. *J Strength Cond Res*. 26(6):1724-1729.

Wingfield, K. 2013. Neuromuscular training to prevent knee injuries in adolescent female soccer players. *Clin. J. Sport Med*. 23(5):407-408.

Young, D.R., D.S. Sharp, and J.D. Curb. 1995. Associations among baseline physical activity and subsequent cardiovascular risk factors. *Med. Sci. Sports Exerc*. 27:1646-1654.

Zijdewind, I., and D. Kernell. 2001. Bilateral interactions during contractions of intrinsic hand muscles. *J. Neurophysiol*. 85(5):1907-1913.

關於作者

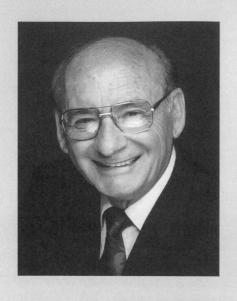

圖德‧邦帕博士於 1963 年將突破性的週期化訓練理論帶進羅馬尼亞時，徹底顛覆了西方的訓練方法。東歐國家採用他的訓練系統後，在 1970 與 1980 年代幾乎征服了全世界的運動賽事。1970 年代邦帕博士設計出了週期化耐力訓練，並在 1980 年代早期將他的理論運用在敏捷性訓練。邦帕博士最成功的訓練概念是短期與長期訓練計畫。他本人曾經親自訓練過 11 位世界級的奧運選手，其中 4 名更曾經獲得金牌，同時也是全世界許多教練和運動員的顧問。

邦帕博士著有 14 本訓練書籍，包括著名的《訓練的理論與方法：提升運動表現的關鍵》（Theory and Methodology of Training: The Key to Athletic Performance）和《週期化肌力訓練》（Periodization of Training for Sports），已經被翻譯成 19 種語言，並有超過 180 個國家的教練和運動員使用他的方法。邦帕博士也曾受邀到超過 40 個國家針對訓練方法進行演講，也獲得 23 間知名訓練機構的榮譽認可，包括阿根廷文化部（Argentinean Ministry of Culture）、澳洲運動協會（Australian Sports Council）、西班牙奧林匹克委員會（Spanish Olympic Committee）、國際奧林匹克委員會（International Olympic Committee）、與美國國家肌力體能訓練協會（NSCA）等等。邦帕博士更在 2014 年獲頒 NSCA 的終生成就獎。

邦帕博士從 1974 年開始在加拿大安大略省多倫多市約克大學（York University）教授訓練理論，現在是該校的名譽博士。邦帕博士與太太塔瑪拉（Tamara）現居於安大略省的沙龍市（Sharon）。

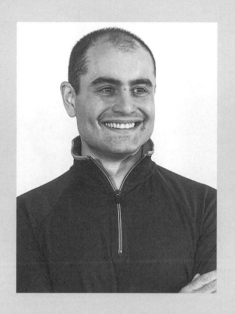

麥克‧卡雷拉是一名運動生理學家，同時也是一名優秀的教練，在健康、健身與運動訓練都有相當豐富的知識與經驗。卡雷拉擁有運動科學碩士學位，也訓練過許多菁英運動員，包括國家級的游泳選手與職業曲棍球選手。卡雷拉根據自己受過的教育與經驗，創造出一個肌力檢測模型，服務對象包括地區與國家級的冰上曲棍球、足球、花式滑冰、袋棍球以及游泳選手。

卡雷拉對健身、健康、以及運動科學領域中的許多科學期刊、文章、手冊以及書籍都有卓著貢獻。他著有三本書，也曾經製作DVD，說明對心理健康、重量訓練以及體適能的見解。卡雷拉也是《週期化肌力訓練》（*Periodization Training for Sports*）（Human Kinetics, 2005）第二版的共同作者。

卡雷拉也常出現於各大媒體，以專家的身分接受各種廣播與電視節目的訪談。他也為《男性健康》雜誌（*Men's Health*）、《加拿大生活》雜誌（*Canadian Living*）、《Alive》雜誌與《國民郵報》（*National Post*）等刊物撰寫專文。

卡雷拉也為許多加拿大頂尖公司設計並執行健康管理計畫，並為各大健康與體適能網站創造超過一萬四千個運動計畫，也擔任加拿大許多女性健身與減重中心的顧問。

KFCS　FK3006

兒童與青少年運動訓練全指南
奧運金牌教練教你如何幫助孩子發揮最佳運動潛力，同時健康成長，邁向成功運動員之路

Conditioning Young Athletes

作　　　者　圖德・O・邦帕（Tudor O. Bompa）博士、麥克・卡雷拉（Michael Carrera）
譯　　　者　王啟安、王子瑄、姜佳沁、苗嘉琦
特 約 主 編　徐國峰
責 任 編 輯　謝至平
行 銷 業 務　陳彩玉、林詩玟、李振東、林佩瑜
美 術 設 計　丸同連合

副 總 編 輯　陳雨柔
編 輯 總 監　劉麗真
事業群總經理　謝至平
發 　 行 　 人　何飛鵬
出　　　版　臉譜出版
　　　　　　城邦文化事業股份有限公司
　　　　　　台北市南港區昆陽街16號4樓
　　　　　　電話：886-2-25007696　傳真：886-2-25001952
發　　　行　英屬蓋曼群島商家庭傳媒股份有限公司城邦分公司
　　　　　　台北市南港區昆陽街16號8樓
　　　　　　客服專線：02-25007718；25007719
　　　　　　24小時傳真專線：02-25001990；25001991
　　　　　　服務時間：週一至週五上午09:30-12:00；下午13:30-17:00
　　　　　　劃撥帳號：19863813　戶名：書虫股份有限公司
　　　　　　讀者服務信箱：service@readingclub.com.tw
　　　　　　城邦網址：http://www.cite.com.tw
香港發行所　城邦（香港）出版集團有限公司
　　　　　　香港九龍土瓜灣土瓜灣道86號順聯工業大廈6樓A室
　　　　　　電話：852-25086231　傳真：852-25789337
　　　　　　電子信箱：hkcite@biznetvigator.com
新馬發行所　城邦（新、馬）出版集團
　　　　　　Cite(M)Sdn. Bhd.(458372U)
　　　　　　41, Jalan Radin Anum, Bandar Baru Seri Petaling,
　　　　　　57000 Kuala Lumpur, Malaysia.
　　　　　　電話：+6(03)-90563833　傳真：+6(03)-90576622
　　　　　　電子信箱：services@cite.my

一版一刷　2024年7月
ISBN 978-626-315-511-4（紙本書）
ISBN 978-626-315-508-4（EPUB）

售價：680元

版權所有・翻印必究
（本書如有缺頁、破損、倒裝，請寄回更換）
Conditioning Young Athletes by Tudor Bompa and Michael Carrera
Copyright © 2015 by Tudor Bompa and Michael Carrera
This edition arranged with Human Kinetics, Inc.
through BIG APPLE AGENCY, INC., LABUAN, MALAYSIA.
Traditional Chinese edition copyright:
2024 FACES PUBLICATIONS, A DIVISION OF CITE PUBLISHING LTD.
All rights reserved.

國家圖書館出版品預行編目（CIP）資料

兒童與青少年運動訓練全指南：奧運金牌教練教你如何幫助孩子發揮
最佳運動潛力，同時健康成長，邁向成功運動員之路／圖德・O・邦帕
（Tudor O. Bompa），麥克・卡雷拉（Michael Carrera）著；王啟安、王子
瑄、姜佳沁、苗嘉琦譯．
　一一版．一臺北市：臉譜出版，城邦文化事業股份有限公司出版：
英屬蓋曼群島商家庭傳媒股份有限公司城邦分公司發行，2024.07
416 面；19×24公分．一（KFCS；FK3006）
　譯自：Conditioning young athletes
　ISBN 978-626-315-511-4（平裝）

1.CST：運動訓練　2.CST：運動健康　3.CST: 青少年
411.7　　　　　　　　　　　　　　113007351

Human Kinetics supports copyright. Copyright fuels scientific and artistic endeavor, encourages authors to create new works, and promotes free speech. Thank you for buying an authorized edition of this work and for complying with copyright laws by not reproducing, scanning, or distributing any part of it in any form without written permission from the publisher. You are supporting authors and allowing Human Kinetics to continue to publish works that increase the knowledge, enhance the performance, and improve the lives of people all over the world.